全国医药职业教育药学类规划教材

药学微生物实用技术

（供中职使用）

主　审　李榆梅

主　编　杜　敏

副主编　杨　莉　王玉亭

编　委　（以姓氏笔画为序）

王玉亭（广州伯凯生物技术有限公司）

叶曼红（广东食品药品职业学院）

孙春燕（广东省中药研究所）

巩海涛（山东药品食品职业学院）

杜　敏（广东食品药品职业学院）

张培强（河南省医药学校）

杨　莉（南方医科大学南方医院药学部）

凌庆枝（浙江医药高等专科学校）

郭　迪（广东食品药品职业学院）

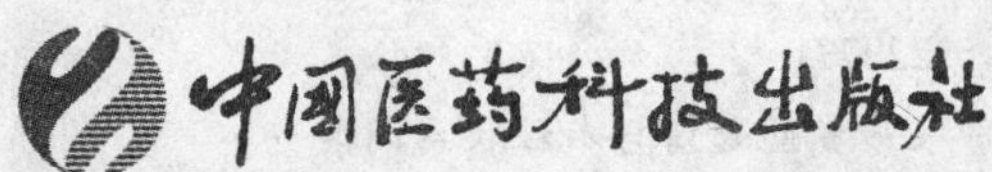

中国医药科技出版社

内 容 提 要

本教材是全国医药职业教育药学类规划教材之一，从内容到形式力求体现中等职业教育特色，编排顺序淡化了学科的系统性，以“技术路线”组织教材的核心内容，构建了显微技术、染色技术、清洗包扎技术、消毒灭菌技术、培养技术、接种分离技术、菌种保藏技术、微生物分布测定技术、微生物防治技术、微生物生化检验技术、体外抗菌试验技术、微生物检验技术、微生物免疫技术、微生物制药技术、微生物实验仪器使用技术等15个技术模块。每个模块采用较新的体例格式，按照“学习目标→知识导入→想一想→知识拓展→课后小结→自我测评”的模式进行编写，并补充一些实用的小知识。

本教材针对性、实用性强，可供中等职业教育药学类各专业学生使用，也可作为药学生产一线职业岗位群在职员工培训教材。

图书在版编目（CIP）数据

药学微生物实用技术/杜敏主编．—北京：中国医药科技出版社，2009.8

全国医药职业教育药学类规划教材．供中职使用

ISBN 978-7-5067-4258-0

Ⅰ.药… Ⅱ.杜… Ⅲ.药物学：微生物学-专业学校-教材 Ⅳ.R915

中国版本图书馆CIP数据核字（2009）第082937号

美术编辑 陈君杞
版式设计 郭小平

出版 中国医药科技出版社
地址 北京市海淀区文慧园北路甲22号
邮编 100082
电话 发行：010-62227427 邮购：010-62236938
网址 www.cmstp.com
规格 787×1092mm 1/16
印张 14½
字数 233千字
版次 2009年8月第1版
印次 2016年7月第2次印刷
印刷 三河市国英印务有限公司
经销 全国各地新华书店
书号 ISBN 978-7-5067-4258-0
定价 27.00元

编写说明

随着我国医药职业教育的迅速发展，医药院校对具有职业教育特色药学类教材的需求也日益迫切，根据国发［2005］35号《国务院关于大力发展职业教育的决定》文件和教育部［2006］16号文件精神，在教育部、国家食品药品监督管理局、教育部高职高专药品类专业教学指导委员会的指导之下，我们在对全国药学职业教育情况调研的基础上，于2007年7月组织成立了全国医药职业教育药学类规划教材建设委员会，并立即开展了全国医药职业教育药学类规划教材的组织、规划和编写工作。在全国20多所医药院校的大力支持和积极参与下，共确定78种教材作为首轮建设科目，其中高职类规划教材52种，中职类规划教材26种。

在百余位专家、教师和中国医药科技出版社的团结协作、共同努力之下，这套“以人才市场需求为导向，以技能培养为核心，以职业教育人才培养必需知识体系为要素、统一规范科学并符合我国医药事业发展需要”的医药职业教育药学类规划教材终于面世了。

这套教材在调研和总结其他相关教材质量和使用情况的基础上，在编写过程中进一步突出了以下编写特点和原则：①确定了“市场需求→岗位特点→技能需求→课程体系→课程内容→知识模块构建”的指导思想；②树立了以培养能够适应医药行业生产、建设、管理、服务第一线的应用型技术人才为根本任务的编写目标；③体现了理论知识适度、技术应用能力强、知识面宽、综合素质较高的编写特点。④高职教材和中职教材分别具备“以岗位群技能素质培养为基础，具备适度理论知识深度”和“岗位技能培养为基础，适度拓宽岗位群技能”的特点。

同时，由于我们组织了全国设有药学职业教育的大多数院校的大批教师参加编写工作，强调精品课程带头人、教学一线骨干教师牵头参与编写工作，从而使这套教材能够在较短的时间内以较高的质量出版，以适应我国医药职业教育发展的需要。

根据教育部、国家食品药品监督管理局的相关要求，我们还将组织开展这套教材的修订、评优及配套教材（习题集、学习指导）的编写工作，竭诚欢迎广大教师、学生对这套教材提出宝贵意见。

全国医药职业教育药学类

规划教材建设委员会

2008 年 5 月

前　言

中等职业教育主要培养技术操作型人才，教学过程中应注意实践技能的培养，加强实践技能的针对性和实用性，基础知识和基本理论则以够用为度。

本教材从内容到形式都力求体现中等职业教育特色，以“技术路线”组织教材的核心内容，有利于学生能力的培养。全书以药学微生物实用技术为主线，构建了显微技术、染色技术、清洗包扎技术、消毒灭菌技术、培养技术、接种分离技术、菌种保藏技术、微生物分布测定技术、微生物防治技术、微生物生化检验技术、体外抗菌试验技术、微生物检验技术、微生物免疫技术、微生物制药技术、微生物实验仪器使用技术等15个技术模块。教材编写严格遵循市场需求，根据岗位特点及技能需求，体现产、学、研结合，打破传统学科制的思维模式，具有基础性、技术性、实用性、新颖性较强的特点。

本教材基于中等职业教育学生的认知特点，采用较新的体例格式，按照“学习目标→知识导入→想一想→知识拓展→课后小结→自我测评”的模式进行各技术模块的编写，并补充一些实用的小知识。本教材可作为中等职业教育药学类各专业学生学习微生物学课程的理论课教材，还可作为药学生产一线岗位在职员工的培训教材。

广东食品药品职业学院的杜敏、郭迪、叶曼红，广东省中药研究所的孙春燕，浙江医药高等专科学校的凌庆枝，山东药品食品职业学院的巩海涛，河南省医药学校的张培强，广州伯凯生物技术有限公司的王玉亭，南方医科大学南方医院药学部的杨莉共同完成了本教材的编写工作。山西生物应用职业技术学院的李榆梅为本教材的编写提供了非常宝贵的指导意见，并承担了本教材的全面审稿工作，特此致谢。为使本教材适应行业发展及职业教育需要，我们参考了大量的国内外相关文献，并结合自己的实践教学经验进行了编辑。在此，向各参考文献的原作者表示衷心感谢。

由于中等职业教育模块化教学尚处于初创阶段，且编者学识水平及编写时间的限制，本教材难免会有错漏与不妥之处，热忱欢迎广大读者与同仁批评指正，以便本教材在再版中得以改正和完善。

编　者

2009年1月

目　录

绪　论 …… (1)
第一节　微生物概述 …… (2)
一、微生物的概念 …… (2)
二、微生物的特点 …… (2)
三、微生物的分类 …… (3)
四、微生物的命名 …… (3)
五、微生物的作用 …… (4)
第二节　微生物学概述 …… (5)
一、微生物学的概念 …… (5)
二、微生物学的分科 …… (5)
三、微生物学的发展 …… (5)
四、微生物学的学习方法 …… (6)
第三节　微生物实验安全常识 …… (7)
一、保证微生物实验室安全的条件 …… (7)
二、微生物实验室的污染 …… (9)
第一章　显微技术 …… (12)
第一节　典型微生物 …… (13)
一、细菌 …… (13)
二、放线菌 …… (14)
三、螺旋体 …… (16)
四、支原体 …… (17)
五、衣原体 …… (17)
六、立克次体 …… (18)
七、真菌 …… (19)
八、病毒 …… (21)

第二节　光学显微镜 ……………………………………………………… (23)
一、结构 ……………………………………………………… (23)
二、工作原理 ……………………………………………………… (24)
第三节　光学显微镜操作技术 ……………………………………………………… (25)
一、低倍镜的使用 ……………………………………………………… (25)
二、高倍镜的使用 ……………………………………………………… (25)
三、油镜的使用 ……………………………………………………… (26)
第二章　染色技术 ……………………………………………………… (29)
第一节　细菌的结构 ……………………………………………………… (30)
一、基本结构 ……………………………………………………… (30)
二、特殊结构 ……………………………………………………… (33)
第二节　染色常识 ……………………………………………………… (34)
一、染色目的 ……………………………………………………… (35)
二、染色原理 ……………………………………………………… (35)
三、染色基本操作技术 ……………………………………………………… (35)
四、染色标本的制备 ……………………………………………………… (36)
第三节　染色方法 ……………………………………………………… (36)
一、单染色法 ……………………………………………………… (37)
二、复染色法 ……………………………………………………… (37)
第三章　清洗包扎技术 ……………………………………………………… (42)
第一节　技术常识 ……………………………………………………… (43)
一、清洗 ……………………………………………………… (43)
二、包扎 ……………………………………………………… (45)
三、常用玻璃器皿的品种及规格 ……………………………………………………… (45)
第二节　玻璃器皿的清洗、干燥和包扎 ……………………………………………………… (46)
一、玻璃器皿的清洗 ……………………………………………………… (46)
二、玻璃器皿的干燥 ……………………………………………………… (47)
三、玻璃器皿的包扎 ……………………………………………………… (47)
第三节　洗涤液配制使用技术 ……………………………………………………… (48)
一、铬酸洗涤液的配制与使用 ……………………………………………………… (48)

二、酸和碱洗涤液的使用 …………………………………………………………… (49)
三、其他洗涤液的使用 ……………………………………………………………… (49)
第四章　消毒灭菌技术 …………………………………………………………… (52)
第一节　基本概念 …………………………………………………………………… (53)
第二节　物理方法 …………………………………………………………………… (53)
一、热力灭菌法 ……………………………………………………………………… (54)
二、辐射灭菌法 ……………………………………………………………………… (57)
三、过滤除菌法 ……………………………………………………………………… (58)
四、超声波灭菌法 …………………………………………………………………… (59)
五、低温抑菌法 ……………………………………………………………………… (59)
六、其他灭菌法 ……………………………………………………………………… (59)
第三节　化学方法 …………………………………………………………………… (59)
第五章　培养技术 ………………………………………………………………… (64)
第一节　微生物的营养与繁殖 ……………………………………………………… (65)
一、微生物的化学组成与营养物质 ………………………………………………… (65)
二、微生物的生长繁殖条件 ………………………………………………………… (66)
第二节　微生物的人工培养 ………………………………………………………… (67)
一、培养基的配制原则 ……………………………………………………………… (67)
二、培养基的分类 …………………………………………………………………… (68)
三、微生物在培养基中的生长现象 ………………………………………………… (69)
第三节　培养基的配制技术 ………………………………………………………… (70)
第六章　接种分离技术 …………………………………………………………… (74)
第一节　菌种选育技术 ……………………………………………………………… (75)
一、微生物的遗传和变异 …………………………………………………………… (75)
二、微生物的菌种选育 ……………………………………………………………… (77)
第二节　接种技术 …………………………………………………………………… (79)
一、斜面接种技术 …………………………………………………………………… (79)
二、液体培养基接种技术 …………………………………………………………… (80)
三、穿刺接种技术 …………………………………………………………………… (81)
第三节　分离技术 …………………………………………………………………… (81)

一、划线分离技术 …………………………………………………… (81)
二、涂布分离技术 …………………………………………………… (82)
三、倾注分离技术 …………………………………………………… (83)
第七章　菌种保藏技术 …………………………………………… (87)
第一节　菌种保藏目的及原理 ……………………………………… (88)
一、菌种保藏目的 …………………………………………………… (88)
二、菌种保藏原理 …………………………………………………… (88)
三、菌种保藏机构 …………………………………………………… (88)
第二节　常用的菌种保藏方法 ……………………………………… (89)
一、斜面低温保藏法 ………………………………………………… (89)
二、石蜡油封存保藏法 ……………………………………………… (90)
三、砂土管保藏法 …………………………………………………… (91)
四、冷冻真空干燥保藏法 …………………………………………… (91)
五、液氮超低温保藏法 ……………………………………………… (92)
第八章　微生物分布测定技术 …………………………………… (97)
第一节　微生物的分布 ……………………………………………… (98)
一、微生物在自然界的分布 ………………………………………… (98)
二、微生物在正常人体的分布 ……………………………………… (99)
第二节　空气中微生物分布测定技术 ……………………………… (101)
一、技术原理 ………………………………………………………… (101)
二、操作方法 ………………………………………………………… (101)
第三节　微生物数目直接测定技术 ………………………………… (102)
一、技术原理 ………………………………………………………… (102)
二、操作方法 ………………………………………………………… (103)
第四节　微生物大小测定技术 ……………………………………… (104)
一、技术原理 ………………………………………………………… (104)
二、操作方法 ………………………………………………………… (105)
第九章　微生物防治技术 ………………………………………… (109)
第一节　微生物与药物变质 ………………………………………… (110)
一、药物微生物污染的来源 ………………………………………… (110)

二、微生物引起的药物变质 ……………………………………………… (112)
三、防止微生物污染药物的措施 ………………………………………… (112)
第二节　药物防腐技术 ……………………………………………………… (112)
一、理想的防腐剂应具备的条件 ………………………………………… (112)
二、常用的防腐剂 …………………………………………………………… (113)
第三节　中药防霉技术 ……………………………………………………… (113)
一、干燥防霉技术 …………………………………………………………… (114)
二、冷藏防霉技术 …………………………………………………………… (115)
三、蒸治防霉技术 …………………………………………………………… (115)
四、化学防霉技术 …………………………………………………………… (116)
第十章　微生物生化检验技术 ……………………………………………… (119)
第一节　糖代谢试验技术 …………………………………………………… (120)
一、糖发酵试验 ……………………………………………………………… (120)
二、V－P试验 ………………………………………………………………… (121)
三、甲基红试验（M） ……………………………………………………… (121)
第二节　氨基酸和蛋白质试验技术 ………………………………………… (122)
一、吲哚试验（靛基质试验I） …………………………………………… (122)
二、硫化氢试验 ……………………………………………………………… (123)
三、明胶液化试验 …………………………………………………………… (124)
第三节　碳源和氮源利用试验技术 ………………………………………… (124)
一、枸橼酸盐利用试验（C） ……………………………………………… (124)
二、酵母菌对氮源的利用试验 ……………………………………………… (125)
第四节　酶试验技术 ………………………………………………………… (125)
一、血浆凝固酶试验 ………………………………………………………… (125)
二、溶血性试验 ……………………………………………………………… (126)
第十一章　体外抗菌试验技术 ……………………………………………… (129)
第一节　抗菌试验的影响因素 ……………………………………………… (130)
一、试验菌 …………………………………………………………………… (130)
二、培养基 …………………………………………………………………… (130)
三、抗菌药物 ………………………………………………………………… (131)

四、对照试验 …………………………………………………………………… (131)
第二节　体外抑菌试验技术 ………………………………………………… (131)
一、连续稀释法 …………………………………………………………… (132)
二、琼脂扩散法 …………………………………………………………… (133)
第三节　体外杀菌试验技术 ………………………………………………… (135)
一、最小致死浓度测定 …………………………………………………… (135)
二、活菌计数法 …………………………………………………………… (135)
三、化学消毒剂效力测定 ………………………………………………… (136)
第四节　体外联合抗菌试验技术 …………………………………………… (136)
一、纸条试验 ……………………………………………………………… (136)
二、梯度平板纸条试验 …………………………………………………… (137)
三、棋盘格法 ……………………………………………………………… (138)
第十二章　微生物检验技术 ……………………………………………… (141)
第一节　无菌制剂的无菌检验技术 ………………………………………… (142)
一、基本原则 ……………………………………………………………… (142)
二、基本方法 ……………………………………………………………… (143)
三、结果判断 ……………………………………………………………… (146)
第二节　口服及外用药物的微生物限度检验技术 ………………………… (146)
一、细菌、霉菌及酵母菌测定技术 ……………………………………… (147)
二、控制菌的检验技术 …………………………………………………… (149)
第十三章　微生物免疫技术 ……………………………………………… (161)
第一节　免疫学基础知识 …………………………………………………… (162)
一、抗原 …………………………………………………………………… (162)
二、非特异性免疫 ………………………………………………………… (163)
三、特异性免疫 …………………………………………………………… (165)
四、变态反应 ……………………………………………………………… (169)
第二节　免疫学应用 ………………………………………………………… (170)
一、人工免疫 ……………………………………………………………… (170)
二、生物制品 ……………………………………………………………… (171)
第十四章　微生物制药技术 ……………………………………………… (175)

第一节 发酵技术 …………………………………………………… (176)
一、发酵的概念 …………………………………………………… (176)
二、微生物发酵类型 ……………………………………………… (177)
三、发酵医药产品 ………………………………………………… (180)
第二节 菌体制剂 …………………………………………………… (182)
一、中药菌体制剂 ………………………………………………… (182)
二、药用酵母 ……………………………………………………… (182)
三、微生态制剂 …………………………………………………… (183)
第十五章 微生物实验仪器使用技术 ………………………………… (187)
第一节 微生物实验常用仪器 ……………………………………… (188)
一、微生物实验仪器管理使用制度 ……………………………… (188)
二、微生物实验常用仪器的种类 ………………………………… (188)
第二节 常用仪器使用技术 ………………………………………… (188)
一、培养箱使用技术 ……………………………………………… (188)
二、电热恒温水浴箱使用技术 …………………………………… (191)
三、电热恒温干燥箱使用技术 …………………………………… (192)
四、电冰箱使用技术 ……………………………………………… (192)
五、高压蒸汽灭菌器使用技术 …………………………………… (193)
六、超净工作台使用技术 ………………………………………… (195)
七、离心机使用技术 ……………………………………………… (196)
八、电动匀浆仪使用技术 ………………………………………… (198)
九、天平使用技术 ………………………………………………… (199)
附 录 …………………………………………………………… (203)
附录一 模拟测试题（一） ……………………………………… (203)
附录二 模拟测试题（二） ……………………………………… (209)
附录三 药学微生物实用技术常用网址 …………………………… (215)
参考文献 …………………………………………………………… (216)

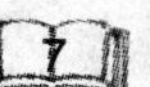

绪　论

【学习目标】

1. 微生物的概念。
2. 微生物的特点。
3. 微生物的分类。
4. 微生物的命名。
5. 微生物的作用。

学习掌握以上知识，从总体上认识微生物及微生物学。

【知识导入】

自古以来，人类在日常生活和生产实践中，已经觉察到微生物的生命活动及其所发生的作用。4000 多年前的龙山文化时期，中国就有利用微生物进行酿酒的历史。殷商时代的甲骨文中刻有“酒”字。北魏贾思勰的《齐民要术》中，列有谷物制曲、酿酒、制酱、造醋和腌菜等方法。在古希腊留下来的石刻上，记录有酿酒的操作过程。在春秋战国时期，中国就已经利用微生物分解有机物进行沤粪积肥。公元 2 世纪的《神农本草经》中，有利用白僵蚕治病的记载。公元 6 世纪的《左传》中，有利用麦曲治疗腹泻病的记载。公元 10 世纪的《医宗金鉴》中，有关于种痘方法的记载。

上述这些现象人们已经清楚地知道酿酒用的是酵母菌、制酱用的是霉菌、造醋用的是醋酸菌等，它们都属于微生物的范畴。

【想一想】

(1) 人们是如何认识及发现微生物的?

(2) 什么是微生物?

(3) 微生物有哪些主要特征?

(4) 微生物种类繁多，如何将微生物进行分类?

第一节　微生物概述

一、微生物的概念

微生物并不是生物分类学上的名词，它是一群个体微小、结构简单、其中许多是肉眼不能直接看到，必须借助于光学显微镜或电子显微镜放大几百、几千甚至几万倍才能看到的微小生物的总称。当然，有些微生物个体可以用肉眼直接观察到，甚至很大。有报道称德国科学家在非洲纳米比亚海岸的海床沉积物中发现接近于肉眼可见的世界上最大细菌，呈球状，普遍有0.1～0.3mm宽，有的可达0.75mm，它们比一般细菌大1000倍以上；木耳、马勃等真菌均能直接被肉眼观察到。

二、微生物的特点

微生物具有一般生物生命活动的共性，比如从外界环境中吸取养分、新陈代谢、生长繁殖和遗传变异等，还具有其自身的特点。

1. 体积小、面积大　微生物多为单细胞，少数为多细胞，有的甚至无完整的细胞结构。其个体极其微小，通常细菌以微米（μm）作为测量单位，病毒以纳米（nm）作为测量单位。例如杆菌的平均长度为2μm，1500个杆菌首尾相连相当于1粒芝麻的长度。由于微生物个体微小，微生物的比表面积特别大。假定人体的“面积/体积”比值为1，则与人体体重等重的大肠埃希菌的“面积/体积”比值为人体的30万倍。不言而喻，微生物这种小体积、大面积的体系，特别有利于它们与周围环境进行物质、能量和信息交换。

2. 吸收快、转化快　微生物的“胃口”特别大，在适合的环境中，大肠埃希菌每小时就能消耗其自身2000倍重量的糖。微生物在常温、常压下能利用简单的营养物质迅速地生长繁殖及合成代谢产物。例如纤维素、木质素、几丁质、角蛋白、石油、天然气、塑料、酚类等有机物均可作为微生物生长的粮食；产朊假丝酵母合成蛋白质的能力比大豆强100倍，比食用公牛强10万倍。

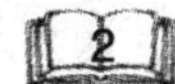

3. 生长旺、繁殖快　微生物具有惊人的繁殖速度，其中，以无性二分裂法繁殖的细菌最为突出，大约15～20min就能繁殖出一代。若以20min分裂一次计算，单个细菌经过24h后，就有了72代，其子代数量可达4 722 366 500万亿个，重量达到4.72×10^{6}kg。若将它们平铺在地面，能将整个地球表面覆盖。当然，由于种种条件的限制，细菌不可能始终以这种几何级数的速度繁殖，一般只能维持数小时。

4. 易变异、适应性强　自然条件下，微生物的变异率一般为 $10^{-5} \sim 10^{-10}$，但由于微生物繁殖快、数量多及与外界环境直接接触等，可在短时间内出现大量的变异后代。而且，自然界中存在着许多诱变因子，会不断地诱发出新的微生物个体以适应新的环境。微生物的变异性使其具有极强的适应能力，其对极端恶劣环境的适应能力，堪称“世界之最”，诸如抗热性、抗寒性、抗盐性、抗干燥性、抗酸性、抗缺氧、抗高压、抗辐射及抗毒性等能力。

5. 种类多、分布广　由于微生物发现较迟，且微生物的分类和鉴定较为复杂，目前已确定的微生物仅10万余种，远较动、植物少。但是，从生理类型、代谢产物和生态分布等角度看，微生物种数应大大超过动、植物种数。有人估计，目前人类所发现的微生物还不到自然界中微生物总数的1%。微生物几乎存在于世界的每一个角落，在土壤、水、空气、动植物体内和体表、万米高空、万米海底、强酸、强碱、高热的极端环境、常年封冻的冰川等，都生存有大量的微生物。

三、微生物的分类

1. 真核细胞型微生物　主要由多细胞组成，具有高度分化的核，有核膜、核仁和染色体。胞浆内有多种细胞器，如内质网、核糖体、线粒体等。这类微生物包括真菌、藻类和原虫等。

2. 原核细胞型微生物　由单细胞组成，仅有原始核和裸露的DNA，无核膜、核仁和细胞器。这类微生物包括细菌、放线菌、螺旋体、支原体、衣原体和立克次体等。

3. 非细胞型微生物　体积微小，能通过除菌滤器，无细胞结构，由单一核酸（DNA或RNA）和蛋白质组成，必须寄生于活的易感细胞。这类微生物包括病毒等。

四、微生物的命名

微生物可按照界、门、纲、目、科、属、种进行分类，种是最基本的分类单位。根据生理、生化特性或来源的不同，微生物还有型、品系、类群等分类方法。

微生物采用瑞典科学家林奈创立的“拉丁双名法”命名。每种微生物的学名由两个拉丁词组成。属名在前，为名词，首字母大写，描述微生物的主要特征；种名在后，为形容词，首字母小写，描述微生物的次要特征。

例如，金黄色葡萄球菌的学名为：

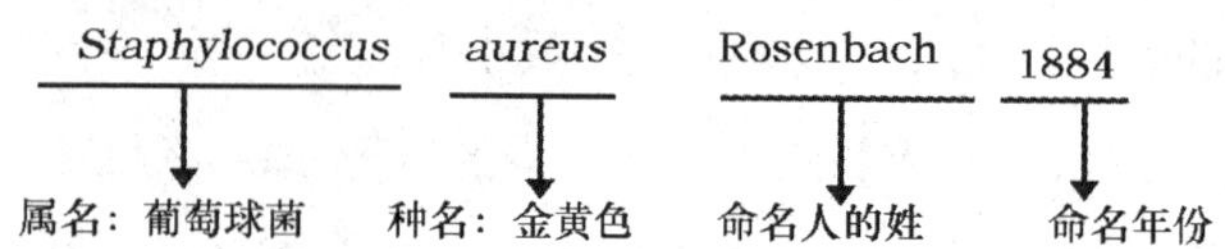

【小知识】

由于自然界物种繁多，容易出现同种异名或同名异种现象，为避免混乱，有时在种名之后附以命名者的姓以便区别，如 *Staphylococcus aureus* Rosenbach，指的是由 Rosenbach 所命名的金黄色葡萄球菌。如在种内还有变种，则在种名后加变种名称，并在变种名称前加 var.。如 *Bacillus subtilis* var. *niger*（枯草杆菌黑色变种）。除采用学名外，有些常用微生物也可用通俗名称，如结核杆菌就是结核分枝杆菌的俗名。

五、微生物的作用

微生物在自然界广泛存在，与人类关系密切。大部分微生物对人和动物无害，甚至是有益的。微生物在自然界物质循环中起着十分重要的作用，微生物能分解和利用环境中的有机物转化为无机物，供植物进行光合作用。如果没有微生物，植物、动物和人将无法生存。微生物与药物关系密切，例如灵芝、猴头、马勃等微生物，本身就是很好的药材；人们可利用微生物生产抗生素、酶、氨基酸、维生素等；利用基因工程菌生产人胰岛素、干扰素等；利用微生物生产菌苗、疫苗、类毒素和抗毒素等，用于传染病的预防。在农业上，微生物还可用来制造发酵饲料、菌肥及进行生物防治。此外，微生物在食品制造、皮革、石油化工、冶金、环保等方面也起着十分重要的作用。

当然，也有一部分微生物能引起人类或动植物病害，称之为病原微生物。14 世纪中叶，鼠疫导致了欧洲约 1/3 人的死亡。至今，人类社会仍不断遭受病原微生物的威胁，如肝炎、艾滋病、疯牛病、禽流感等，不断给人类带来新的灾难。微生物还可引起药材、食品等腐败变质，这也将对人类造成经济损失及伤害。

第二节　微生物学概述

一、微生物学的概念

微生物学是生命科学的一个重要分支，是研究微生物在一定环境条件下的形态结构、生理代谢、遗传变异、生态分布以及与人类、动植物、自然界之间相互关系的一门学科。

学习微生物学的目的是为了掌握微生物的基本知识和基本技能，充分利用微生物对人类有益的一面，开发微生物资源并将其应用到生产、生活实践中去；改造、控制和消灭对人类及动植物有害的微生物，使微生物学朝着人类需要的方向发展。

二、微生物学的分科

由于生产实践的需要和学科发展的需要，微生物学的研究领域和范围日益广泛和深入，已涉及医学、工业、农业和环境等方面，从而形成了一些分支学科。

按应用领域来分，有工业微生物学、农业微生物学、医学微生物学、药学微生物学、食品微生物学、化妆品微生物学等分支学科。

药学微生物学作为微生物学的一个重要分支，其范畴除了研究微生物学的基础理论外，还包括保证药品质量、研究利用微生物生产药物制剂等方面的内容。

三、微生物学的发展

微生物学在现代生命科学中的重要性与日俱增，在其发生、发展的历史长河中，为人类的文明和进步作出了巨大的贡献（表绪 -1）。

表绪 -1　微生物学发展事件摘录

年份	科学家	国别	主要贡献
1676	Leeuwenhoek. A. V	荷兰	创制显微镜
1798	Jenner. E	英国	接种牛痘苗
1864	Pasteur. L	法国	建立巴氏消毒法
1867	Lister. J	英国	采用无菌手术
1876	Koch. R	德国	提出细菌致病学说
1880	Pasteur. L	法国	建立免疫技术

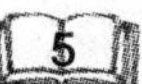

续表

年份	科学家	国别	主要贡献
1881	Koch. R	德国	建立细菌纯培养技术
1892	Ivanowski	俄国	发现烟草花叶病毒
1928	Fleming. A	英国	发现青霉素
1939	Domagk. G	德国	证实百浪多息的抗菌作用
1944	Avery. O	美国	肺炎链球菌 DNA 转化实验
1953	Watson. J. D	美国	发现 DNA 双螺旋结构
	Crick. F. H，Wilkins. M	英国	
1968	Holley. R. W，Nirenberg. M. W	美国	发现遗传密码
	Khorana. H. G	印度	
1973	Berg. P，Boyer. H，Cohen. S	美国	首次基因工程实验
1975	Dulbecco. R，Baltimore. D，Temin. H. M	美国	发现反转录酶和 DNA 肿瘤病毒
1984	Kohler. G	德国	用杂交瘤技术制备单克隆抗体
	Mislstein. C	阿根廷	

四、微生物学的学习方法

1. 立足岗位，明晰任务　学生学习微生物学的目的是为了更好地适应今后的相关岗位工作。因此，微生物学学习坚持必需、够用的原则，重点掌握与岗位密切相关的基本理论、基本技能和操作规范。

2. 熟悉要点，重点突出　由于微生物种类繁多，知识繁杂，我们要善于抓住重点，熟悉要点，了解微生物学基本理论，把握各类微生物生物学特性，重点掌握微生物学实用操作技术。

3. 善于归纳，勤读巧记　微生物种类多，名词多，难记忆。要求学生对所学知识稍加归纳，如八大类微生物，可归纳为：一毒（病毒）、三菌（细菌、放线菌、真菌）、四体（螺旋体、支原体、衣原体、立克次体），朗朗上口，便于记忆。

4. 循序渐进，预习复习　中职教育教学内容多，学习时间短。要求学生面对抽象的概念、复杂的层次关系，能及时梳理分类，从简到繁、由浅入深，充分做好预习与复习工作，以便知识融会贯通。

5. 扩大视野，科普先行　课堂所学知识容量非常有限，要求学生充分利用互联网等途径，多收集课外资料，多学习、多了解微生物学新知识、新技术，跟上时代发展步伐。

第三节 微生物实验安全常识

微生物实验室的安全关系到操作人员和实验室内外环境的安全。从事微生物实验及研究的工作人员应坚守良好操作规范，消除不良操作习惯，防止有害微生物释放。

一、保证微生物实验室安全的条件

1. 制订强制性的制度　制度是安全的重要保证，不同实验室可以有不同的制度，如实验室打扫、定期杀虫、灭鼠、监督检查制度，从事危险性微生物操作人员的要求制度，安全员制度，技术咨询制度，实验室操作规范等。

【小知识】

从事致病性微生物实验的教学、科研和生产单位，实验室必须有防止致病性微生物扩散的制度，其生物安全标准分为如下四级。

Ⅰ级生物安全实验室（BSL-1，P1）：即基础实验室，适合于非常熟悉的病原体，不会经常引发健康成人疾病，对实验人员和环境潜在危险小。

Ⅱ级生物安全实验室（BSL-2，P2）：即安全实验室，适合于对人和环境有中度潜在危险的病原体研究。

Ⅲ级生物安全实验室（BSL-3，P3）：即高度安全实验室，应用于临床、诊断、教学或研究，在该级别中开展有关内源性和外源性病原体的工作。

Ⅳ级生物安全实验室（BSL-4，P4）：即最（高度）安全实验室，有些危险的外源性病原体，具备因气溶胶传播而致实验室感染和导致生命危险疾病的高度个体风险，有关工作应在BSL-4实验室中开展。

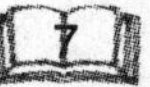

2. 实验室及物资条件的保障　包括实验室的各种硬件设备，如生物安全柜、无菌器材、个人防护装备、高压灭菌设备、消毒设备、医疗急救设备等。在硬件设施、设备和物资保障方面要充分，各种设备要定期检查，保证设施与设备的正常运转，不要因为工作繁忙而疏于检查。

3. 标准微生物操作内容

（1）当正在进行微生物培养或标本处理时，由实验室负责人决定限制或禁止进入实验室的人员。

（2）实验室人员在处理感染性的材料后，离开实验室之前，要脱去手套，并洗手。

（3）禁止口吸移液，应使用机械加样器。

（4）每天以及在任何感染性材料溅出后，工作台面至少消毒1次。

（5）所有培养物、菌种管和其他日常废弃物在抛弃前，根据提供的方法消毒、灭菌。直接经实验室消毒的材料在从实验室转移之前，依照专门的规则包装。在实验室外消毒的材料要放在一个耐用的、密闭的容器里，再从实验室密闭拿出。

【小知识】

微生物实验操作对象多为病原微生物，具有一定传染性。因此，实验过程中，应严格遵守规则，一旦发生意外，常用的处理方法有以下2种。

（1）吸入病菌菌液　立即吐出，以大量0.5g/L高锰酸钾溶液及清水漱口，必要时根据菌类不同，服用相关药物防止感染。

（2）菌液污染环境的处理　若菌液污染桌面、地面，应立即将污染部位用2%～3%甲酚皂（来苏尔）溶液或5%苯酚（石炭酸）溶液浸泡约半小时，再用常规方法清洗；若手上沾有活菌，应立即用上述消毒液浸泡10～20min，再以肥皂清洗，自来水冲净。

4. 生物安全事故的处理原则　所有的实验室安全防护措施都是预防性的，一旦意外发生，必须及时处理，使意外造成的危害和损失降到最低限度。

（1）就地处理　事故发生的当事人不能到处行走，应及时呼救有关人员协助，务必就地消毒，以防止污染面积扩大。实验室经彻底消毒、灭菌处理，确定无害化后，方可重新启用。对扩大污染的外环境也要进行彻底消毒、灭菌处理，确定无害化后，方可解除封锁。

（2）医学隔离观察　一旦发生实验室传染源泄露，首先应查清并划定污染面积，查清可能受感染的人员，立即进行医学隔离观察。对观察无症状者，方可解除隔离。

（3）有效治疗　对发病者（包括潜伏感染者）按医学要求进行有效治疗。

二、微生物实验室的污染

微生物实验室的污染物可大致分为废水、废气和固体污染物3种。大部分实验室在进行微生物实验过程中产生的大量高浓度含有害微生物的培养物，未经适当的灭菌处理就直接外排，而许多实验室的下水道与附近居民的下水道相通，污染物通过下水道形成交叉污染，最后流入河中或者渗入地下，时间长了将造成不可估量的危害。微生物实验室的污染主要包括化学污染和生物污染。

1. 化学污染　化学污染包括有机物污染和无机物污染，主要是有机试剂污染和有机样品污染，包括一些剧毒的有机样品，如农药、黄曲霉毒素、亚硝胺等。

一般的有毒气体可通过通风橱或通风管道，经空气稀释排出。大量的有毒气体必须通过与氧充分燃烧或吸收处理后才能排放。

废液应根据其化学特性选择合适的容器和存放地点，通过密闭容器存放，不可混合贮存，容器标签必须标明废物种类、贮存时间，定期处理。一般废液可通过酸碱中和、混凝沉淀、次氯酸钠氧化处理后排放，有机溶剂废液应根据性质进行回收。

2. 生物污染　生物污染包括生物废弃物污染和生物细菌毒素污染。生物废弃物有检验实验室的标本，如血液、尿、粪便、痰液和呕吐物等；检验用品，如实验器材、细菌培养基和细菌阳性标本等。生物实验室的通风设备设计不完善或实验过程个人安全保护有疏漏，会使生物细菌毒素扩散传播，带来严重不良后果。

生物类废物应根据其病原体特性、物理特性选择合适的容器和地点，专人分类收集进行消毒、烧毁处理，日产日清。

液体废物一般可加漂白粉进行氯化消毒处理。固体可燃性废物分类收集、处理、一律及时焚烧。固体非可燃性废物分类收集，可加漂白粉进行氯化消毒处理，满足消毒条件后做最终处置。

(1) 一次性使用的制品如手套、帽子、工作物、口罩等使用后放入污物袋内集中烧毁。

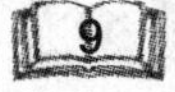

(2) 可重复利用的玻璃器材，如玻片、吸管、玻璃瓶等可以用1000～3000mg/L有效氯溶液浸泡2～6h，然后清洗重新使用，或者废弃。

(3) 盛标本的玻璃、塑料、搪瓷容器可煮沸15min，或用1000mg/L有效氯漂白粉澄清液浸泡2～6h，再用洗涤剂及流水刷洗、沥干；用于微生物培养的，用高压蒸汽灭菌后使用。

（4）微生物检验接种培养过的琼脂平板应高压蒸汽灭菌30min，趁热将琼脂倒弃处理。

（5）尿、唾液、血液等生物样品，加漂白粉搅拌后作用2~4h，倒入化粪池或厕所或焚烧处理。

【课后小结】

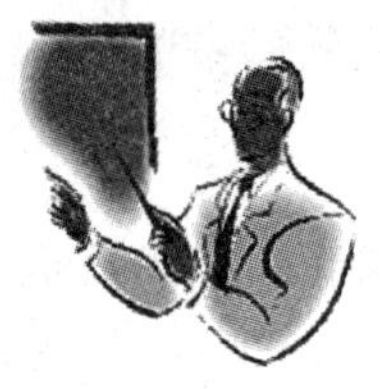

1. 微生物是一群个体微小、结构简单、其中许多是肉眼不能直接看到，必须借助于光学显微镜或电子显微镜放大几百、几千甚至几万倍才能看到的微小生物的总称。

2. 微生物具有体积小、面积大，吸收快、转化快，生长旺、繁殖快，易变异、适应性强，种类多、分布广等特点。

3. 微生物可分为真核细胞型微生物（真菌）、原核细胞型微生物（细菌、放线菌、螺旋体、支原体、衣原体、立克次体）及非细胞型微生物（病毒）三大类。

4. 微生物采用瑞典科学家林奈创立的“拉丁双名法”命名。

5. 微生物的作用：既有对人类有利的方面，又有对人类不利的方面。

6. 保证微生物实验室安全的条件：制订强制性的制度、实验室及物资条件的保障、标准微生物操作内容、生物安全事故的处理原则。

7. 微生物实验室的污染：化学污染和生物污染。

【自我测评】

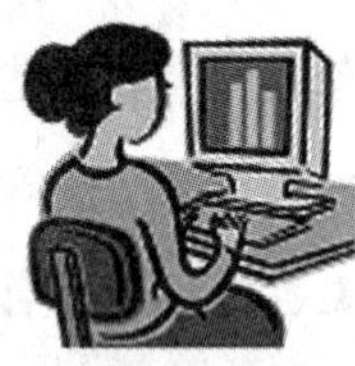

一、单项选择题

1. 除（　　）外，下面所有微生物都被认为是原核细胞型生物。

A. 细菌　　B. 病毒　　C. 衣原体　　D. 支原体

2. 真核细胞型微生物与原核细胞型微生物主要差别在于（　　）。

A. 真核细胞型微生物没有细胞器

B. 真核细胞型微生物无完整的核膜和核仁

C. 真核细胞型微生物有细胞核和细胞器

D. 真核生物不能通过有丝分裂进行繁殖

3. 属于非细胞型微生物的是（　　）。

A. 霉菌　　B. 酵母菌　　C. 病毒　　D. 立克次体

4. 细菌通常以（　　）作为测量单位。

A. cm　　B. mm　　C. μm　　D. nm

5. 微生物生长繁殖迅速，通常细菌（　　）能繁殖出一代。

A. 5 ~ 10min　　B. 15 ~ 20min　　C. 30 ~ 60min　　D. 24h

二、判断题

（　　）1. 所有微生物都必须借助于显微镜观察，无法用肉眼直接看见。

（　　）2. 真菌和细菌属于真核细胞型微生物。

（　　）3. 微生物个体微小，具有较小的比表面积，不利于其与外界进行物质、能量和信息交换。

（　　）4. 微生物具有一般生物生命活动的共性，如从外界环境中吸取养分、新陈代谢、生长繁殖和遗传变异等，还有其自身的特点。

（　　）5. 每种微生物的学名由两个拉丁词组成：属名在前，为形容词，字首字母大写；种名在后，为名词，字首字母小写。

（　　）6. 微生物的变异性使其具有极强的适应能力，其对极端恶劣环境的适应能力，堪称“世界之最”。

（　　）7. 所有微生物都会对人体造成不利，必须坚决去除。

三、简答题

1. 举例说明微生物的特点。

2. 谈谈你在日常生活实践中，对微生物作用的认识。

3. 微生物实验室的污染包括哪些方面？简述应对处理措施。

（杜　敏）

第一章 显微技术

【学习目标】

(1) 细菌、放线菌、真菌、病毒等典型微生物的生物学特性。

(2) 光学显微镜操作技术。

学习掌握以上知识，为日后从事显微技术工作奠定基础。

【知识导入】

公元16世纪，荷兰眼镜商无意中发现，将两片凸玻璃片装到1个金属管子里，能看到好几倍大的景物。可惜，那时的人们只是把它当作1种玩具，用来观看跳蚤。最早把这种玩具变成科学研究工具的，是荷兰人列文虎克（图1-1）。列文虎克曾做过布店学徒和更夫，由于贫穷而买不起这种昂贵的玩具，于是，他便自己动手制作。他给两片透镜制作了拉长的镜筒和架子，镜筒下面放置一块带有小孔的铜板，旁边用灯来照明，光线通过1个球形聚光器集中在小孔上，照亮被观察的物体（图1-2）。

这是早期最出色的复式显微镜，也是现代光学显微镜的雏形。虎克用自己的显微镜观察了大量原本用肉眼看不到的微小生命。这些观察记录被整理后，寄到了当时的英国皇家学会，震惊了科学界。后来，人们把这种肉眼看不到的微小生命命名为“微生物”。

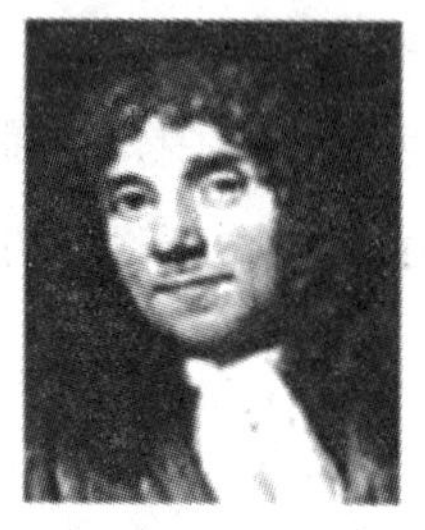

图1-1 列文虎克

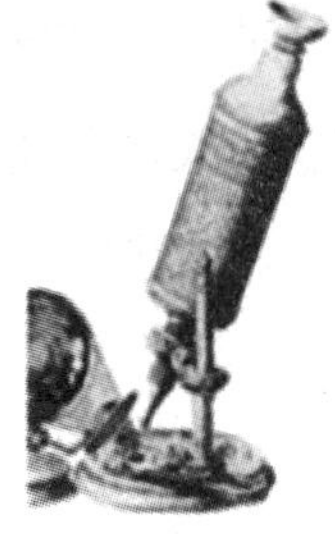

图1-2 列文虎克的显微镜

【想一想】

(1) 为什么说列文虎克是揭示微观世界奥秘的首位功臣？

(2) 显微镜下能看见哪些微生物？

(3) 显微镜下看见的典型微生物，其形态结构如何？

（4）显微镜的构造与原理如何？

第一节　典型微生物

一、细菌

细菌是一类具有细胞壁的单细胞原核细胞型微生物，个体微小，结构简单，以无性二分裂方式进行繁殖。

（一）细菌的形态

在一定的环境条件下，细菌有相对稳定的形态。根据外形不同，可将细菌分为球菌、杆菌和螺形菌（图1－3）。

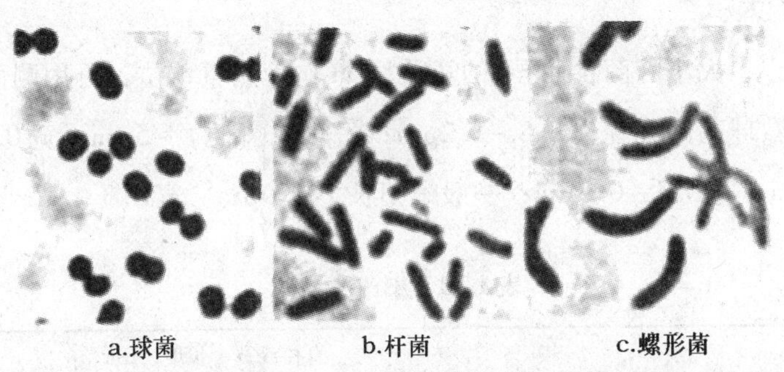

图1－3　细菌的基本形态

1. 球菌　单个球菌呈球形、类球形。按其分裂后排列方式，又可分为：①双球菌，如脑膜炎奈瑟球菌；②四联球菌，如四联微球菌；③八叠球菌，如藤黄八叠球菌；④链球菌，如溶血性链球菌；⑤葡萄球菌，如金黄色葡萄球菌。

2. 杆菌　各种杆菌长宽比例差异较大。杆菌基本呈杆状，如大肠埃希菌；末端膨大呈棒状者称为棒状杆菌，如白喉棒状杆菌；菌体较短近于椭圆形者称为球杆菌，如布氏杆菌；链状排列者称为链杆菌，如炭疽芽孢杆菌；呈分枝状排列者称为分枝杆菌，如结核分枝杆菌。

3. 螺形菌　螺形菌菌体弯曲，又可分为弧菌和螺菌两类。

（1）弧菌　菌体只有1个弯曲，呈弧状或逗点状，如霍乱弧菌。

（2）螺菌　菌体较坚硬，有数个弯曲，呈螺旋形，较僵硬，如鼠咬热螺菌。

除上述3种基本形态外，有的细菌还具有其他特殊形态。如柄细菌属的细胞呈弧状或肾状，球衣菌属的杆状细胞呈链状排列而成为丝状体，星状菌属呈星状等（图1-4）。

细菌的形态是细菌分类和鉴定的重要依据之一。然而，细菌的形态受环境因素影响很大，环境条件改变，细菌可出现多种不规则形态，称为多形性。一般在适宜的生长条件下，细菌培养8~18h，其形态比较典型。

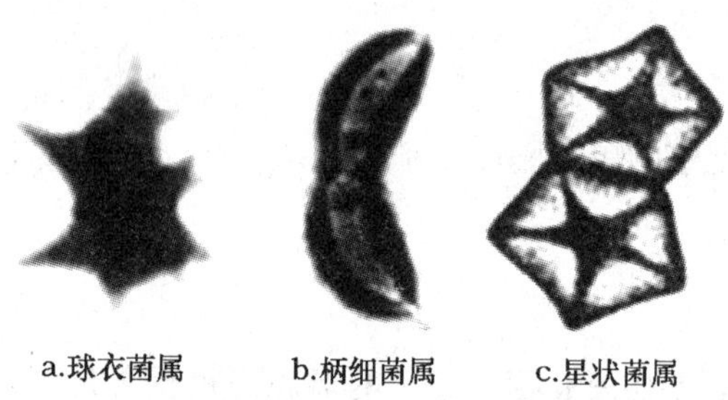

图1-4 特殊形态的细菌

（二）细菌的大小

细菌个体微小，大小因菌种而异，通常以μm作为测量单位，可用测微尺在显微镜下进行测量。大多数球菌的直径为0.8~1.2μm；一般杆菌长1~5μm，宽0.5~1.0μm；一般弧菌长1~5μm，宽0.3~0.5μm；一般螺菌长1~50μm，宽0.3~1μm。（表1-1）

表1-1 细菌的大小

菌名	直径或宽×长度，μm
乳链球菌（*Streptococcus lactis*）	0.5~1.0
金黄色葡萄球菌（*Staphylococcus aureus*）	0.8~1.0
最大八叠球菌（*Sarcina maxima*）	4.0~4.5
大肠埃希菌（*Escherichia coli*）	0.5×（1.0~3.0）
伤寒沙门菌（*Salmonella typhi*）	（0.6~0.7）×（2.0~3.0）
枯草芽孢杆菌（*Bacillus subtilis*）	（0.8~1.2）×（1.2~3.0）
炭疽芽孢杆菌（*Bacillus anthracis*）	（1.0~1.5）×（4.0~8.0）
霍乱弧菌（*Vibrio cholerae*）	（0.3~0.6）×（1.0~3.0）
迂回螺菌（*Spirillum volutans*）	（1.5~2.0）×（10.0~20.0）

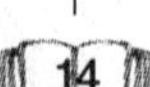

二、放线菌

放线菌是一类有丝状分枝的单细胞原核微生物，以无性孢子方式进行繁殖，因其菌落呈放射状而得名。

（一）放线菌的菌丝

1. 基内菌丝　基内菌丝又称营养菌丝，伸入培养基内，主要功能是吸收营养物。基内菌丝无隔，直径0.2～1.2μm，长度差别很大，短的小于100μm，长的可达600μm以上；基内菌丝有的无色，有的产生黄、橙、红、紫、蓝、绿、褐、黑等色素。色素有水溶性的，也有脂溶性的。其中，水溶性色素可向培养基内扩散而使培养基呈现一定颜色。

2. 气生菌丝　气生菌丝是基内菌丝生长到一定时期，长出培养基外，伸向空间的菌丝。它较基内菌丝粗，直径1～1.4μm，长度差别更为悬殊，形状有直、弯曲、分枝状。有的有色素，色泽较深。

3. 孢子丝　孢子丝是气生菌丝生长发育至一定阶段，其顶端分化形成孢子的菌丝。孢子丝的形状及在气生菌丝上排列的方式，因菌种不同而异。孢子丝的形状有直形、波浪形、螺旋形等，可作为菌种鉴定的依据（图1－5）。

孢子是放线菌的繁殖器官，呈球形或椭圆形，颜色呈白、灰、黄、橙黄、蓝色等。孢子成熟后，可从孢子丝中逸出飞散。

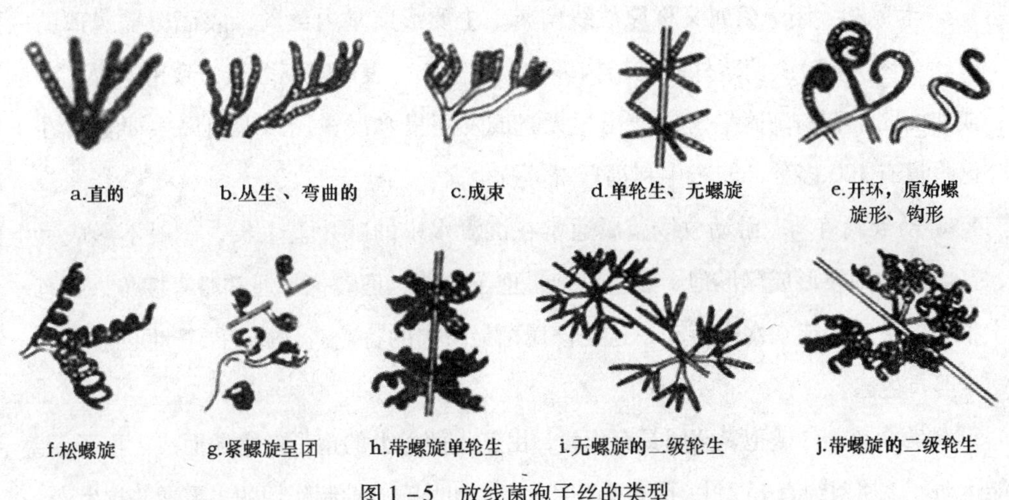

图1－5　放线菌孢子丝的类型

（二）放线菌的分类

按照国际命名法原则，放线菌属于原核生物界、厚壁菌门、放线菌纲、放线菌目。它的分类主要以形态结构为依据。为了避免分类标准不一，在放线菌目以下取消了科的分类，只设属，主要如下。

1. 链霉菌属　链霉菌属约有1000多种，是放线菌目中最大的1个属，具有发育良好的菌丝。现有抗生素80%由放线菌产生，而其中90%是由链霉菌属产生。链霉菌属产生的抗生素主要有链霉素、卡那霉素、土霉素、氯霉素、四环素、金霉素、新霉素、红霉素、两性霉素 B、制霉菌素、万古霉素、丝裂霉素等。

2. *小单孢菌属* 小单孢菌属无气生菌丝，基内菌丝纤细，直径 0.3 ~ 0.6μm，在基内菌丝上长出很多分枝小梗，顶端着生 1 个球形或椭圆形孢子，孢子表面光滑或有突起（图 1 -6）。菌落较链霉菌的小，一般 2 ~ 3mm，通常呈橙黄色或红色，也有深褐、黑色、蓝色等。该属约有 30 多种，是产生抗生素较多的属，主要产生庆大霉素、利福霉素、创新霉素等抗生素。

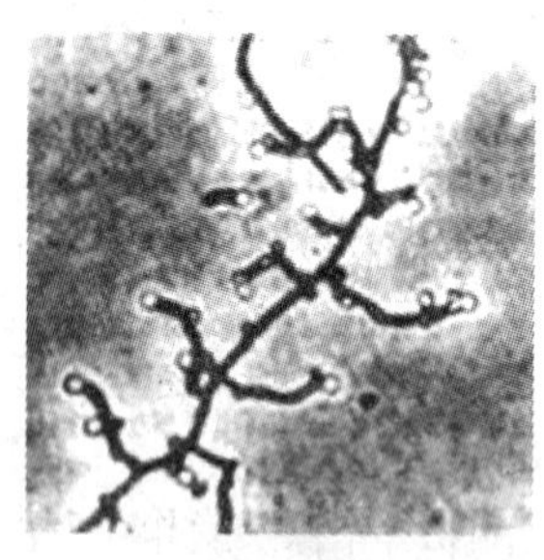

图 1 -6 小单孢菌的形态

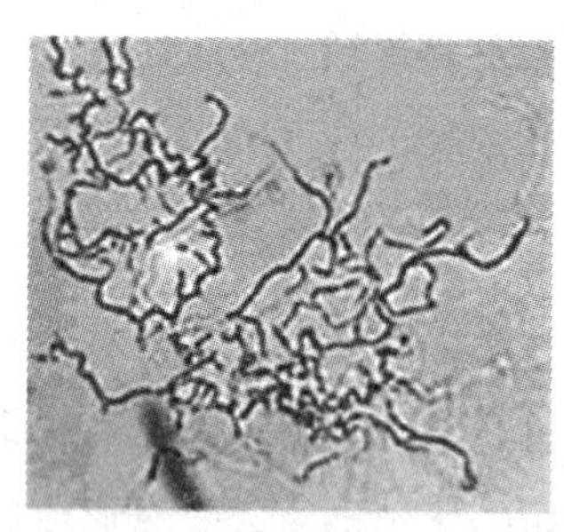

图 1 -7 诺卡菌的形态

3. *诺卡菌属* 诺卡菌属又称原放线菌属，主要形成基内菌丝，表面覆盖极薄的一层气生菌丝（图 1 -7）。菌落外貌和结构多样，菌落小，表面崎岖多皱，致密干燥，一触即碎，或如面团；有的菌落平滑或凸出，无光或发亮呈水浸样。诺卡菌属主要分布在土壤中，已报道有 100 多种，能产生利福霉素等抗生素。

4. *游动放线菌属* 游动放线菌属通常在沉没水中的叶片上生长，一般不形成气生菌丝，基内菌丝分枝形成球形孢子囊，以孢囊孢子繁殖。孢囊孢子通常略有棱角，并有一至几十根端生鞭毛，能在水中游动，这是该属菌最突出的特点。该属主要产生创新霉素、绛红霉素等抗生素。

5. *链孢囊菌属* 链孢囊菌属具有孢囊，由气生菌丝上的孢子丝盘曲而成。孢子无鞭毛，不能运动。该属菌约有 15 种以上，能产生对病毒和肿瘤有抑制作用的多霉素等抗生素。

6. *放线菌属* 放线菌属多为致病菌，只有营养菌丝，直径小于 1μm，可断裂成“V”形或“Y”形，无气生菌丝，也不形成孢子，一般为厌氧菌或兼性厌氧菌。引起牛颚肿病的牛型放线菌是此属的典型代表。另一类是衣氏放线菌，它寄生在人体，可引发颚骨肿瘤和肺部感染。它们的生长需要较丰富的营养，通常在培养基中需加入血清或心、脑浸汁等。

三、螺旋体

螺旋体是一类细长、柔软、呈螺旋状、无鞭毛、运动活泼，介于细菌与原虫之间的单细胞原核微生物。它具有细菌细胞所有的基本结构，对抗生素和溶菌酶敏感，以无性二分裂方式进行繁殖（图1－8）。

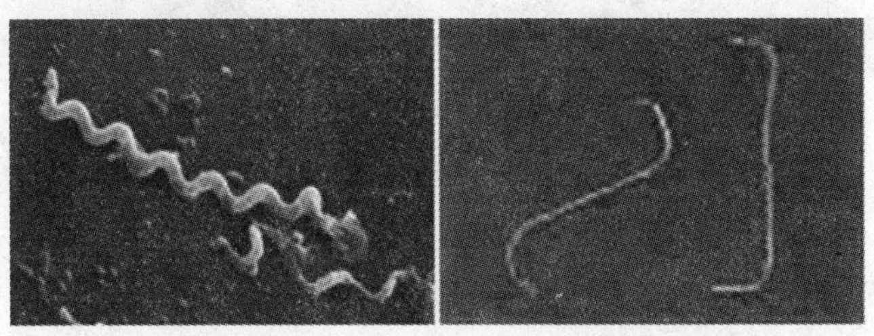

a.密螺旋体　　b.钩端螺旋体

图1－8　电镜下的螺旋体

对人类具有致病性的螺旋体主要有密螺旋属、疏螺旋属和钩端螺旋属，如梅毒螺旋体、回归热螺旋体、钩端螺旋体等。

四、支原体

支原体是一类无细胞壁、能在无生命的培养基中生长繁殖的最小原核细胞型微生物。支原体体积微小，能通过细菌滤器。因支原体缺乏细胞壁，其形态具有高度多形性，能形成有分枝的长丝（图1－9）。

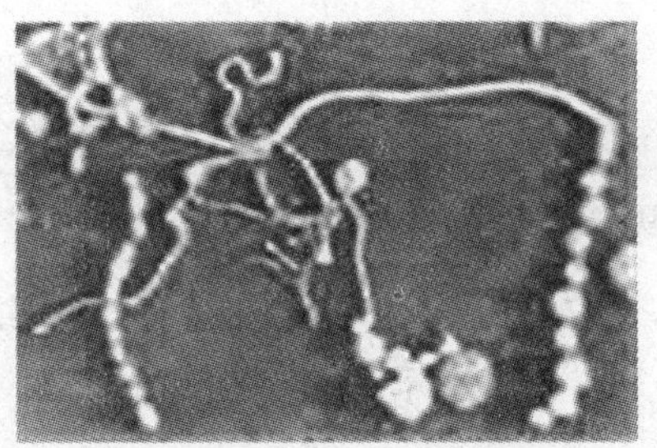

图1－9　电镜下的支原体

支原体对营养要求较高，繁殖速度较慢，在固体琼脂平板上培养2～6d后，用低倍镜观察，呈现出典型的“油煎蛋”样微小菌落，中央较厚，边缘较薄。

对人类具有致病性的支原体有：肺炎支原体，可引起原发性非典型肺炎；溶脲脲原体，可引起泌尿生殖道感染。

五、衣原体

衣原体是一类能通过细菌滤器，专性细胞内寄生的原核细胞型微生物，具有独特的生活周期，包括原体和始体两个阶段（图1－10）。

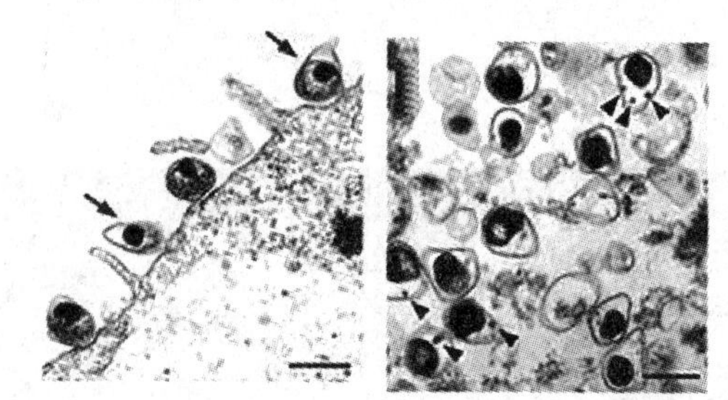

a.原体吸附在易感细胞表面 b.始体在空泡中繁殖出新原体

图1－10　电镜下的衣原体

1. 原体　原体是衣原体的感染性颗粒，圆形，直径约300nm，有坚韧的细胞壁和类核结构。原体吸附在易感染细胞表面，经吞饮进入宿主细胞。在细胞内形成包裹自己的空泡，并在空泡中逐渐长大，演化为始体。

2. 始体　始体比原体大，直径500～1000nm，呈球形。始体无感染性，是衣原体的繁殖型，能在空泡中以无性二分裂方式进行繁殖，形成并积聚大量新的原体，在宿主细胞破裂时释放，重新感染新的宿主细胞，开始新的生活周期。

对人类具有致病性的衣原体有：沙眼衣原体，可引起沙眼，是人类致盲的第一病因；鹦鹉热衣原体，可引起鹦鹉热或鸟疫。

六、立克次体

立克次体是一类介于细菌与病毒之间、由节肢动物传播、专性细胞内寄生的原核细胞型微生物（图1－11）。1909年，美国医生 Taylor Ricketts 首次发现该微生物，并于1910年不幸感染而献身，故将此类微生物命名为立克次体，以此纪念。

我国主要的立克次体病有：斑疹伤寒、恙虫病和Q热。

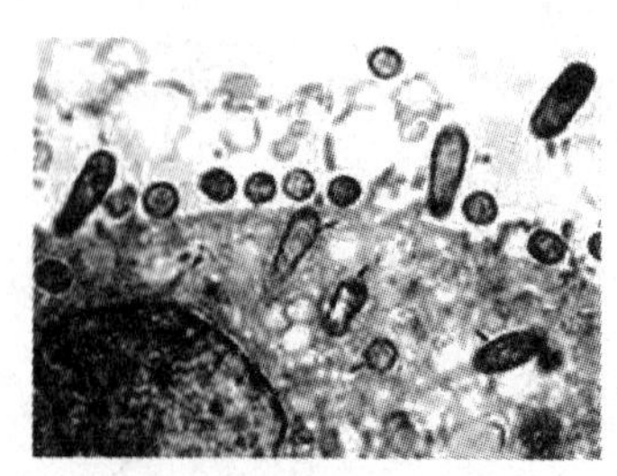

图1－11　电镜下的立克次体

七、真菌

真菌是一类真核细胞型微生物，有完整的核（有核膜和核仁），有线粒体、内质网等细胞器（图1－12），分为单细胞和多细胞两类，具有无性繁殖和有性繁殖两个阶段，没有根、茎、叶的分化，不含叶绿素，营化能异养生活。

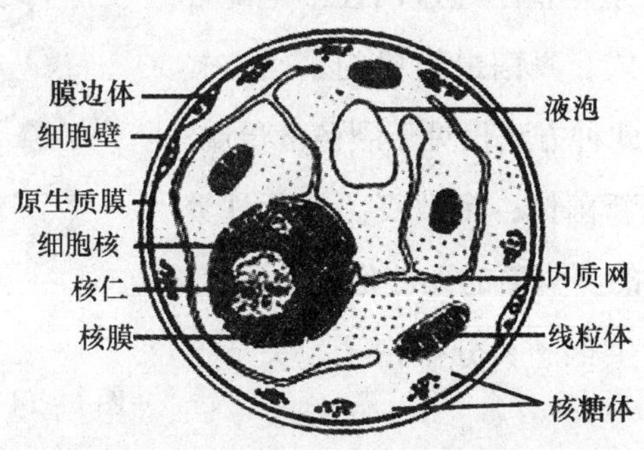

图1－12　典型真菌细胞横切面示意图

（一）真菌的形态结构

真菌可人为地被分为霉菌和酵母菌。霉菌不是分类学名词，而是丝状真菌的通称，意为发霉的真菌，具有菌丝和孢子；酵母菌是单细胞真菌，无真的菌丝。

1. 霉菌　霉菌细胞由细胞壁、细胞膜、细胞质、细胞核及各种细胞器组成。细胞壁成分主要为几丁质。霉菌菌体由许多分枝或不分枝的菌丝构成。许多菌丝交织在一起组成菌丝体。霉菌菌丝在显微镜下呈管状，直径约2～10μm，分为无隔菌丝和有隔菌丝两种（图1－13）。伸入培养基的菌丝称为基内菌丝或营养菌丝；伸出培养基外的为气生菌丝；气生菌丝上产孢子的为繁殖菌丝。

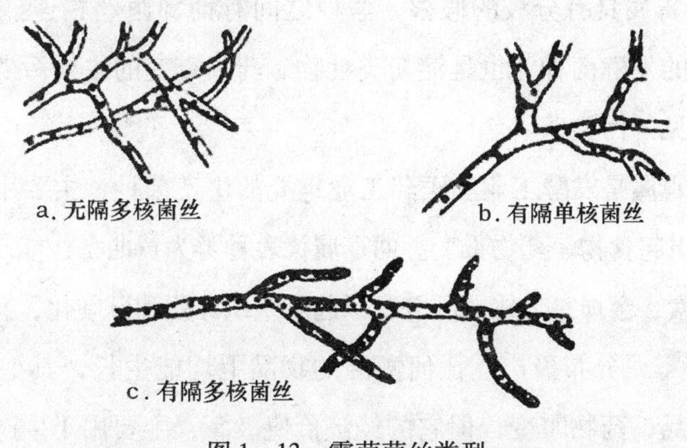

图1－13　霉菌菌丝类型

2. 酵母菌　多数酵母菌为单细胞，比细菌大，一般呈卵圆形、圆形或圆柱形。酵母菌主要以出芽方式进行无性繁殖。有些酵母菌母细胞与子细胞连在一起形成链状，形成假菌丝（图1－14）。酵母细胞具有细胞壁、细胞核、细胞膜、细胞质及各种细胞器。细胞壁主要成分为酵母多糖（葡聚糖与甘露聚糖）。

（二）真菌的繁殖

1. 无性繁殖　无性繁殖是指不经过两性细胞配合便能产生新个体的繁殖方式。真菌最简单的繁殖方式是像细菌一样进行裂殖，此种方法仅见于裂殖酵母属；少数真菌的片断也能长成新菌体；多数真菌的无性繁殖是通过无性孢子来完成的。真菌的无性孢子主要有：游动孢子、孢囊孢子、芽生孢子、分生孢子、关节孢子和厚垣孢子。

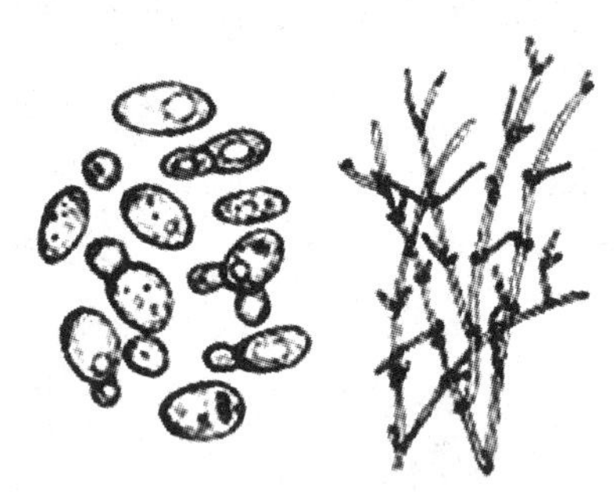

图1－14　酵母菌的芽殖及假菌丝

2. 有性繁殖　有性繁殖是指经过两性细胞配合产生新个体的过程，一般分为质配、核配和减数分裂3个阶段。真菌的有性孢子主要有：卵孢子、接合孢子、子囊孢子和担孢子。

（三）常见的真菌

1. 酵母菌　酵母菌指的是单细胞真核微生物。例如用于发酵、酿酒的啤酒酵母；引起鹅口疮的白色念珠菌；引起支气管念珠菌病的热带假丝酵母；引起慢性脑膜炎的新型隐球菌等。

2. 毛霉属　毛霉属主要存在于土壤、蔬菜、水果等富含淀粉的食品中，菌丝发达，生长迅速，能引起食物、药物霉变。毛霉属代表种类为高大毛霉，可侵袭糖尿病患者。

3. 根霉属　根霉属具有分枝的假根，假根之间有匍匐菌丝相连。根霉菌能产生淀粉酶，为工业上重要的发酵菌种，也是淀粉类食物、药物霉变的主要污染菌。根霉属代表种类为黑根霉，是常见的污染菌。

4. 曲霉属　曲霉属是发酵工业和医药工业重要的生产菌种，主要用于酿酒、生产抗生素等。曲霉属也能引起食物、药物霉变。曲霉属代表种类为黄曲霉，能产生黄曲霉毒素，是毒性最强的真菌毒素，会损害人体的肝脏，引起肝组织坏死和肝硬化，甚至诱发肝癌。

5. 青霉属　青霉属分布极广，任何潮湿的物品上均能生长，其孢子呈扫帚状。青霉属可引起工农业产品、药物霉变，但它的经济价值极高，主要用于生产抗生素。青霉属代表种类为产黄青霉，可生产青霉素。

6. 毛癣菌属 毛癣菌属一般可引起人的皮肤、毛发和指甲感染，其代表种类为红色毛癣菌，为亲人性皮肤癣菌，可引起股癣、足癣、手癣、甲癣等。

【小知识】

有些真菌可侵犯机体皮肤、毛发、指（趾）甲等浅部角化组织，遇到潮湿、温暖的环境即大量繁殖，通过机械刺激和代谢产物的作用引起局部病变，如手癣、足癣、股癣、甲癣等，称为浅部真菌病。有些真菌侵染人体深部组织、内脏、引起全身感染，造成机体慢性肉芽肿样炎症、溃疡和坏死等，称为深部真菌病。例如新型隐球菌引起慢性脑膜炎，白色念珠菌引起鹅口疮、外阴部湿疹、甲沟炎等。深部真菌病往往属于继发感染，其诱发与长期使用广谱抗生素、免疫制剂和激素等有关。

八、病毒

病毒是一类个体微小、结构简单、仅有单一核酸（DNA 或 RNA），专性细胞内寄生，以复制方式进行增殖，必须用电子显微镜放大几万、几十万倍才能看到的非细胞型微生物。

（一）病毒的大小与形态

病毒个体极小，通常以 nm 作为测量单位，可通过细菌滤器。病毒大小悬殊，最大的病毒直径约 200 ~ 300nm，如天花病毒、牛痘病毒等；最小的病毒直径约 12 ~ 30nm，如脊髓灰质炎病毒为 27nm，黄热病毒仅为 12nm；多数病毒为中型病毒，直径约 150nm。

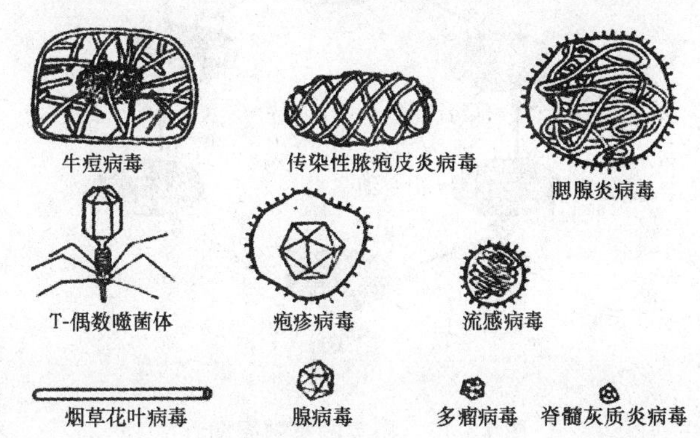

图 1 – 15 常见病毒的形态

病毒的形态有球形、砖形、杆形、长丝形和蝌蚪形（图 1－15）。例如疱疹病毒、脊髓灰质炎病毒呈球形，烟草花叶病毒呈杆形，噬菌体呈蝌蚪形。病毒的形态、大小是病毒分类鉴定的标准之一。

（二）病毒的结构与组成

病毒粒子主要由核酸和蛋白质组成。核酸是病毒粒子的核心，被蛋白质壳体包围。核酸和壳体合称为核壳体。此外，某些病毒的核壳体外，还有一层囊膜结构（图 1－16）。

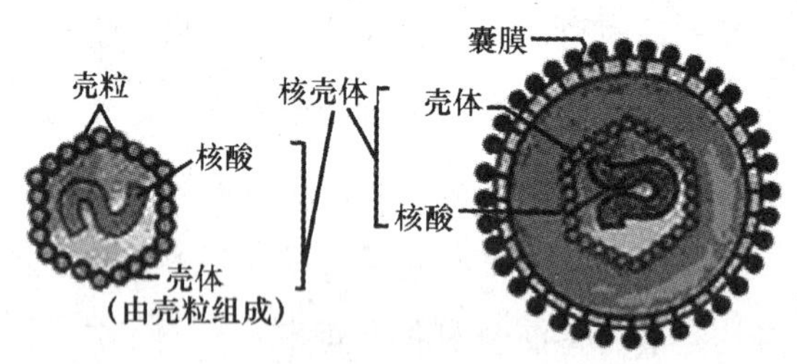

图 1－16　病毒结构示意

（三）病毒的增殖

病毒属于非细胞型微生物，缺乏完整的酶系统和细胞器，不能独立地进行代谢，必须借助于宿主细胞提供的原料、能量、酶和生物合成场所，在病毒核酸的控制下，合成子代病毒的核酸和蛋白质，并装配成完整的病毒粒子，再以一定方式释放到细胞外的过程，称为病毒的复制。

从病毒粒子进入宿主细胞，经过复制形成新的病毒粒子，再从细胞释放出来的过程，称为 1 个复制周期，包括吸附、穿入、脱壳、生物合成、装配与释放等连续步骤（图 1－17）。

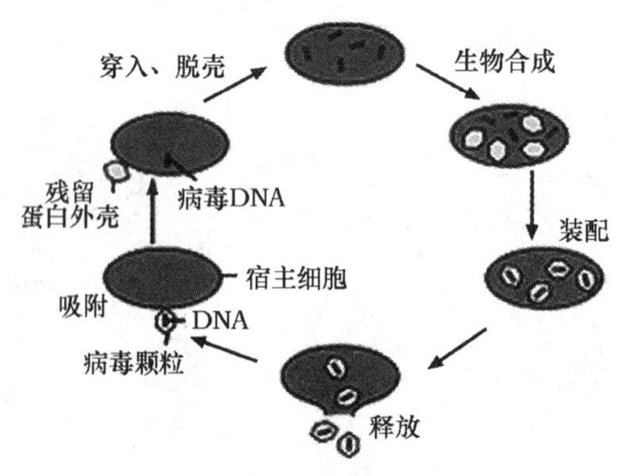

图 1－17　病毒的复制周期

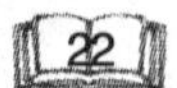

第二节　光学显微镜

一、结构

光学显微镜是一种由多个透镜组成的精密光学仪器，能将物体放大1500～2000倍，其构造可分为机械部分和光学部分（图1－18）。

1. 机械部分

（1）镜臂　为弓形金属柱，是搬取显微镜时手握之处。

（2）镜筒　位于显微镜上方，为空心圆筒。镜筒上接目镜，下接物镜转换器。

（3）转换器　用来安装和转换物镜。使用时可根据需要自由旋转，更换放大倍数不同的物镜。显微镜使用过程中，不得随意取下目镜，以防尘土落入物镜；严禁随意拆卸物镜，以防损坏。

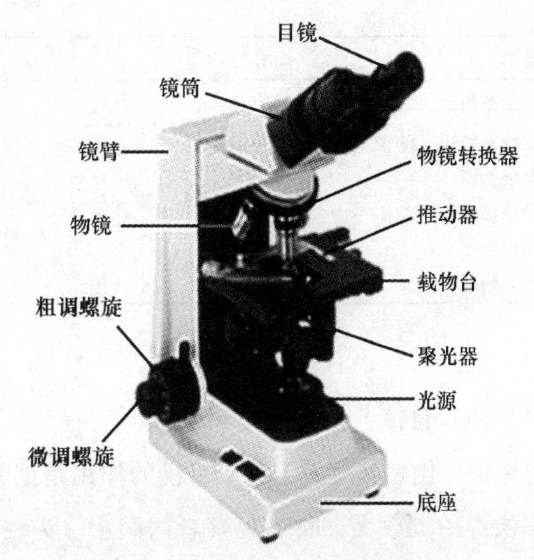

图1－18　光学显微镜结构

（4）调节器　有粗调节器和细调节器两种，用来调节物镜与标本片之间的距离，使被观察物形成清晰的图像。粗调节器可使镜筒有较大距离的升降；细调节器升降的距离很小，一般在已见到模糊物像时使用。

（5）载物台　为镜筒下的平台，用于载放被检标本片。载物台中央有通光孔，可通过集中的光线。载物台上装有固定标本片的压片夹及固定或移动标本片的推进器。

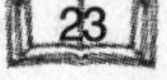

（6）镜座　为支持全镜的底座。

2. 光学部分

（1）光源　安装在镜座上，为显微镜提供光线。

（2）聚光器　安装于载物台下方，其位置可上下移动，上升则视野明亮，下降则光线减弱。聚光器可将光源聚焦于标本片上，使物像获得明亮清晰的效果。在聚光器下方通常还配有虹彩光圈，可调节成像的分辨力和反差，以获得最佳的成像效果。

（3）反光镜　位于聚光器下方，作用是采集外界光线并反射到聚光器中。反光镜有平面镜和凹面镜之分，一般在光线较强时用平面镜，光线较弱时用凹面镜。

（4）物镜　是决定显微镜性能的最重要部件，装在转换器的圆孔内，一般有3个，即低倍镜、高倍镜和油镜（表1－2）。物镜上一般都标有表示物镜光学性能和使用条件的一些数字和符号。如100指的是放大倍数；1.25是物镜的数值口径，数值口径越大，分辨物体的能力愈强；160表示镜筒的机械长度（mm）；0.17为所用盖玻片的最大厚度（mm）。为了区别不同放大倍数的物镜，物镜下缘常刻有一圈带颜色的线，如油镜下方有一圈白线。

表1－2　常用的几种物镜

物镜	介质	倍数	折光系数
干燥系物镜	空气	40×	小于1.00
油浸系物镜（油镜）	香柏油	(90×)~(100×)	大于1.00
低倍物镜		(1×)~(6×)	0.04~0.15
中倍物镜		(6×)~(25×)	0.15~0.40
高倍物镜		(25×)~(63×)	0.35~0.95
油浸物镜		(90×)~(100×)	1.25~1.40

（5）目镜　安放于镜筒上端，刻有5×、10×、15×等标记，代表其放大倍数。目镜的作用是把物镜放大了的实像进一步放大，映入观察者的眼中。为便于指示物像，目镜中常装有指针。有的目镜上还装有目镜测微尺。

二、工作原理

显微镜是通过由物镜和目镜组成的透镜组使物体放大成像（图1－19）。

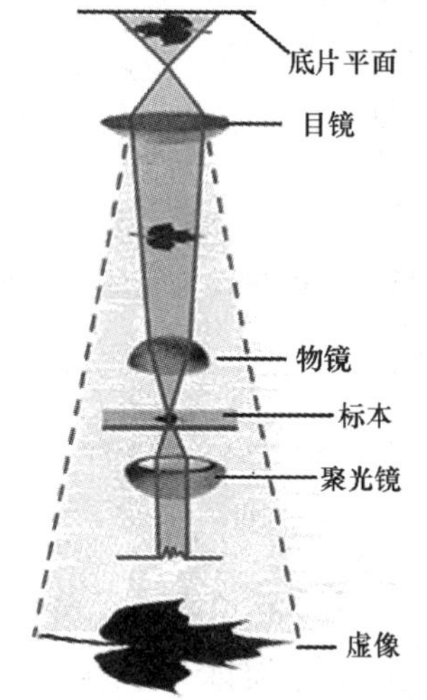

图1－19　光学显微镜的原理

显微镜的放大倍数是物镜放大倍数与目镜放大倍数的乘积（表1－3）。

表1－3　显微镜的放大倍数

物镜	物镜放大倍数	目镜放大倍数	总放大倍数
低倍镜	10	10×	100
高倍镜	40	10×	400
油镜	100	10×	1000

第三节　光学显微镜操作技术

一、低倍镜的使用

1. 取镜　将显微镜从柜或箱中取出，右手紧握镜臂，左手托住镜座，保持镜身直立，轻松放置在离实验桌边缘约10cm的桌面上，端正坐姿，使镜臂对着左肩。不可单手提取镜臂，以免零件脱落或碰撞到其他地方。显微镜放置妥当后，应检查各部分是否完好。

2. 对光　转动粗调节器，使镜筒上升。转动转换器，切忌手持物镜转动，使低倍镜对准载物台的通光孔。当转动听到碰叩声时，说明物镜光轴已对准镜筒中心。在目镜上观察，调节反光镜、聚光器和光圈，直至视野内的光线均匀适宜。

3. 装片　取标本片置于载物台上，盖玻片朝上，用压片夹固定！调节推动器，将所要观察的部位调到通光孔的正中。

4. 调焦　转动粗调节器，使载物台缓慢地上升至物镜距标本片约5mm处，注意在上升载物台时，防止镜头触碰标本片。通过目镜观察，缓慢转动粗调节器，使载物台下降，直到视野中出现清晰的物像为止。如果物像不在视野中心，可调节推动器将其调到中心。如果视野内的亮度不合适，可调节光圈的大小。如果在调节焦距时，载物台下降已超过工作距离（>5.40mm）而仍未见到物像，说明此次操作失败，则应重新操作，切不可心急而盲目地上升载物台。

二、高倍镜的使用

1. 选好目标　先在低倍镜下把需观察的物像调节到中心，同时把物像调节到最清晰的程度，再进行高倍镜的观察。

2. 转换高倍镜　转动转换器时动作要轻、慢，并从侧面进行观察，防止高倍镜头碰撞标本片。如可能发生碰撞，则说明低倍镜的焦距没有调好，应重新操作。

3. 调焦　转换好高倍镜后，通过目镜观察，此时一般能见到模糊物像。轻微旋动细调节器，即可获得清晰物像。

【小知识】

油镜的开口很小，进入镜中的光线较少，其视野较低、高倍镜暗。当油镜与标本片之间为空气时，由于空气的折光率为1.00，而玻璃的折光率为1.52，故有一部分光线被折射而不能进入镜头内，以致视野很暗。为了增强光线强度，一般用香柏油充填镜头与标本片之间的空隙。因为香柏油的折光率为1.51，与玻璃的折光率相近，通过的光线极少因折射而损失，以致视野充分明亮，便于清晰地观察标本。

三、油镜的使用

1. 选好目标　使用油镜之前，必须先经低、高倍镜观察，然后将需要放大的部分移到视野中心。将聚光器的光圈开到最大。

2. 转换油镜　转动转换器，移开高倍镜，在标本片观察部位上滴加一滴香柏油，慢慢转动油镜，从侧面水平观察镜头与标本片的距离，使镜头浸入油中而又不压迫载玻片。

3. 调焦　通过目镜观察，轻微旋动细调节器，直至物像清晰。

4. 擦镜　油镜使用完毕，先用擦镜纸将油镜和标本片上的油尽量擦净，再用擦镜纸沾少许二甲苯将油镜和标本片擦拭，随后再用擦镜纸反复擦拭2次。

5. 还原　显微镜使用完毕，将物镜转离通光孔，将物镜以“八”字形降位于载物台上，避免震动时镜头滑下，与聚光镜碰撞。清点附件，将显微镜归还原位，填写使用登记，并将其放回柜或箱内。

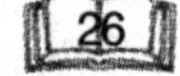

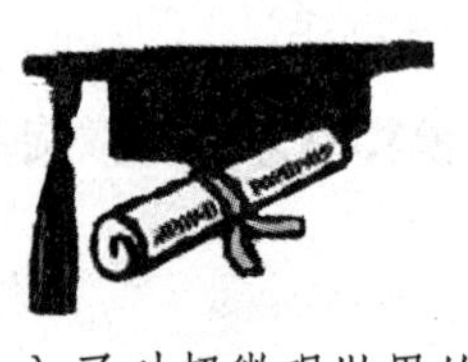

【知识拓展】

电子显微镜简称为电镜，1932年由德国鲁斯卡（Ernst Ruska）创制。经过半个多世纪的发展，电子显微镜将人们带入了对超微观世界的认识，极大地促进了现代生物技术的发展。

常用的电镜有透射电镜和扫描电镜。前者主要用于观察超微结构，后者主要用于观察表面结构。与普通光学显微镜相比，电子显微镜用电子束代替了可见光，用电磁透镜代替了光学透镜，并使用荧光屏将肉眼不可见电子束成像。

透射电镜是以电子束透过样品经过聚焦与放大产生物像，投射到荧光屏或照相底片上进行观察。透射电镜的分辨率为0.1～0.2nm，放大倍数为几万至几十万倍。由于电子易散射或被物体吸收，故穿透力低，必须制备厚度为50～100nm的超薄切片。

扫描电镜是用极细的电子束在样品表面扫描，将产生的二次电子用特制的探测器收集，形成电信号运送到显像管，在荧光屏上显示物体表面的立体构像，可摄制成照片。扫描电镜能观察较大的组织表面结构，由于它的景深长，1mm左右的凹凸不平面能清晰成像，故图像富有立体感。

【课后小结】

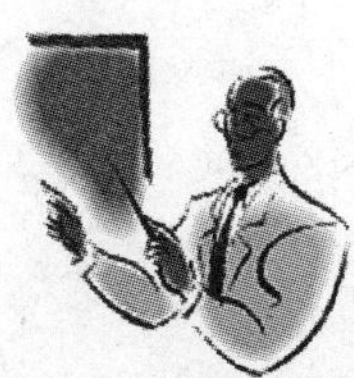

1. 掌握细菌、放线菌、螺旋体、支原体、衣原体、立克次体、真菌、病毒的生物学特性。

2. 光学显微镜的构造分为机械部分（镜臂、镜筒、转换器、调节器、载物台、镜座）和光学部分（光源、聚光器、反光镜、物镜、目镜）。

3. 光学显微镜是通过物镜和目镜组成的透镜组使物体放大成像，放大倍数是物镜放大倍数与目镜放大倍数的乘积。

4. 光学显微镜操作技术：低倍镜、高倍镜及油镜的使用，取镜→对光→装片→低倍镜观察→选好目标→高倍镜观察→油镜观察→擦镜→还原。

【自我测评】

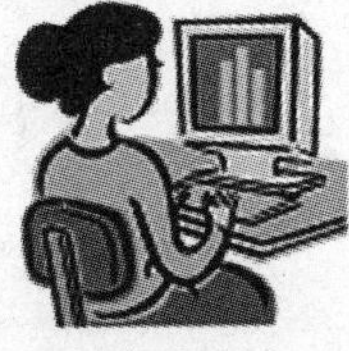

一、单项选择题

1. 不属于细菌基本形态的是（　　）。

A. 杆状　B. 球状　C. 盘碟状　D. 螺旋状

2. 下面（　　）代表自小到大依次体积增加的微生物系列。

A. 真菌、病毒、细菌　B. 原生动物、真菌、立克次体

C. 病毒、细菌、真菌　D. 立克次氏体、病毒、原生动物

3. 以 nm 作为测量单位的是（　　）。

A. 细菌　B. 病毒　C. 衣原体　D. 支原体

4.（　　）是一类已知最小、无细胞壁、能离开活细胞独立生活的原核细胞型微生物。

A. 衣原体　B. 支原体　C. 螺旋体　D. 立克次体

5. 细菌的繁殖方式是（　　）。

A. 无性孢子　B. 有性孢子　C. 无性二分裂　D. 菌丝断裂

6. 抗生素的主要产生菌是（　　）。

A. 细菌　B. 放线菌　C. 酵母菌　D. 霉菌

7. 某些酵母菌上下两细胞连接处呈细腰状，通常称为（　　）。

A. 有隔菌丝　B. 无隔菌丝　C. 假菌丝　D. 芽生孢子

二、判断题

（　　）1. 螺旋体就是螺形菌，属于原核细胞型微生物。

（　　）2. 所有原核细胞型微生物都有细胞壁。

（　　）3. 只有非细胞型微生物才必须寄生生活。

（　　）4. 使用高倍镜时，应用粗调节器进行焦距的细微调节。

（　　）5. 放线菌的营养体有基内菌丝和气生菌丝两种形态。

（　　）6. 真菌具有无性繁殖和有性繁殖两个阶段。

（　　）7. 显微镜的放大倍数是物镜放大倍数与目镜放大倍数的乘积。

（　　）8. 显微镜使用后，应用清洁的干布轻轻擦拭物镜镜头。

（　　）9. 使用油镜时，应按照“低倍镜→高倍镜→油镜”的程序，逐步转换物镜。

三、简答题

1. 利用显微镜观察放线菌的形态，简述放线菌的形态特征。

2. 利用油镜观察大肠埃希菌与金黄色葡萄球菌的形态特征。

3. 镜检标本时，为什么不能直接用高倍镜或油镜观察？

4. 油镜与普通物镜有何区别？操作过程中应注意什么？

（王玉亭）

第二章 染色技术

【学习目标】

(1) 细菌的基本结构和特殊结构。

(2) 染色目的及原理。

(3) 单染色技术。

(4) 革兰染色技术。

学习掌握以上知识，为日后从事微生物菌种鉴定工作奠定基础。

【知识导入】

1884年，丹麦医生 Christain Gram 在研究肺炎链球菌与克雷伯肺炎菌过程中，创立了一种用于细菌分类和鉴定的重要染色方法(图2-1)。该方法不仅能观察到细菌的形态，而且还可将所有细菌区分为两大类：染色反应呈蓝紫色的称为革兰阳性菌，用 G^+ 菌表示；染色反应呈红色的称为革兰阴性菌，用 G^- 菌表示。为了纪念 Christain Gram，该染色方法用 Gram 命名，称为革兰染色法。

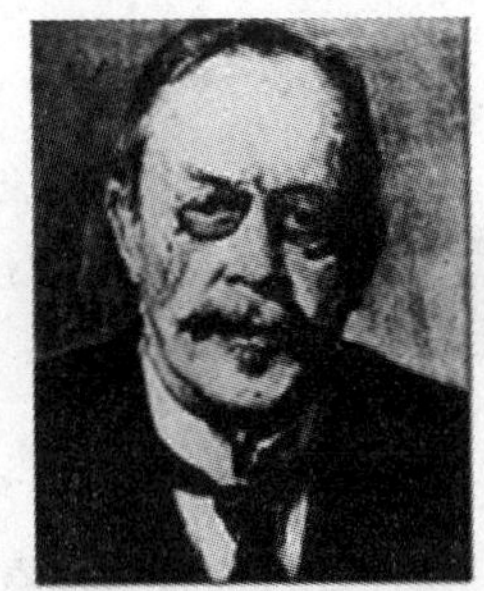

图2-1 Christain Gram

革兰染色操作流程：

细菌涂片→草酸铵结晶紫初染→卢戈碘液媒染→95%乙醇脱色→番红复染。

革兰染色结果：不能被乙醇脱色，菌体仍呈蓝紫色，为 G^+ 菌；

能被乙醇脱色，菌体呈红色，为 G^- 菌。

【想一想】

(1) 用显微镜观察细菌时，为什么要对细菌进行染色？

(2) 细菌为何能够被染料染上颜色？

(3) 不同细菌被乙醇脱色后，为何会呈现两种不同的染色结果？

（4）常用的细菌染色方法有哪些？

第一节 细菌的结构

细菌个体微小，必须借助电子显微镜才能进行超微结构的观察。通常将各种细菌都具有的结构称为基本结构；将某些细菌在一定条件下所特有的结构称为特殊结构（图 2－2）。

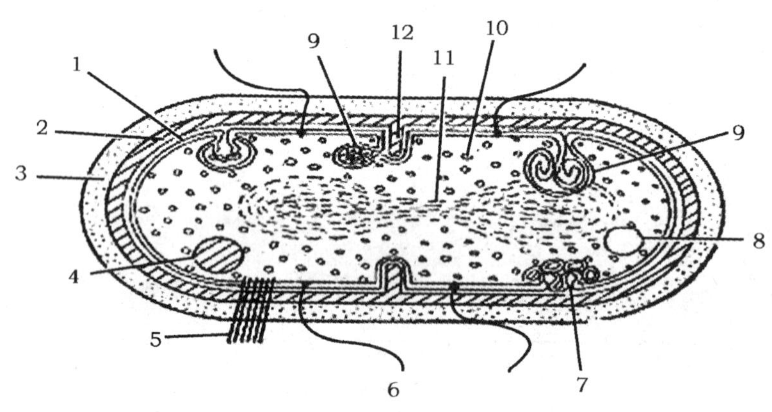

图 2－2　细菌细胞结构模式图

1. 细胞膜　2. 细胞壁　3. 荚膜　4. 异染颗粒　5. 菌毛　6. 鞭毛　7. 色素体　8. 脂质颗粒　9. 中介体　10. 核糖体　11. 拟核　12. 横隔壁

一、基本结构

细菌的基本结构有细胞壁、细胞膜、细胞质、核质。

1. *细胞壁*　细胞壁是位于细菌细胞最外层，紧贴在细胞膜外坚韧而富有弹性的复杂结构，能维持菌体固有形态并起保护作用。细胞壁具有较复杂的结构及化学组成，通过革兰染色，可将细菌分为 G^+ 菌和 G^- 菌两大类，其细胞壁的化学组成存在异同。

（1）G^+ 菌细胞壁　较厚，约 15～80nm，由肽聚糖和磷壁酸构成。

肽聚糖：是 G^+ 菌细胞壁的主要成分，多达 50 层，具有致密的三维结构。其中，*N*－乙酰葡萄糖胺（G）和 *N*－乙酰胞壁酸（M）交替排列，以 β－1，4 糖苷键连接成聚糖骨架；L－丙氨酸、D－谷氨酸、L－赖氨酸、D－丙氨酸依次连接成四肽侧链，连接于聚糖骨架的 *N*－乙酰胞壁酸上；由 5 个甘氨酸组成的五肽桥，将两个相邻的聚糖骨架上的四肽侧链连接在一起，从而相互交织成三维立体网状结构（图 2－3）。

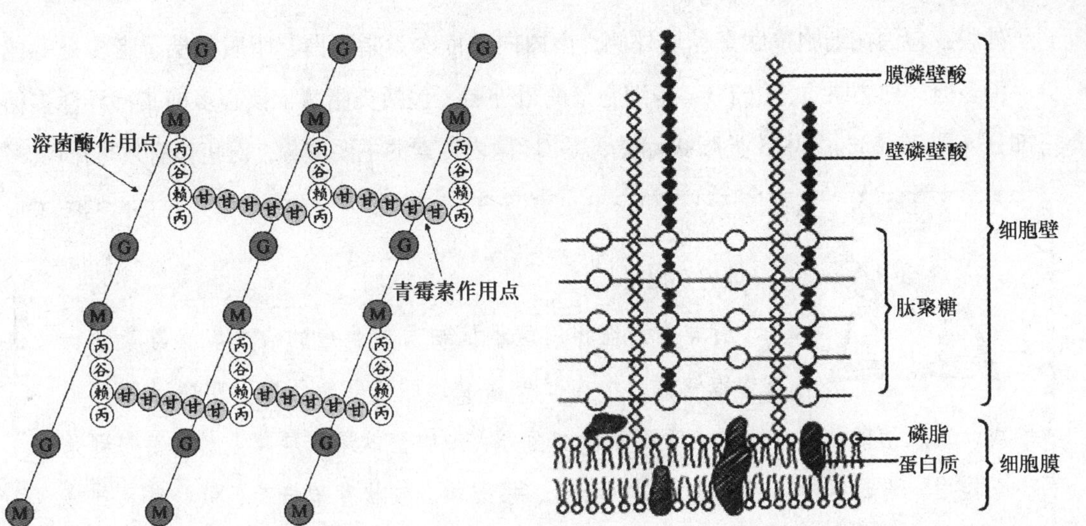

图2－3　革兰阳性菌细胞壁肽聚糖结构示意　　　图2－4　G^+菌细胞壁剖面示意

磷壁酸：是G^+菌细胞壁的特有成分，与细菌的抗原性与致病性有关。按其结合部位不同，可分为壁磷壁酸和膜磷壁酸（图2－4）。

（2）G^-菌细胞壁　较薄，约10～15nm，由肽聚糖和外膜构成。

肽聚糖：仅1～3层，骨架与G^+菌相同，但其他成分有明显不同，四肽侧链的第三位氨基酸为二氨基庚二酸（DAP），且没有五肽桥，仅形成单层平面网状的二维结构，结构疏松薄弱（图2－5）。

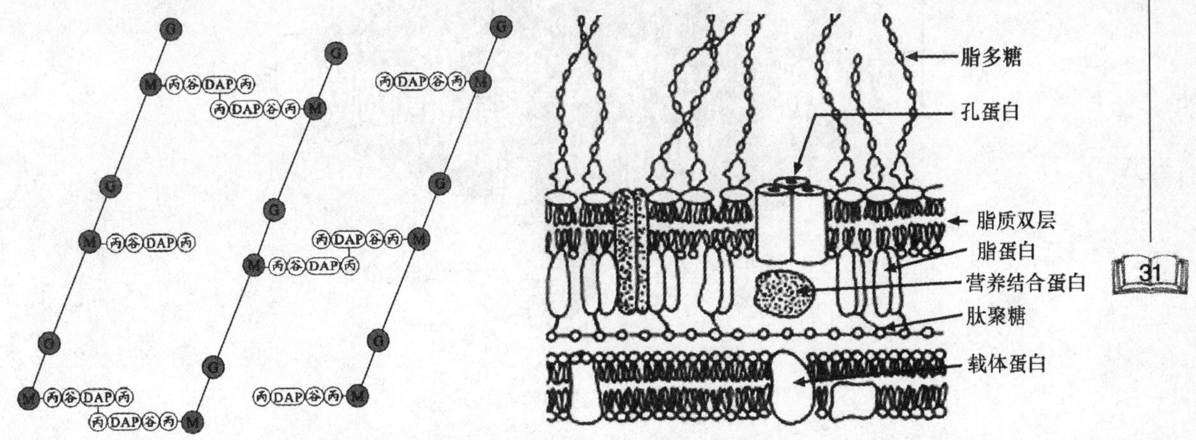

图2－5　革兰阴性菌细胞壁肽聚糖结构示意　　　图2－6　G^-菌细胞壁剖面示意

外膜：包围在细胞壁肽聚糖层外侧，由内向外依次为脂蛋白、脂质双层、脂多糖等成分。脂多糖又称热原质，位于G^-菌细胞壁的最外层，包括类脂A、核心多糖及特异性多糖三部分（图2-6）。其中，类脂A耐热，是G^-菌内毒素的主要成分，对机体有致热作用。

【小知识】

青霉素药理作用是干扰细菌细胞壁的合成。青霉素结构与细胞壁粘肽结构部分相似，可竞争转肽酶，阻碍粘肽的形成，造成细菌细胞壁缺损。青霉素使细菌失去细胞壁的渗透屏障，对细菌起到杀灭作用。青霉素对革兰阳性球菌和杆菌、螺旋体、梭状芽孢杆菌、放线菌及部分拟杆菌等有抗菌作用，对真菌、病毒无效。

2. *细胞膜* 细胞膜是位于细胞壁内侧，紧包在细胞质外面的一层柔软且富有弹性的半渗透性生物膜，主要由脂质双分子层和镶嵌在脂质双分子层中的蛋白质组成（图2-7）。细胞膜的主要功能是与细胞壁共同完成菌体内外的物质交换及参与细胞的代谢。其中，大多数蛋白质具有酶或载体功能。

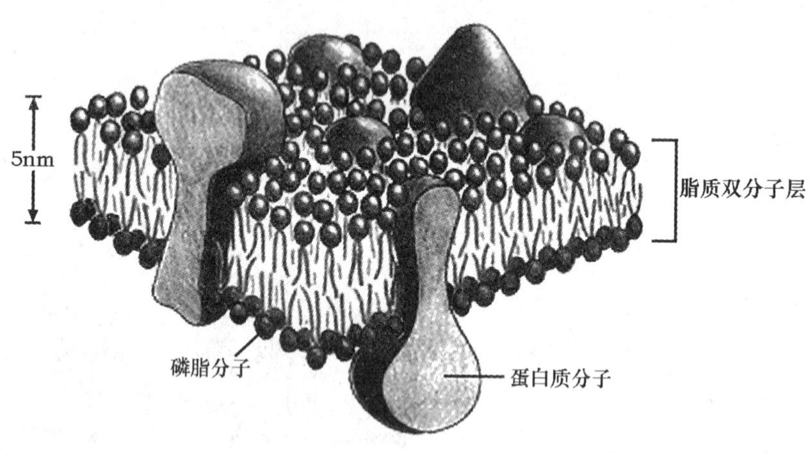

图2-7 细胞膜结构示意

3. *细胞质* 细胞质是由细胞膜包绕的无色透明胶状物，主要成分为水、蛋白质、脂类、核酸、少量糖和无机盐。细胞质是细菌的内环境，含有核蛋白体、质粒及胞质颗粒等超微结构。其中，质粒是细菌染色体外的遗传物质，为闭环双链DNA分子，分子量较染色体小。质粒携带某些特殊的遗传信息，可控制细菌的耐药性，可产抗生素，具致育性等次要生物学性状，为细菌生活所非必需。

4. 核质　核质即细菌的染色体，无核膜、核仁，又称为拟核或类核。细菌的核质是由细长环状双链 DNA 反复盘绕卷曲而成，是细菌遗传变异的物质基础，可控制细菌的主要生物学性状，为细菌生活所必需。

二、特殊结构

细菌的特殊结构有荚膜、鞭毛、菌毛和芽孢。

1. 荚膜　某些细菌在细胞壁外包绕一层黏液状物质，其厚度超过 0.2μm 且具有明显边界者，称为荚膜。荚膜具有抗吞噬及抗干燥作用，与细菌致病性有关。荚膜不易着色，用墨汁进行负染色或进行特殊的荚膜染色后，能在光学显微镜下看清楚（图 2－8）。

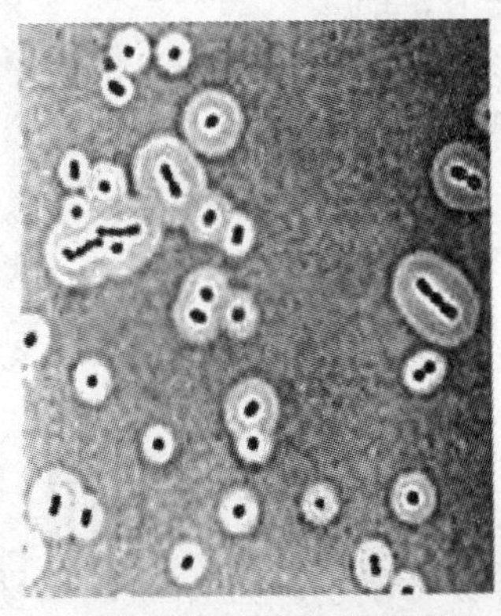
a. 细菌负染后相差显微镜图片

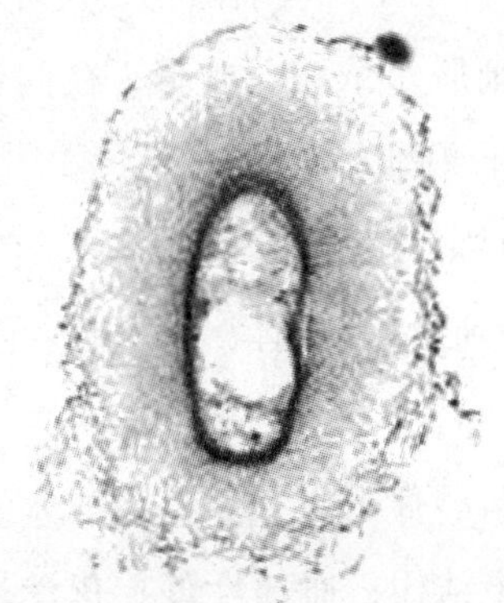
b. 细菌电子显微镜图片

图 2－8　细菌的荚膜

2. 鞭毛　鞭毛是从某些细菌细胞膜长出的游离于菌体外的细长弯曲的丝状物，其长度可达菌体数倍，有一至数十根（图 2－9）。鞭毛是细菌的运动器官。按鞭毛数目和着生位置不同，可将有鞭毛的细菌分为：①单毛菌，如霍乱弧菌；②端毛菌，如空肠弯曲菌；③丛毛菌，如铜绿假单胞菌；④周毛菌，如伤寒杆菌等。鞭毛不易着色，经特殊的鞭毛染色后方可着色，便于观察。

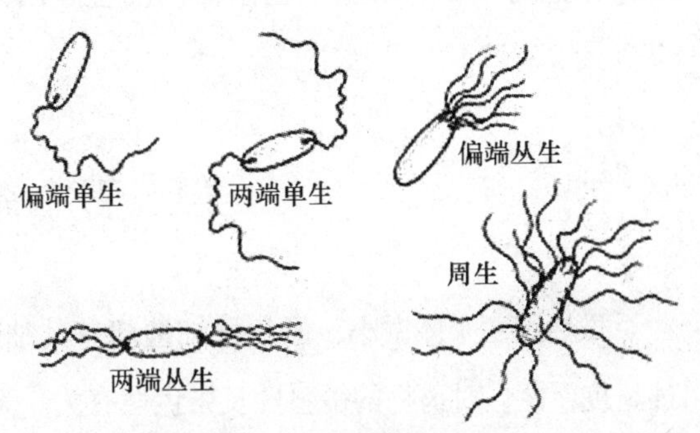

图 2－9　细菌鞭毛模式

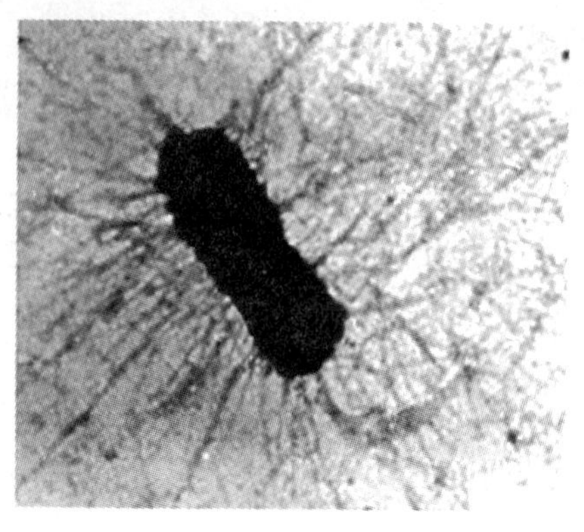

图 2－10 大肠埃希菌菌毛

3. 菌毛 菌毛是某些细菌表面遍布的比鞭毛更为纤细、短而直的丝状物。菌毛必须用电子显微镜才能观察到，有普通菌毛和性菌毛两种（图 2－10）。

（1）普通菌毛 短、细、直，数量多，且周身分布，约 100～1 000 根。大肠埃希菌、霍乱弧菌、铜绿假单胞菌、淋病奈瑟球菌等菌体表面有这类菌毛。普通菌毛与细菌黏附性有关，构成了细菌的致病性。

（2）性菌毛 比普通菌毛稍长且粗，中空呈管状，数量少，仅 1～10 根。性菌毛与细菌的接合作用有关。

4. 芽孢 芽孢是某些细菌在一定环境条件下，细胞质、核质逐渐脱水浓缩、凝聚，在菌体内形成的圆形或椭圆形小体（图 2－11）。

芽孢折光性强，用普通染色法不易着色，在普通光学显微镜下只能看到发亮的小体，必须用芽孢染色法才能着色。

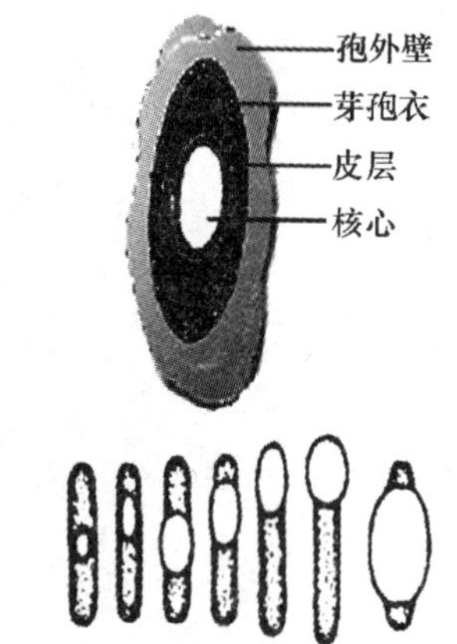

图 2－11 芽孢多层结构及位置示意

芽孢是细菌的休眠方式。芽孢含水量少，具有多层厚而致密的膜结构，通透性低，化学消毒剂不易渗入。芽孢含有大量的 2，6－吡啶二羧酸（DPA），对高温、干燥、化学消毒剂和辐射等有很强的抵抗力。进行灭菌时，往往以芽孢是否被杀灭作为判断灭菌效果的指标。

芽孢的大小、形状及在菌体内的位置因菌种不同而异，这对产芽孢菌的鉴别有一定意义（图 2－12）。

第二节 染色常识

虽然细菌个体微小，但各种细菌却有其独特的形态、结构及化学组成，这与细菌的致病性、抗原性、对药物的敏感性及染色性有关。为对细菌进行更深入的研究，将细菌进行染色。

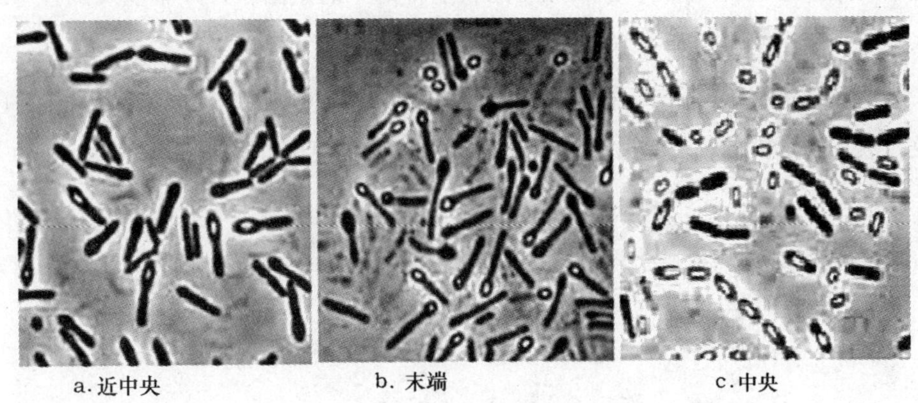

图2－12　细菌芽孢在光学显微镜下的形态及其在胞内位置

一、染色目的

细菌属于原核细胞型微生物，细胞内含有大量的水分，是一种无色半透明的微小生物，与周围背景没有明显的明暗差，为了更好地利用显微镜对细菌进行观察、鉴别，通常将细菌染上一定的颜色。通过对细菌进行染色，能够帮助我们在普通光学显微镜下清楚地看到细菌的形态结构，有助于菌种的初步鉴别。

二、染色原理

大多数细菌等电点较低，pH 大约为2～5，在中性、碱性及弱酸性溶液中，菌体表面通常带负电荷。而碱性染料电离后，染料离子带正电，易与菌体结合使菌体着色，以此增加了菌体与背景之间的色差，染色后的标本更清楚、易辨。因此，微生物实验室一般用碱性染料对细菌进行染色，常用染料有亚甲蓝、碱性复红、草酸铵结晶紫、番红等。

三、染色基本操作技术

1. 接种环（针）灭菌　接种环（针）于每次使用前后，均需经火焰灭菌（图2－13）。

（1）用前　右手以持笔式握持接种环。将金属环（针）部位在酒精灯火焰上彻底烧灼1次。金属棒或玻璃棒部位，须转动通过火焰3次，待冷却后，方可使用。

（2）用后　先将近环处镍丝置于火焰中，使热导向接种环，待环上残余菌液渐渐蒸发干涸后，再将接种环以垂直方向于火焰中烧红，最后将金属棒部位往返通过火焰。如先烧灼环部，则环上之残留菌液因突受高热而爆裂四溅，可造成周围环境的污染。

2. 无菌取材　自锥形瓶或试管培养物中沾取标本时，瓶口、试管口在打开后及关闭前，应于火焰上通过1~2次，以杀死可能从空中落入的杂菌。打开瓶塞或试管塞时，应将棉塞上端夹于右手小指和手掌之间，不得将其任意放置。

3. 带菌玻片的处理 不需保存的标本，观察后，应立即投入消毒缸，尤其活菌标本更应及时放入消毒缸内，待玻片彻底清洗后，方可再次使用。

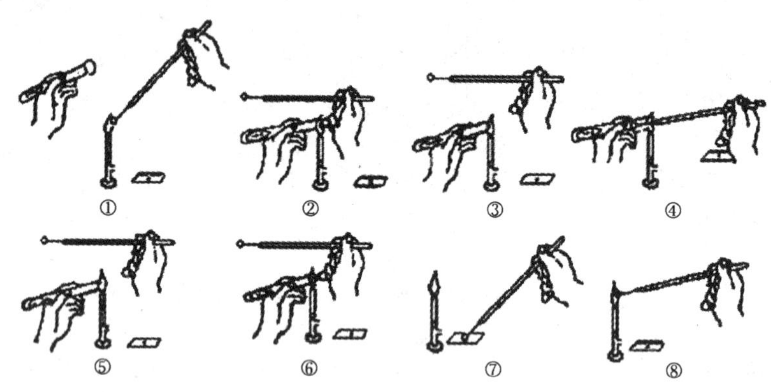

图2-13 无菌操作及细菌染色标本制作过程

①灼烧接种环 ②打开试管塞 ③灼烧管口 ④取菌

⑤灼烧管口 ⑥塞上棉塞 ⑦涂片 ⑧烧去接种环上的残菌

四、染色标本的制备

进行细菌染色检查时，应先将待检菌培养物制成涂片，经染色后再进行检查。

1. 涂片 取洁净载玻片，加无菌生理盐水1滴或1接种环，按无菌操作法以接种环取待检菌固体培养物少许，研入无菌生理盐水中，使成1个均匀极薄的菌膜。菌膜直径应在1cm左右为宜。若待检菌为液体培养物可直接取少许菌液涂成菌膜。取菌量不宜过多，涂片以匀、薄为佳。若菌量过多，菌膜过厚，会导致脱色不匀，染色结果呈假阳性。

2. 干燥 一般应于室温中，使涂片自然干燥，如需快速干燥，可在远离火焰上方的热空气中烘干，但切勿紧靠火焰，以致标本被烤焦，无法检视。

3. 固定 一般用加热法将标本固定。操作时将玻片涂有菌膜的一面向上，迅速地在火焰上来回通过3次。也可用甲醇、乙醇等化学药品使标本固定。标本固定的目的主要是使细菌牢固地黏附于载玻片上。加热固定还可改变菌体对染料的通透性及杀死细菌。

第三节 染色方法

细菌染色技术是细菌形态学检查及细菌鉴定的基本技术，细菌常用染色方法可分为单染色法和复染色法两大类。

一、单染色法

单染色法是以一种染料对细菌涂片标本进行染色，可观察细菌的形态、大小及排列方式，但不能显示细菌的结构及染色特性，一般无鉴别细菌的作用。

1. 染色材料 大肠埃希菌和金黄色葡萄球菌 18 ~24h 培养物、生理盐水、亚甲蓝染色液、碱性复红染色液、香柏油、二甲苯、载玻片、接种环、酒精灯、吸水纸、显微镜、擦镜纸等。

2. 染色方法

（1）染色 将已固定好的涂片平置，滴加 1 滴亚甲蓝（或碱性复红染色液）于菌膜上，染液量以覆盖菌膜为度，染色时间为 1 ~2min。

（2）水洗 置载玻片，以细水流从上端缓慢洗去菌膜上多余的染色液，一般以冲洗下来的水基本无色为度。水洗时不要直接对着载玻片上的菌膜冲洗，以免冲坏菌膜。

（3）干燥 染色完毕甩去玻片上的水分，于室温下自然干燥，或用吸水纸吸去载玻片上剩余水分。不可用纸在标本上擦拭，以免破坏菌膜。

3. 镜检 将制好的标本用光学显微镜进行观察，先用低倍镜找到模糊图像，再于标本上滴加一滴香柏油，置于油镜下进行观察（图 2 –14）。

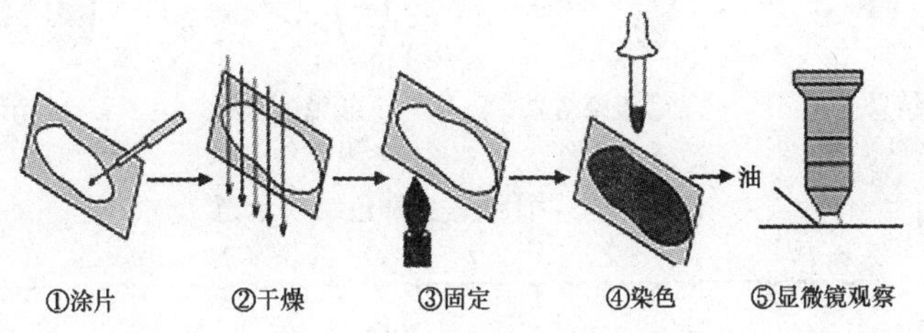

图 2 –14 细菌单染色过程

二、复染色法

复染色法是用两种或两种以上的染料先后对细菌涂片标本进行染色，既可观察细菌的形态、大小及排列方式，又可对细菌进行鉴别，最常用的是革兰染色法。

1. 实验材料 大肠埃希菌和金黄色葡萄球菌 18 ~24h 培养物、生理盐水、草酸铵结晶紫染液、95% 乙醇、卢戈碘液、沙黄染液、香柏油、二甲苯、载玻片、接种环、酒精灯、吸水纸、显微镜、擦镜纸等。

2. 染色方法

（1）初染 滴加草酸铵结晶紫染液于菌膜表面，使染液覆盖菌膜，染色时间为 1min，用细水流徐徐冲去多余染液，甩干玻片上积水。

（2）媒染 滴加卢戈碘液覆盖菌膜，维持1min，用细水流徐徐冲去多余碘液，甩干玻片上积水。

（3）脱色 用95%乙醇滴洗菌膜表面，摇动玻片使脱色均匀，倾去紫色乙醇液，约20～30s，至流出乙醇液刚刚不出现紫色为止，立即用水将乙醇冲净，甩干玻片上积水。

（4）复染 滴加沙黄染液于菌膜表面，染色1min，用细水流将多余染液冲掉，用吸水纸吸干。

（5）镜检 待玻片充分干燥后，用显微镜进行观察。

（6）实验结果分析 经过革兰染色，可将细菌分为两大类：被染成紫色的细菌，称为G^+菌；被染成红色的细菌，称为G^-菌。由于G^+菌与G^-菌细胞壁化学组成不同，G^+菌细胞壁肽聚糖层厚，脂质含量少，乙醇不易脱色，故保留原有的紫色；而G^-菌细胞壁肽聚糖层薄，脂质含量多，乙醇容易溶解脂类而渗入使之脱色，故初染时紫色可被脱去，复染时重新着上红色（图2－15）。

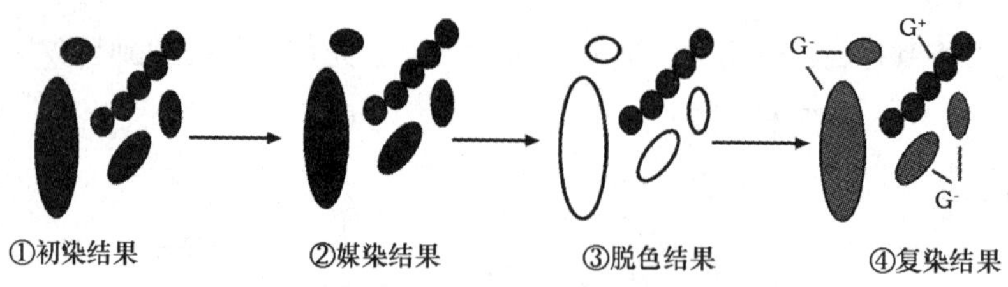

图2－15 细菌革兰染色结果示意

【小知识】

革兰染色过程中，要严格控制各试剂的作用时间，尤其是用乙醇脱色时间。乙醇脱色时间过长，G^+菌也可被脱色，染成红色，造成假阴性；而脱色时间过短，G^-菌可染成紫色造成假阳性。碘液配制后应装在密闭的暗色瓶内贮存。如因贮存不当，试液由原来的红棕色变成淡黄色，则不宜再用。

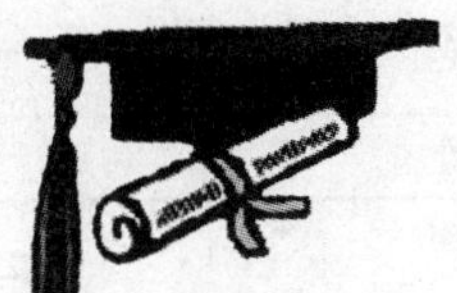

【知识拓展】

特殊染色法

细菌的芽孢、荚膜、鞭毛等特殊结构，均需经特殊方法染色后，才能进行观察。

（1）芽孢染色法 根据细菌的芽孢和菌体对染料的亲和力不同的原理，用不同的染料进行染色，使芽孢和菌体呈现不同颜色而便于区别。芽孢壁较厚、透性低，染料不易透过，难着色，但着色后亦不易脱色。先用弱碱性染料孔雀绿在酒精灯微火加热的情况下进行染色，染料进入菌体及芽孢；再用番红液进行复染，则菌体呈红色而芽孢呈绿色。

（2）荚膜染色法 用于观察细菌的荚膜，属于负染色法。利用荚膜对染料的亲和力较差，不易着色的特性，先用简单染色法将菌体着色后，再用墨汁使背景着色，而荚膜呈浅色或无色，以此将荚膜衬托出来。镜检时可见在菌体周围呈现一明亮的透明圈即荚膜。

（3）鞭毛染色法 细菌的鞭毛直径仅0.02～0.03μm，观察鞭毛是采用在染色的同时将染料堆积在鞭毛上使它加粗的方法，常用不稳定的胶体溶液为媒染剂，使其沉淀在鞭毛上，经染色后，鞭毛加粗。细菌只有在个体发育到一定时期才具有鞭毛，一般在多次移种之后，在其旺盛生长阶段染色。常用新制备的16～20h的斜面培养物作为染色标本。如菌种长期未用，需在新鲜培养基上连续移种2～3次，使其活化。

【课后小结】

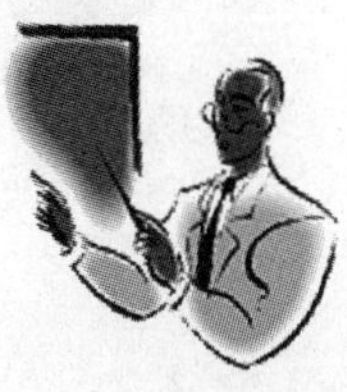

1. 细菌的基本结构：细胞壁、细胞膜、细胞质、核质。细胞壁能维持菌体固有形态并起保护作用；细胞膜与细胞壁共同完成菌体内外的物质交换及参与细胞的代谢；细胞质是细菌的内环境；核质是细菌遗传变异的物质基础。

2. 细菌革兰染色法的主要操作步骤：涂片→干燥→固定→初染→媒染→脱色→复染→镜检。

3. 革兰阳性菌与革兰阴性菌细胞壁结构的比较（表2－1）。

表2－1　革兰阳性菌与革兰阴性菌细胞壁结构的比较

特征	革兰阳性菌	革兰阴性菌
结构	立体结构	平面结构
强度	坚韧	疏松
厚度	厚，15～18nm	薄，10～15nm
肽聚糖	含量多，达50层	少，1～3层
特殊结构	磷壁酸	外膜

4. 细菌的特殊结构：荚膜、鞭毛、菌毛和芽孢。荚膜具有抗吞噬及抗干燥作用；鞭毛是细菌的运动器官；菌毛有普通菌毛和性菌毛，普通菌毛与细菌的黏附性有关，性菌毛与细菌的接合作用有关；芽孢是细菌的休眠方式。

【自我测评】

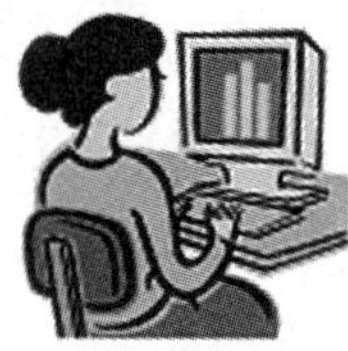

一、单项选择题

1. 细菌的运动器官是（　　）。

A. 鞭毛　　B. 普通菌毛　　C. 性菌毛　　D. 荚膜

2. 不属于细菌的基本结构的是（　　）。

A. 细胞膜　　B. 芽孢　　C. 细胞壁　　D. 核质

3. 属于革兰阳性菌细胞壁的特殊结构成分的是（　　）。

A. 肽聚糖　　B. 磷壁酸　　C. 脂多糖　　D. 类脂

4. 细菌内毒素的主要成分是（　　）。

A. 肽聚糖　　B. 磷壁酸　　C. 核酸　　D. 类脂

5. 细菌染色体外的遗传物质是（　　）。

A. 核质　　B. 质粒　　C. 中介体　　D. 胞质颗粒

6. 进行灭菌时，往往以杀灭（　　）作为判断灭菌效果的指标。

A. 细菌　　B. 放线菌　　C. 真菌　　D. 芽孢

7. 细菌的染色应选取（　　）时期的细菌效果最好。

A. 迟缓期　　B. 衰退期　　C. 稳定期　　D. 对数生长期

8. 革兰染色法中，起媒染作用的是（　　）。

A. 番红　　B. 乙醇　　C. 卢戈碘液　　D. 草酸铵结晶紫

9. 革兰染色法所用的染料属于（　　）。

A. 酸性　　B. 中性　　C. 碱性　　D. 不一定

二、判断题

（　　）1. 荚膜具有抗吞噬及抗干燥作用，与细菌致病性有关。

（　　）2. 普通菌毛比性菌毛稍长且粗，中空呈管状，数量少，仅 1 ~ 10 根。

（　　）3. 芽孢是细菌的繁殖方式。

（　　）4. 进行革兰染色操作时，用乙醇脱色，时间越长，脱色效果越好。

（　　）5. 细菌染色时，一般用加热法将标本固定，将玻片涂有菌膜的一面向下，迅速地在火焰上来回通过 3 次，以玻片反面触及皮肤，热而不烫为度。

三、简答题

1. 实验设计：利用细菌革兰染色法，对金黄色葡萄球菌及大肠埃希菌进行鉴别。

2. 你认为哪些环节会影响细菌革兰染色结果的正确性，请对染色结果可能出现的异常情况进行分析讨论。

（杜　敏）

第三章 清洗包扎技术

【学习目标】

(1) 清洗包扎技术常识。

(2) 常用玻璃器皿的清洗、干燥和包扎。

(3) 常用洗涤液配制使用技术。

学习掌握以上知识，为日后从事微生物实验技术工作奠定基础。

【知识导入】

微生物实验过程中，应进行培养基及仪器设备的清洗、包扎、灭菌。实验室和生产中常用高压蒸汽灭菌法，通过蒸汽强大的穿透力，破坏菌体蛋白质和核酸的化学键，或使酶失活，微生物因代谢障碍而迅速死亡，具有简便、有效、经济等特点。然而，在湿热灭菌过程中，大量蒸汽易进入培养基，使培养基被稀释。因此，盛放培养基的试管、锥形瓶等容器需要配备合适的棉塞，并在棉塞外部用牛皮纸包扎，以防蒸汽濡湿棉塞，进而影响培养基浓度。

微生物实验室的安全问题也必须引起重视。1956 年，莫斯科伊万诺夫斯基病毒研究所 1 名工作人员在楼梯处不慎将 9 支冷冻干燥的委内瑞拉马脑炎病毒毒种管打破，导致 24 人受到该病毒的感染。1978 年，英国 Q 热实验室内衣裤和外衣污染 Q 热立克次体，导致洗衣房 6 名雇员和 1 名参观者感染。微生物种类、研究工作性质及操作者水平影响着事故的种类和大小。

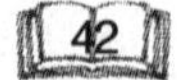

【想一想】

(1) 为什么要对微生物实训器具进行清洗、包扎及灭菌？

(2) 常见玻璃器皿的清洗方法是什么？

(3) 常用的洗涤液有哪些，如何配制？

(4) 为什么在灭菌前要对微生物实训器具进行包扎，其用意何在？

（5）如何控制微生物实验室的污染?

第一节 技术常识

地球上的生物，除常见的动物、植物外，还有各种各样微小的、广泛存在的微生物。这些微生物多数是有益的，它们能为人类提供各种药物、食物，在治理环境污染、金属冶炼中也有功绩。但是少数微生物可以造成人类、动物、植物的疾病，引发食物、药物变质。由于微生物广泛存在，在制药工业中，为了保证微生物实训操作过程顺利进行，要求把操作用器皿清洗干净，并对培养皿、吸量管、试管和锥形瓶等进行妥善包扎、灭菌。

一、清洗

微生物学所说的“清洗”是指在微生物实训、科研、药品检验等操作过程中，对所用的玻璃器皿等采用洗涤液去除内外污物的过程。

清洗方法和所用洗涤液因操作目的不同，清洁程度也不相同。一般来说，水只能洗去可溶于水的污染物。不溶解于水的污染物，必须用其他方法处理后再用水洗。

所有微生物实训、科研、药品检验所用的器皿，无论是用过的或新购置的，在使用前都要清洗达到要求，才能进行灭菌，否则将影响操作结果。

1. 玻璃器皿的清洗　清洗后的玻璃器皿不仅要求透明、无污迹，而且不能残留任何物质。某些化学物质仅残留 1/100 万 mg，都会在使用中对培养物产生毒性作用。因此，清洗质量的好坏直接影响到操作的成功与否，必须严格按照清洗程序进行清洗操作。玻璃器皿清洗的程序包括：浸泡、刷洗、浸酸和冲洗 4 个步骤。

（1）浸泡　初次使用和培养用后的玻璃器皿都需先用清水浸泡，以使附着物软化或溶解，培养后的玻璃器皿往往粘有大量蛋白质，干燥后不易刷洗掉，故用后应立即浸入清水中。注意让水完全进入器皿中，不应留有气泡。

新的玻璃器皿在生产制造过程中，表面常呈碱性，并带有一些对细胞有毒的物质，如铅和砷等。同时，新的玻璃器皿表面常附着灰尘。使用前，应先用自来水简单刷洗，然后用 5% 稀盐酸溶液浸泡过夜，以中和其中的碱性物质。

（2）刷洗　浸泡后的玻璃器皿一般仍然要用毛刷沾洗涤液洗涤，以去除器皿表面附着较牢的杂质（图 3－1）。刷洗玻璃器皿宜用软毛刷和优质洗涤液，绝对不能使用含沙粒的去污粉，注意要特别刷洗瓶角部位。

（3）浸酸　刷洗不掉的微量杂质经过浓硫酸和重铬酸钾等去污能力强的洗涤液的强氧化作用后可被除掉，是清洗过程中关键的一环。洗涤液通常是由重铬酸钾、浓硫酸和蒸馏水按一定比例配制而成，对玻璃器皿无腐蚀作用。浸泡时，器皿要充满洗涤液，勿留气泡。浸泡时间不应少于6h，一般应浸泡过夜。

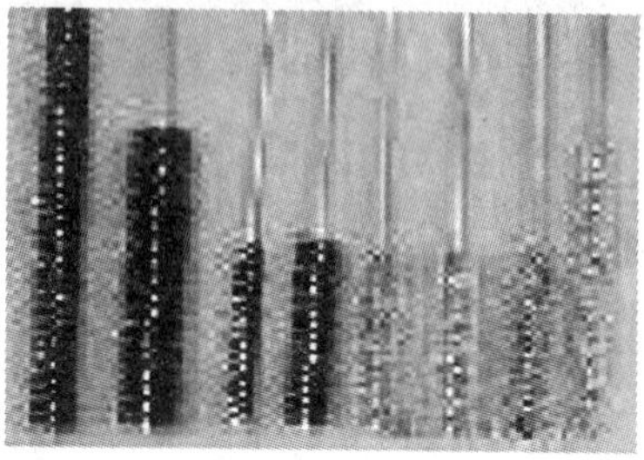

图3－1　常见试管刷

（4）冲洗　刷洗和浸酸后都必须用水充分冲洗，使之不留任何残迹。冲洗宜用洗涤装置，以保证冲洗效果，省时省力，亦可用手工操作。但每瓶都得用水灌满，倒掉，重复15次以上，最后再用蒸馏水漂洗2～3次，晾干备用。

2. 橡胶器皿的清洗　新购置的橡胶器皿往往带有大量滑石粉，应先用自来水冲洗干净，再做常规清洗处理。

常规处理方法是：每次使用后的橡胶器皿都要置入水中浸泡，以便集中处理和避免附着物干涸，然后用2%氢氧化钠溶液煮沸10～20min。自来水冲洗后，再用1%稀盐酸溶液浸泡30min，最后用自来水和蒸馏水各冲洗2～3次，晾干备用。

3. 塑料器皿的清洗　目前使用的塑料器皿多为进口产品，是经过消毒灭菌密封包装的商品。使用时，打开包装即可，多为一次性使用物品。必要时，用后经过无菌处理后，尚可反复使用2～3次。再次利用时，需要清洗和灭菌处理。塑料器皿质地软，使用后应即刻浸入水中，严防附着物干涸，不宜用毛刷刷洗，以防划痕出现。如残留有附着物可用脱脂棉轻轻擦拭，用流水冲洗干净、晾干；然后用2%氢氧化钠溶液浸泡过夜，用自来水充分冲洗；再用5%稀盐酸溶液浸泡30min，用自来水冲洗干净；最后用蒸馏水漂洗5～6次，晾干备用。

4. 金属器皿的清洗　金属器皿使用后应立即用乙醇擦洗干净，晾干备用。

5. 常用器皿的清洗注意事项

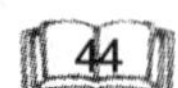

（1）任何洗涤方法都不应对玻璃器皿有所损伤，所以不能使用对玻璃有腐蚀作用的洗涤液，也不能使用比玻璃硬度大的物品来擦拭玻璃器皿。

（2）用过的器皿应立即洗涤，有时放置太久会增加洗涤困难。

（3）难洗涤的器皿不要与易洗涤的器皿放在一起；有油的器皿不要与无油的器皿放在一起，否则，本来无油的器皿也沾上了油垢，浪费洗涤液和时间。

（4）强酸、强碱、琼脂等腐蚀、阻塞管道的物质不能直接倒在洗涤槽内，必须倒在废物缸内。

（5）含有琼脂培养基的器皿，可先用小刀或铁丝将器皿中的琼脂培养基刮去或把它们用水蒸煮至琼脂融化后趁热倒出，然后用水洗涤。

（6）一般的器皿都可用去污粉、肥皂或配成5%热肥皂水来清洗，油质很重的器皿，应先将油层擦去，然后清洗。

（7）如果器皿沾有煤膏、焦油及树脂类的物质，可用浓硫酸或40%的氢氧化钠溶液洗涤，或用其他洗涤液浸泡。

（8）当器皿上沾有蜡或油漆等物质，用加热方法使之融化揩去，或用有机溶剂（苯、二甲苯、丙酮、松节油等）拭揩。

（9）凡遇有传染性材料的器皿，洗涤前应经高压蒸汽灭菌后再进行清洗。

（10）洗涤后的器皿应达到玻璃能被水均匀湿润而无条纹和水珠。

二、包扎

对于需要灭菌的器皿，灭菌前必须严格包扎，灭菌之后取出才不会再次遭受污染，只有在使用之前才能按要求拆开包扎物。

清洗后的器皿可先放入鼓风干燥箱中烘干（塑料和橡胶制品不能放入干燥箱），或置于通风无尘处自然晾干，然后包扎起来，再做灭菌处理。包扎后的器皿应便于灭菌和储存。包扎材料常用不印字的皱纹纸、牛皮纸、硫酸纸、脱脂棉、棉布和棉线等。

1. *局部包扎* 较大的器皿、滤器、消毒筒等只需把瓶口部分用硫酸纸包裹后，再罩以牛皮纸或棉布密包起来用棉线扎紧即可。

2. *全包扎* 比较小的培养皿、注射器、金属器具和橡胶塞等，需采用全包扎，即用牛皮纸全部包起来后装入金属盒或筒，盖上盖子再用牛皮纸包扎起来。用记号笔写上盒内所装物品的名称、数量、日期等。

三、常用玻璃器皿的品种及规格

1. *试管* 18mm×180mm，15mm×150mm，10mm×100mm。

2. *烧杯* 50ml，100ml，150ml，200ml，250ml，500ml，800ml，1000ml。

3. *锥形瓶* 50ml，100ml，200ml，250ml，300ml，500ml。

4. *吸量管* 0.5ml，1ml，2ml，5ml，10ml，25ml，50ml。

5. *培养皿* 皿底直径75mm、90mm，一般用玻璃皿盖，必要时用陶瓷皿盖。

6. *载玻片及盖玻片* 载玻片75mm×25mm，盖玻片18mm×18mm。

7. 微量加样器　5μl，10μl，20μl，25μl，50μl，100μl，200μl，500μl，1000μl。

8. 滴管　0.1ml，0.5ml。

9. 广口玻璃瓶　25ml，50ml，100ml，250ml，500ml，1000ml。

10. 细口玻璃瓶　25ml，50ml，100ml，250ml，500ml，1000ml。

第二节　玻璃器皿的清洗、干燥和包扎

一、玻璃器皿的清洗

1. 一般玻璃器皿的清洗　一般玻璃器皿如试管、烧杯、培养皿等，若沾有有害微生物，先用高压蒸汽灭菌或用漂白粉溶液消毒后，再用水洗。用肥皂水洗时，可以加热煮沸，洗过之后用清水冲洗几次，最后用少量蒸馏水洗 1 次，器皿干燥后就会更加洁净、光亮。

若需更高洁净程度的仪器，可用铬酸洗涤液处理。试管、烧杯、培养皿等在铬酸洗涤液中浸泡 10min，滴定管、吸管和移液管则要浸泡 1~2h。铬酸洗涤液处理后的玻璃器皿，要用水充分冲洗，将铬酸洗涤液完全洗去，最后用少量蒸馏水再洗 1 次。

2. 载玻片与盖玻片的清洗　已用过的带有活菌的载玻片与盖玻片，放入盛有 3%~5% 甲酚皂或 5% 苯酚溶液或 0.25% 苯扎溴铵（新洁尔灭）溶液的玻璃缸内消毒 24h 后，然后用水冲洗干净，水洗后在铬酸洗涤液中浸泡数小时后再用水冲洗，最后用蒸馏水洗 2~3 次。

用于细菌染色的载玻片，要放入 50g/L 肥皂水中煮沸 10min，然后用肥皂水洗，再用清水洗干净，最后将载玻片浸入 95% 乙醇中片刻，取出用软布擦干，保存备用。

若载玻片和盖玻片上沾有油脂等物质，可先用肥皂水煮过后再洗。

洗净的载玻片与盖玻片，可贮藏在 95% 乙醇（滴入少量浓盐酸）中备用，用时可用柔软洁净的沙布擦干或将乙醇烧去。

3. 滴定管、吸管和吸量管的清洗　带菌的滴定管、吸管和吸量管等，应立即投入 5% 苯酚溶液中过夜，先进行灭菌，然后用自来水冲洗，再用蒸馏水冲净。不带菌的滴定管、吸管和吸量管等可直接清洗。

精密的实验，只将玻璃表面附着物洗去还不够，玻璃中的可溶性杂质会影响实验结果。这些玻璃器皿可先在 0.1mol/L 的氢氧化钾溶液或 0.1mol/L 的氢氧化钠溶液中煮 1h，洗过后再在 0.1mol/L 的硫酸溶液或 0.1mol/L 的盐酸溶液中煮 1h，然后再用蒸馏水洗几次，再在蒸馏水中浸泡几小时后干燥。

二、玻璃器皿的干燥

洗净后的玻璃器皿，一般是放在木架上或其他合适的地方，于室温下干燥。若需要快速干燥，可将洗净的玻璃器皿先用无水乙醇少许湿润，倒去后再加少许乙醚，自然干燥。压缩空气吹干比较快，但压缩空气不太洁净，对洁净度要求较高的器皿不宜使用。

根据需要，可使用干燥箱进行高温干燥，干燥箱温度一般在 80～100℃为宜（图 3－2）。物品放置在干燥箱内，要留空隙，勿使接触四壁，关闭箱门。常用干燥箱同时进行灭菌。

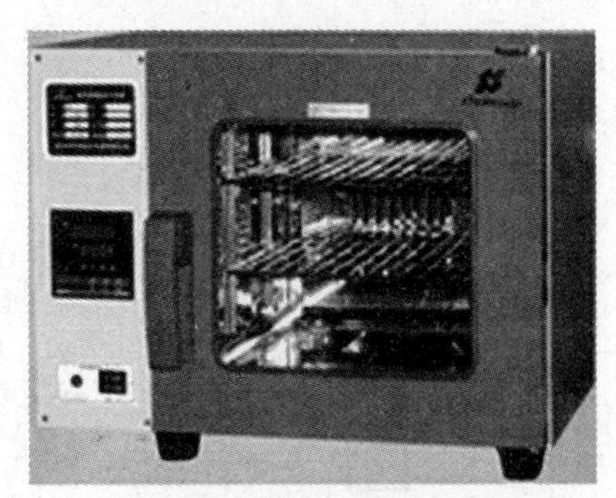

图 3－2　常见干燥箱示意

三、玻璃器皿的包扎

洗净的玻璃器皿，用高压蒸汽灭菌法进行灭菌，灭菌前需要包扎。

1. 培养皿的包扎　培养皿可单独用纸包装，也可几套培养皿一起用纸包装。洗净烘干后每 10 套叠在一起，用牢固的纸卷成一筒，外面用绳子捆扎，以免散开，然后进行灭菌，直至使用前在无菌室中才打开包扎，取出培养皿。

2. 吸量管的包扎　为防止细菌进入口中，并避免将口中细菌吹入吸量管内，吸量管应距管口 1～2mm 处用铁丝塞入约 1cm 长棉花少许。塞入棉花的量要适宜，棉花不宜露在吸量管口的外面，多余的棉花可用酒精灯的火焰烧掉。棉花要塞得松紧适宜，吹时要保证通气，但棉花又不滑落。

将塞好棉花的吸量管尖端，放在 4～5cm 宽的纸条一端约成 45°角，折叠纸条包住尖端，用左手捏住吸量管，右手将吸量管压紧，在桌面上向前搓转，每只吸管分别以螺旋式包扎起来（图 3－3）。上端剩余纸条折叠打结，不使散开，标上容量，准备灭菌。若干支吸量管扎成一束，灭菌后，再在使用时从中间拧断纸条抽出吸量管。

3. 试管和锥形瓶的包扎　试管和锥形瓶都要加合适的棉花塞。棉花塞的作用是起过滤作用，避免空气中的微生物进入试管或锥形瓶。棉花塞应紧贴玻璃壁，没有皱纹和缝隙，不能过紧或过松。棉花塞过紧易挤破管口和不易塞入；棉花塞过松易掉落和污染。棉花塞的长度不少于管口直径的两倍，约 2/3 塞进管口（图 3－4）。若干支试管用绳子扎在一起，在棉花塞部分外包油纸或牛皮纸，再在纸外用绳扎紧。每个锥形瓶单独用油纸包扎棉花塞。

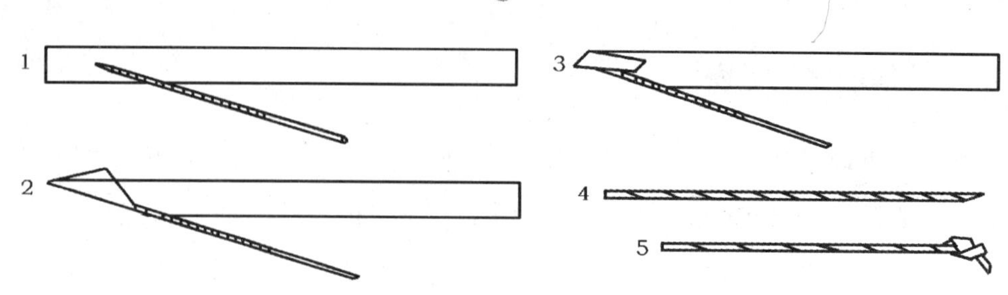

图3-3　吸量管包扎示意

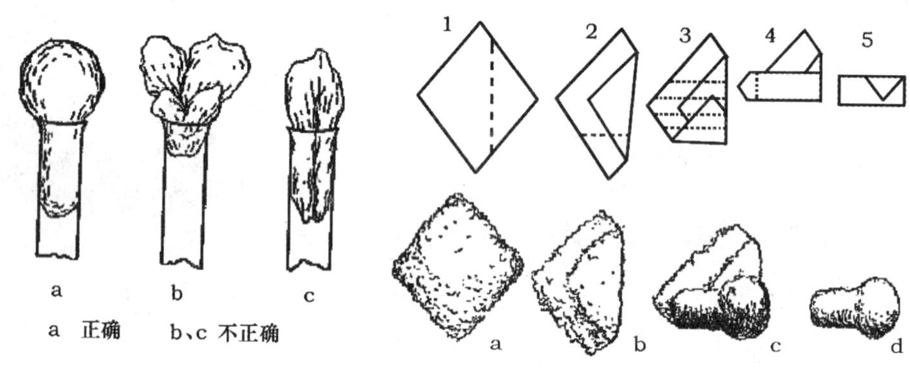

图3-4　试管及锥形瓶棉花塞示意及制作

第三节　洗涤液配制使用技术

一、铬酸洗涤液的配制与使用

1. 配方

浓配方：重铬酸钾（工业用）　　40g

　　浓硫酸　　500ml

　　自来水　　160ml

稀配方：重铬酸钾（工业用）　　50g

　　浓硫酸　　100ml

　　自来水　　850ml

2. 方法　将重铬酸钾溶解在自来水中，慢慢加入浓硫酸，边加边搅拌，配好后，贮存于广口的玻璃瓶内，盖紧塞子备用。应用此液时，器皿必须干燥，同时切忌把大量还原

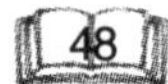

物质带入，这样就可应用多次，直到溶液呈青褐色为止。为增加去污作用，可将稀的铬酸洗涤液煮沸使用。

二、酸和碱洗涤液的使用

根据器皿污垢的性质，可直接用浓硫酸、浓盐酸或浓硝酸直接浸泡或浸煮器皿，但温度不宜太高，否则浓酸易挥发，对人体造成刺激。

碱性洗涤液多采用浓度10%以上的氢氧化钾、碳酸氢钠或碳酸钠溶液，采用长时间（24h以上）浸泡或浸煮器皿的方法，可用于洗涤有油污物的仪器。从碱性洗涤液中捞取仪器时，要戴乳胶手套，以免烧伤皮肤。

三、其他洗涤液的使用

肥皂水是很好的洗涤液，加热后去污力更强。含油脂太多的器皿，先用吸水纸将油擦去后，再用肥皂水洗。10%的磷酸钠溶液，其去污、去油能力更强，比用肥皂水洗更加洁净。此外，还有其他洗涤液如乙醇（95%）、苯酚溶液（0.5%，5%）、甲酚皂溶液（3%~5%）、漂白粉溶液、蒸馏水等。

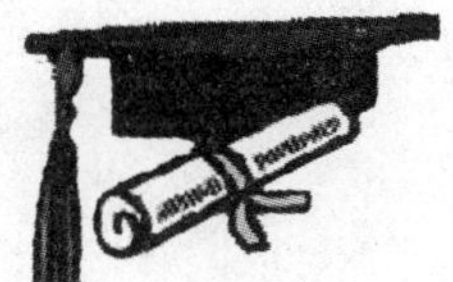

【知识拓展】

超声洗涤技术

超声洗涤技术被誉为现代清洗手段，是利用超声波在液体介质中的空化效应，对液体介质所到之处进行清洗，具有优质、省力、高效和无污染等显著特点。

该技术的原理在于：当液体介质中传入一定强度的超声波时，被清洗物体的表面反复出现加压和减压，产生空化效应，使液体内出现微小空洞。当声波达到一定强度时，空洞会发生剧烈爆炸，产生强烈碰撞，其巨大的能量使水分以超过10000×g的加速度撞击被清洗物体的表面，将污物撞击下来，达到显著的清洗效果。这种效果可随液体到达被清洗物体的所有表面，是手工洗刷、机械振动等常规清洗手段无法达到的。

由于空化效应形成时产生的声波压力和热效应，可使物体表面的微生物细胞，尤其是链状细菌受到冲击，改变细胞原生质的正常状态，导致微生物死亡，起到杀菌、消毒的作用。

该技术在西方发达工业国家已得到广泛应用，取得了很好的经济效益。我国也开始逐步推广使用这种新技术。

【课后小结】

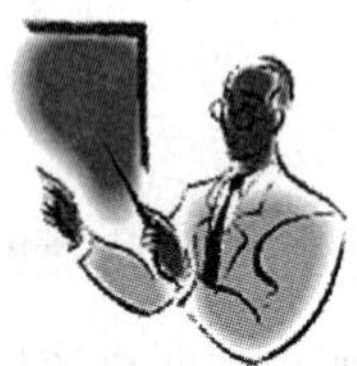

1. 不同器皿的清洗和包扎方法，包括玻璃器皿、橡胶器皿、塑料器皿和金属器皿的清洗及包扎。

2. 常用洗涤液配制使用技术：铬酸洗涤液、酸、碱、肥皂水等。

【自我测评】

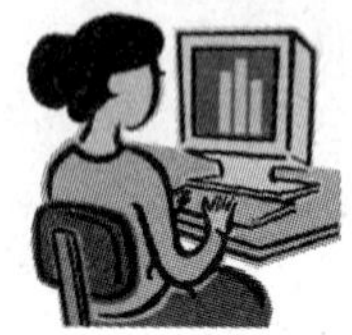

一、单项选择题

1. 不属于玻璃器皿清洗步骤的是（　　）。

A. 浸泡　　B. 刷洗　　C. 浸碱　　D. 冲洗

2. 可用于清洗有刻度容器的溶液的是（　　）。

A. 5%盐酸　　B. 5%苯酚　　C. 5%硝酸　　D. 5%硫酸

3. 不属于常见洗涤液的是（　　）。

A. 重铬酸钾　　B. 氢氧化钠　　C. 硝酸　　D. 肥皂水

4. 棉花塞常用的包扎材料是（　　）。

A. 牛皮纸　　B. 报纸　　C. 滤纸　　D. 普通纸

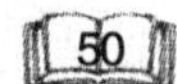

二、判断题

（　　）1. 棉花塞塞入试管的长度应为棉塞全长的2/3。

（　　）2. 玻璃器皿洗净后在急需时可采用高压蒸汽灭菌，而不能用干热灭菌。

三、简答题

1. 列举两种微生物实验室常用洗涤液的配制方法。
2. 如何清洗带菌的载玻片和盖玻片？
3. 吸量管在进行高压蒸汽灭菌前应如何包扎？

（郭　迪）

第四章　消毒灭菌技术

【学习目标】

（1）消毒、灭菌等基本概念。

（2）热力灭菌、辐射灭菌、过滤除菌等物理方法。

（3）常用化学消毒剂的种类及应用。

学习掌握以上知识，为日后从事传染病防治、药品生产、药品检验、菌种保藏等工作奠定基础。

【知识导入】

1856 年，法国多尔城酒坊生产的一批口味纯正的啤酒一两天后就变得酸溜溜的。老板心急如焚地向当时赫赫有名的科学家巴斯德求救（图 4－1）。巴斯德用显微镜仔细观察，发现口味正常的啤酒里有些圆头圆脑的小怪物（酵母菌），而变酸的啤酒里还有很多杆状细菌（乳酸杆菌）；且啤酒内乳酸杆菌越多，酸度就越大，啤酒变酸是因为受到了乳酸杆菌的污染。那么，用什么方法既能杀死啤酒内的乳酸杆菌制止啤酒酸化，又能保持啤酒的芳香口味呢？通过反复试验，巴斯德终于找到一种两全其美的方法——把啤酒加热至 61.7℃、维持 3min。人们为了纪念这位卓越的科学家将此方法命名为“巴氏消毒法”。自此之后，巴斯德在微生物学上取得了一个又一个重大成就，号称为“微生物学之父”。100 多年后的今天，古老的“巴氏消毒法”仍然被广泛应用。

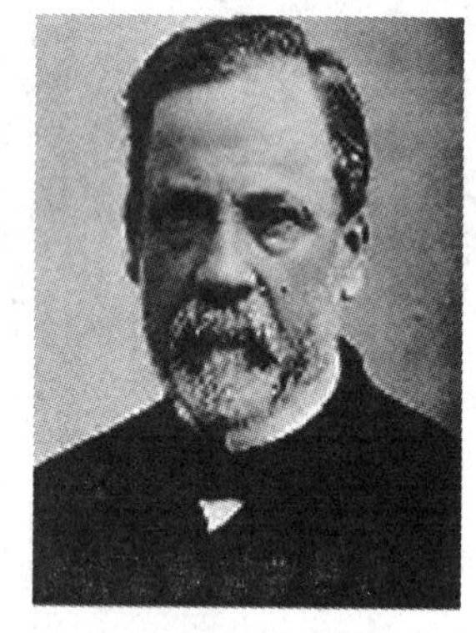

图 4－1　巴斯德

【想一想】

(1) 为什么要杀灭啤酒中的微生物?

(2) 巴氏消毒法的原理是什么?

(3) 消毒与灭菌是否属于同一概念?

(4) 杀灭物体或介质中的微生物还有哪些方法?

第一节 基本概念

在人类生活的空间，微生物无处不在，它们在自然界的物质转化过程中，起着不可替代的作用，多数微生物对农业生产、药物生产及环境保护都有利。但是，病原微生物可引起生物疾病，部分霉菌和放线菌可引起粮食、药材霉变，这给国民经济带来重大损失。一般来说，通过防腐、消毒、灭菌等手段可达到抑制或消除环境中有害微生物的目的。

(1) 防腐　指利用物理或化学方法，防止或抑制微生物生长繁殖。防腐常用于保存药品、食品、生物制品等。

(2) 消毒　指利用物理或化学方法，杀死物体或介质中的病原微生物，但不一定能杀死细菌芽孢或非病原微生物。通过消毒可以达到防止病原微生物传播的目的。

(3) 灭菌　指利用物理或化学方法，杀死物体或介质中的所有微生物，包括细菌芽孢在内的各种病原微生物和非病原微生物。死亡后的微生物不可逆地失去生长、分裂、繁殖的能力。

(4) 无菌　指在一定范围内，没有活的微生物存在。灭菌后的物体或介质即为无菌状态。

微生物极易受到外界环境条件的影响。在合适的环境条件下，微生物可进行正常的生长繁殖；若环境条件不适宜，微生物容易发生变异；若环境条件恶劣、超过一定限度，则引起微生物生长抑制，甚至死亡。影响微生物生长繁殖的因素主要有物理因素、化学因素和生物因素，实践中较为常用的是物理因素和化学因素。

第二节 物理方法

物理因素影响着微生物的化学组成和新陈代谢，因此可用改变环境中物理因素的方法进行灭菌、消毒和防腐。常用的物理方法有：热力灭菌法、辐射灭菌法、过滤除菌法、超声波灭菌法、低温抑菌法等。

一、热力灭菌法

热力是最经济和最可靠的灭菌因素，利用高温使微生物体内蛋白质和酶变性、DNA断裂、核糖体解体、细胞膜结构破坏等，最终导致微生物死亡。热力灭菌法利用高温来杀死微生物，具有简便、经济、有效的特点，应用非常广泛。通常将热力灭菌法按有无水分的参与分为干热灭菌法和湿热灭菌法（表4－1）。

表4－1　常用灭菌方法

方法	温度，℃	时间，min	灭菌器	适用物品
焚烧	>500	瞬时	焚烧炉	废弃物品、动物尸体
干烤法	160～170	120	电热干燥箱	玻璃器皿、液体石蜡、药粉等
巴氏消毒法	63	15～30		牛奶、酒类等
	72	15～30s		
煮沸法	100	5～10		餐具、刀剪、注射器等
流通蒸汽消毒法	100	15～30	Arnold 流通蒸汽灭菌器	餐具等
间歇灭菌法	100	30	流通蒸汽灭菌器，重复3次	不耐高温的含糖、牛奶等培养基
高压蒸汽灭菌法	121	15～30	高压蒸汽灭菌器	耐高温、高压及不怕潮湿的物品 大多数培养基和操作用具、器皿等

（一）干热灭菌法

1. 火焰灭菌法　火焰灭菌法是通过火焰进行灭菌，包括焚烧与烧灼。焚烧是一种彻底的灭菌方法，但仅适用于污染纸张、垃圾等废弃物品或动物尸体；烧灼一般用于可直接加热的器具的灭菌，例如微生物实验室的接种环、试管、锥形瓶、镊子等（图4－2）。

注意事项如下：

（1）烧灼时要用酒精灯外焰加热。

（2）烧灼接种环时，要不停捻动接种环的棒部，以便受热均匀，先烧环部，烧红、烧透，再烧柄部。

（3）烧灼试管、锥形瓶、小烧杯等玻璃器皿时，器皿内不能有水存留。要用烧灼过的镊子夹住器皿口壁，然后使器皿口朝上倾斜45°，用酒精灯外焰从底部依次向上均匀加热，最后烧灼器皿口。

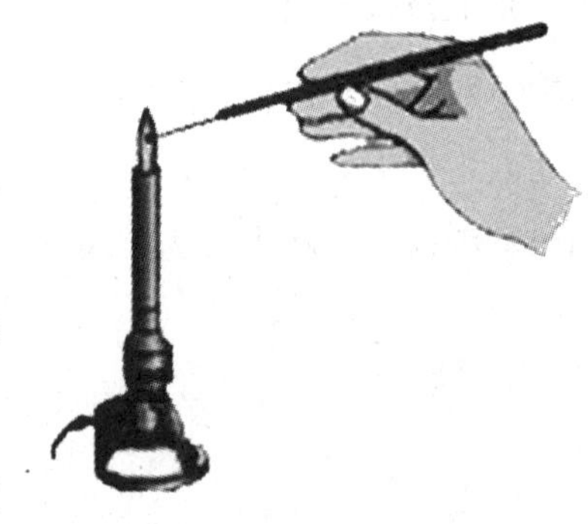

图4－2　火焰灭菌法

（4）纸片等易燃物品用烧灼法灭菌时，用无菌镊子夹住纸片，迅速在酒精灯外焰移动，以杀死微生物，纸的两侧应均匀烧灼，切忌烧糊。

2. *干烤法* 干烤法是利用热辐射及干热空气进行灭菌，一般在恒温干燥箱进行（图4－3）。干烤灭菌的温度和维持时间应根据灭菌对象来确定（表4－2）。一般在160～170℃持续2h，即可杀死细菌和芽孢，达到灭菌目的。干烤法适用于高温下不损坏、不变质的物品，例如药粉、玻璃制品、金属制品等。干烤法不适用于塑料制品、纤维织物等的灭菌。

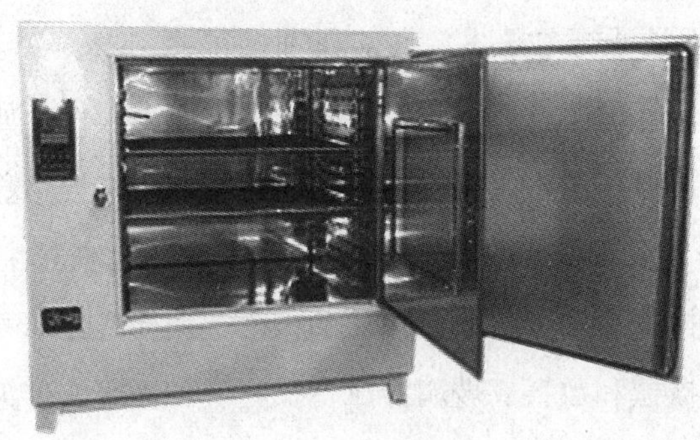

图4－3 恒温干燥箱

注意事项如下：

（1）物品应洗净、干燥后再干烤，以防附着在物品表面的污物碳化。

（2）凡带有橡胶的物品和培养基，都不能进行干热灭菌。

（3）物品包装不宜过大，忌用油纸包扎，以防着火。

（4）应严格按照恒温干燥箱内操作要求进行操作。

表4－2 不同物品的干热灭菌条件

物品	灭菌条件
玻璃器皿、瓷器、金属等耐热物品	160～170℃，持续2h（宜洗净，控干）
注射器、安瓿	180℃，45min 180℃，2h或250℃，45min可除去热原
纸张、棉花、凡士林、部分粉剂	140℃，3h

（二）湿热灭菌法

1. *巴氏消毒法* 此法用63℃维持15～30min或72℃维持15s，可杀灭物品中无芽孢的病原微生物。此法已被推广用于酒类、干酪、果汁、牛奶和糖浆等食品的消毒，既能杀死病原微生物，又能保持食品风味不变。此外，现代化的奶制品厂常用一种温度更高、时间更短的巴氏消毒法，通常82℃，持续3～4s，此法被称为“超巴氏消毒法”。

2. *煮沸法*　将水煮沸后，维持5～10min，能达到消毒的目的；维持1～2h，能杀死细菌的芽孢。在水中加入2%碳酸钠溶液，可提高其沸点达105℃，此法既可促进细菌芽孢的杀灭，又能防止金属器皿生锈。煮沸法常用于饮水、食具、注射器、刀、剪等的消毒。

3. *流通蒸汽消毒法*　一般采用流通蒸汽灭菌器，用100℃左右的水蒸气，维持15～30min，可杀死物品中细菌的营养体，但不能杀死全部芽孢。此法适用于食品、食具以及其他不耐高温的物品消毒。

4. *间歇灭菌法*　利用反复多次的流通蒸汽，可达到彻底灭菌的目的。通常将物品经100℃左右的水蒸气，维持15～30min，可杀死细菌的营养体。然后将物品取出放置于37℃恒温培养箱培养，使芽孢萌发成营养体，次日重复以上操作。如此连续3次以上，可杀尽物品中的芽孢。本法适用于不耐高温的含糖、血清、牛奶等培养基的灭菌。

5. *高压蒸汽灭菌法*　此法能彻底而迅速地灭菌，是实验室和生产中使用最普遍、效果最可靠的一种方法。该法适用于耐高温物品的灭菌，例如普通培养基、废弃培养物、生理盐水注射液、手术用器械和敷料、玻璃器皿、棉花、工作服、传染性污染物等。

高压蒸汽灭菌是在高压蒸汽灭菌器中进行的，利用密闭的高压蒸汽灭菌器产生的高温饱和蒸汽，达到短时间彻底灭菌目的（图4－4）。一般情况下，蒸汽压力103.42kPa，121.3℃，持续15～30min可达较好的灭菌效果。对于不能耐受121℃高温的含糖培养基或注射液等，可采用较低压力的灭菌方法，如以68.95kPa，115℃，持续20～30min或更长时间，同样可达灭菌目的。对于耐高温的物品，也可用126.5℃，15min即达灭菌目的。

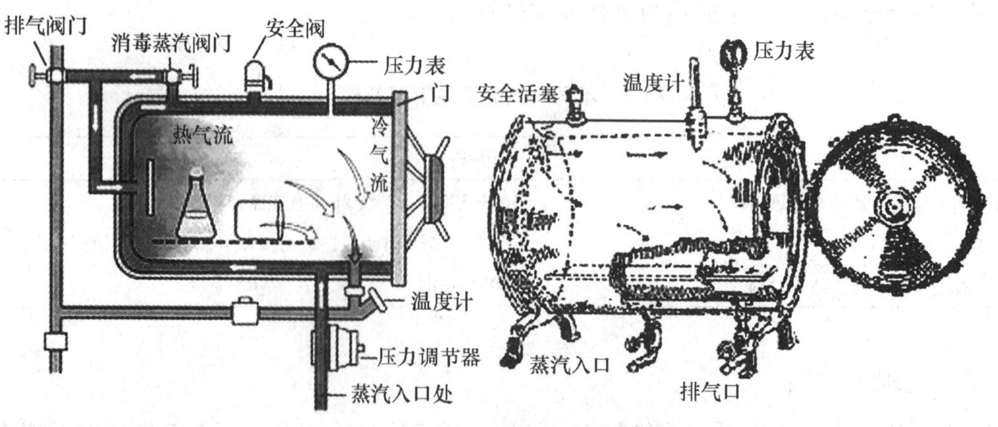

图4－4　高压蒸汽灭菌器

【小知识】

湿热灭菌法在流通蒸汽或水中进行，相同温度下，湿热灭菌法的效果优于干热灭菌法，其主要原因是：一方面湿热蒸汽穿透力比热空气穿透力强，且有水分存在的条件下，菌体蛋白质易变性凝固；另一方面蒸汽与物品表面接触后，凝固成水并释放出潜热，使物品温度迅速升高，加速微生物死亡。

二、辐射灭菌法

辐射灭菌法是利用电磁辐射产生的电磁波杀死物品上大多数微生物的有效方法。用于灭菌的电磁波主要有紫外线、微波、X 射线和 γ 射线等，它们通过特定的方式控制微生物生长或杀死微生物。

1. 紫外线　波长为 200 ~ 300nm 的紫外线具有杀菌作用，尤以波长为 265nm 的紫外线杀菌力最强。其杀菌作用机制主要是干扰 DNA 正常复制，导致细菌变异或死亡。紫外线的穿透能力较弱，普通玻璃、纸张、尘埃、水蒸气等均能阻挡紫外线，故紫外线只能用于不耐热物品的表面消毒，或用于手术室、传染病房、无菌实验室的空气消毒。

注意事项如下：

（1）要保持紫外灯的清洁，紫外灯表面有尘土，灭菌效果将降低。

（2）新的紫外灯杀菌力较强，随着使用时间的延长，应适当延长灭菌时间，一般使用超过 100h 应更换紫外灯。

（3）使用紫外线杀菌的适宜温度为 20 ~ 40℃，相对湿度为 40% ~ 60%。

（4）杀菌波长的紫外线对人体皮肤、眼睛均有损伤作用，使用时应注意防护。

（5）紫外线照射空气产生的臭氧对人体有刺激，对无菌室及超净工作台进行紫外线照射杀菌时，应于停止照射直至臭氧消散后，再开始进行实验。

（6）紫外线照射时间或剂量不足时，可引起微生物变异或复活。

2. 微波　微波是一种波长短、频率高的电磁波，对微生物有杀灭作用。微波能使介质内杂乱无章的极性分子在微波场的作用下，按波的频率往返运动，互相冲撞和磨擦而产生热量，介质的温度随之升高，因而在较低的温度下能起到消毒作用。微波因其加热快、均匀、设备简单、可穿透玻璃、塑料薄膜与陶瓷等非金属器械，常用于牛奶、面包等食品的消毒，亦可在医院中用于检验用品、药杯等的消毒。微波不能穿透金属表面，遇金属反射，不能用于金属器械的消毒。

注意事项如下：

（1）微波穿透力不够强，需要处理好物料的放置。

（2）水丸及盛装液体制剂的安瓿瓶用微波灭菌会破裂，不宜用此法消毒。

（3）微波对人体有害，要防止微波泄漏。

3. **电离辐射**　电离射线具有较高的能量和穿透力，对微生物有致死作用，包括 X 射线和 γ 射线等。电离辐射常用于一次性医用塑料制品的消毒，亦可用于食品、药品和生物制品的消毒，能保证其成分不被破坏。

4. **^{60}Co 灭菌**　用^{60}Co 照射灭菌，被灭菌的物质一般仅约升温 5℃，又称“冷灭菌”。其灭菌的主要物品有医疗器械、医用塑料制品、外科敷料、污染物、生物组织、生物制品、抗生素、乳糖、动物饲料等。^{60}Co 的使用需要有专门的辐射源和相应的防护安全设备，要按有关规定建造使用基地，并有专业技术人员操作。

三、过滤除菌法

过滤除菌法是利用致密的过滤材料，机械地滤除液体或气体中的微生物（图 4－5）。过滤除菌法主要适用于不耐热、也不能以化学方法处理的液体或气体，如血清、细菌毒素、抗生素、维生素、酶及空气等。

细菌滤器常用由硝酸纤维素或乙酸纤维素制成的、孔径为 0.22～0.45μm 的滤膜，可截留液体中的细菌等微生物。但是，比细菌小的病毒、支原体等不能滤除。此法常用于药物的无菌检验、微生物计数等。

以无菌棉花或活性炭等作为过滤介质，也可得到无菌空气。该法利用惯性、拦截、吸附及静电等作用滤除空气中的灰尘和细菌。药品生产质量管理规范所要求的净化空气，就是通过初效、中效和高效过滤而得到。微生物实训用的试管、锥形瓶的棉塞既可起到通气的目的，又可达到过滤除菌的效果。

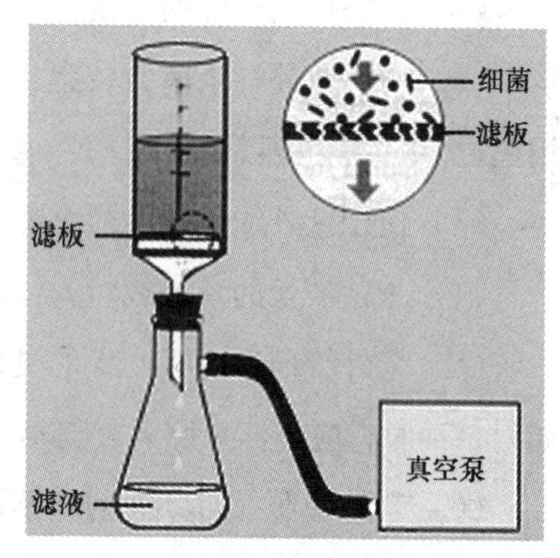

图 4－5　过滤除菌法

四、超声波灭菌法

超声波灭菌法是利用频率高于200kHz的高频声波，使微生物细胞机械破裂和原生质迅速游离，达到消毒目的。超声波是破碎细胞常用的方法，它主要用于洗涤玻璃器皿、医疗器械以及处理污水等。在洗涤器具时要注意使被洗器具内部充分充水且较好地悬于水中，以便对器具的各个部位进行洗涤、消毒。

五、低温抑菌法

多数微生物能耐受低温，虽然代谢缓慢，但仍有生命。当温度回升至适宜范围时，微生物又能恢复生长繁殖。因此，低温不能灭菌，只能抑制微生物的生长和繁殖，故常用作菌种保藏。

六、其他灭菌法

日常生活中，常用浓盐液或糖浆保存食品或药物。因为微生物细胞在高渗溶液中，会造成细胞脱水而引起质壁分离，细胞不能生长甚至死亡。干燥也能引起微生物细胞脱水和胞内盐类浓度增高，导致微生物死亡。所以，常将药材、食品、粮食等用自然干燥、烤干、晒干等方法除去水分，抑制微生物生长。

第三节 化学方法

化学方法是用化学药物影响细菌的化学组成、物理结构和生理活动，从而发挥防腐、消毒甚至灭菌的作用，主要用于消毒、防腐。用于消毒的化学药品称为消毒剂。低浓度的消毒剂可在一定范围内抑制有机体表面微生物的生长、繁殖，称为防腐剂。消毒剂与防腐剂之间无本质区别，一般统称为消毒防腐剂。

【小知识】

消毒剂是科学的产物，使用它也要讲究科学，滥用消毒剂，过度消毒，将对人体健康和环境造成危害。日常生活中，人们的肌肤经常与外界接触，常对肌肤进行消毒是十分必要的，但过度消毒会对肌肤造成严重伤害，除会使肌肤变得粗糙、干燥、过敏、产生皱纹、影响美观之外，还会破坏皮肤自身的保护屏障作用，使肌肤表面的正常菌群失调，导致有害细菌和霉菌乘虚而入，快速滋生，引起肌肤念珠菌感染等，起到适得其反的作用。

消毒防腐剂的种类很多，性质不一，应根据具体情况选择既安全又有效的消毒防腐剂（表4-3）。

表4-3　常用的消毒防腐剂

类别	名称	常用浓度	用途	注意事项
醇类	乙醇	70%~75%	皮肤、手、体表、温度计等消毒	浓度不宜太高
	苯氧乙醇	2%	铜绿假单胞菌感染的伤口及烧伤后感染	
氧化剂	过氧乙酸	0.2%~0.5%	玻璃、塑料、织物、水果、蔬菜、鸡蛋、药材消毒及洗手	市售的20%过氧乙酸性质不稳定，可用冰箱保存，对皮肤、金属有较强腐蚀性，使用浓度不要过高
	高锰酸钾	0.1%	皮肤、尿道、蔬菜、水果、碗筷消毒	物品表面要清洁干净
	过氧化氢	3%	冲洗伤口和口腔黏膜消毒	不稳定、易失效
	臭氧		水、空气、医疗器械、餐具消毒	强氧化剂
	碘酒	2.5%	皮肤和小伤口消毒	忌与红汞同用，皮肤刺激，可用70%乙醇擦去
卤素类	氯气	0.2~0.5mg/L	饮水或游泳池消毒	禁用于衣物及金属物品的消毒
	漂白粉	10%~20%	地面、厕所、物体表面、排泄物消毒	
醛类	甲醛	30%~40%	保存动、植物标本及灭活制备菌苗和类毒素	易挥发，对眼睛、皮肤有刺激性，不适合仓库消毒
	戊二醛	2%	不耐热物品及精密仪器消毒	对皮肤、黏膜、眼有刺激，避免与皮肤直接接触
酚类	苯酚（石炭酸）	3%~5%	地面、家具、用品的表面及排泄物消毒，熏蒸无菌操作室	常作为消毒剂作用的评价标准
	甲酚皂（来苏尔）	1%~5%	无生命物品的卫生防疫消毒	有毒性，不能消毒与食品、药品有关的容器等

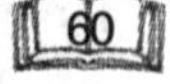

续表

类别	名称	常用浓度	用途	注意事项
烷基化试剂	环氧乙烷	1% ~5%	纸张、皮革、木材、化纤制品消毒，生物制品、设备等灭菌	易燃、易爆、有毒，密闭使用
表面活性剂	苯扎溴铵	0.1%	对 G^+ 菌作用较强，对皮肤、黏膜、创伤、器械、棉织物有清洗、消毒的双重作用	与肥皂、其他合成洗衣剂、有机物接触时，降低活性
染料	甲紫	2% ~4%	对 G^+ 菌，特别是对葡萄球菌作用强，常用于消毒伤口、烧伤、溃疡、真菌感染等	
酸	乳酸 醋酸	加水蒸发	手术室、无菌室空气消毒	熏蒸房间做空气消毒时，密闭 12h 以上
	硼酸	洗眼剂		
碱	生石灰	20%	地面、排泄物消毒	新鲜配制使用

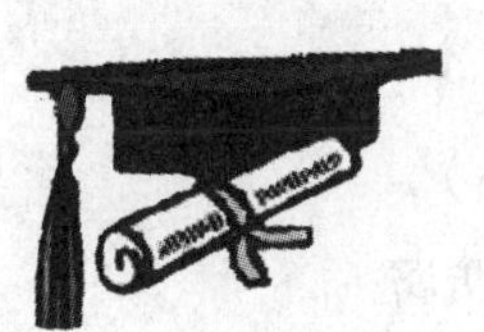

【知识拓展】

生物抗菌法

生物抗菌法是利用动物、植物、微生物及其代谢产物杀灭或去除环境中的病原微生物，可用于水、生物体表面消毒处理，常用类型如下。

(1) 抗菌植物 某些植物为了保护自身免受微生物的侵袭，产生了抗菌物质。目前实验证实具有抗细菌作用的植物有 130 多种，抗真菌的有 50 多种，抗病毒的有 20 多种。有的既有抗菌作用，又有抗真菌和抗病毒作用。

(2) 蛭弧菌 可裂解多种细菌，如霍乱弧菌、大肠埃希菌、沙门菌等，常用于水的消毒处理。

(3) 噬菌体 能特异性裂解相应的细菌，将用于传染病的治疗。

(4) 微生物代谢产物 如抗生素等代谢产物，对微生物有抑制或杀灭作用，在传染病治疗上广泛使用。

(5) 生物酶 来源于动植物组织提取物或其分泌物、微生物体自溶物及其代谢产物，主要有：细菌胞壁溶解酶、酵母胞壁溶解酶、霉菌胞壁溶解酶、溶葡萄菌酶等，可用来消毒污染物品。此外，还出现了溶菌酶、化学修饰溶菌酶及人工合成肽抗菌剂。

【课后小结】

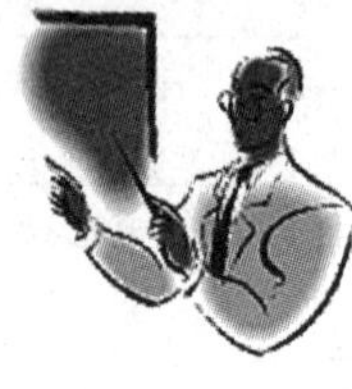

1. 防腐：指利用物理或化学方法防止或抑制微生物生长繁殖；消毒：指利用物理或化学方法，杀死物体或介质中的病原微生物，但不一定能杀死细菌芽孢或非病原微生物；灭菌：指利用物理或化学方法，杀死物体或介质中的所有微生物，包括细菌芽孢在内的各种病原微生物和非病原微生物。

2. 灭菌、消毒和防腐常用的物理方法有：热力灭菌法、辐射灭菌法、过滤除菌法、低温抑菌法、超声波灭菌法等。

3. 常用的消毒防腐剂有：醇类、氧化剂、卤素类、醛类、酚类、烷基化试剂、表面活性剂、染料、酸、碱等。

【自我测评】

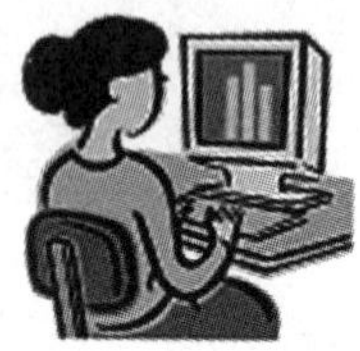

一、单项选择题

1. 杀灭物体上病原微生物的方法称为（　　）。

A. 消毒　　B. 灭菌　　C. 无菌　　D. 防腐

2. 防腐的含义是（　　）。

A. 杀灭物体上所有微生物　B. 杀灭物体上的病原微生物

C. 抑制微生物生长繁殖　　D. 杀死含芽孢的细菌

3. 玻璃器皿、瓷器的干热灭菌温度为（　　），干烤2h。

A. 100～150℃　B. 160～170℃　C. 170～250℃　D. 250～300℃

4. 高压蒸汽灭菌的一般条件是（　　）。

A. 121.3℃，15～20min　B. 100℃，15～20min

C. 120℃，10min　　D. 121.3℃，10min

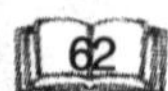

5. 用于耐高温、耐湿等物品的最佳灭菌方法是（　　）。

A. 高压蒸汽灭菌法　　B. 煮沸法

C. 间歇蒸汽灭菌法　　D. 流动蒸汽灭菌法

6. 适用于物体表面和空气灭菌的方法是（　　）。

A. 干热灭菌法　B. 湿热灭菌法　C. 紫外线灭菌法　D. 电离辐射灭菌法

7. 紫外线杀菌的最佳波长是（　　）。

A. 200～300nm　B. 260～266nm　C. 300～365nm　D. 35～400nm

8. 目前主要用于牛乳消毒的方法是（　　）。

A. 巴氏消毒法　B. 煮沸法　C. 辐射法　D. 超声波消毒法

9. 超声波消毒法主要用于（　　）。

A. 物体表面消毒　　B. 玻璃器皿消毒

C. 提取细胞组分或制备抗原等　D. 病人排泄物的消毒

10.（　　）一般不用于皮肤消毒。

A. 2%甲酚皂　B. 70% ~75%乙醇　C. 1%硫柳汞　D. 10%甲醛

二、判断题

（　　）1. 用高压蒸汽灭菌法灭菌完毕后，可立即打开排气阀，等压力降到零时打开灭菌锅的盖子取出物品。

（　　）2. 将灭菌物品放在火焰中灼烧，使所有生物有机物质炭化，属于干热灭菌法。

（　　）3. 干热灭菌法将待灭菌物品放入电热烘箱内，在80℃下维持半小时后，可达到彻底灭菌的目的。

（　　）4. 常用95%的乙醇对皮肤及物品表层进行消毒。

三、简答题

1. 比较干燥箱灭菌和高压蒸汽灭菌的灭菌条件，比较其优缺点，并讨论两种方法灭菌效果存在差别的原因。

2. 设计下列物品的常用的消毒灭菌方法：①含糖培养基；②玻璃器皿；③普通琼脂培养基；④牛奶；⑤接种环；⑥无菌室空气；⑦血液制品；⑧中药材。

（杨　莉）

第五章 培养技术

【学习目标】

1. 微生物的化学组成及营养物质。
2. 培养基的配制原则和分类。
3. 培养基的配制技术。

学习掌握以上知识，为日后从事微生物实验技术工作奠定基础。

【知识导入】

进行微生物的实验研究，必须人工专门为微生物的生长准备适宜的营养物质，即培养基。培养基的制作就像给人做饭，培养基配方犹如人们的菜谱，不过，微生物的菜谱比其他生物要广得多。培养基种类层出不穷，应用最为普遍的是固体培养基。

1881年，德国细菌学家柯赫的助手 Prederick Loeffier 创立了肉膏蛋白胨培养基，用于培养病原性细菌。柯赫将明胶和肉膏蛋白胨培养基混合后铺在玻璃平板上，待其凝固，然后在平板表面划线接种微生物，获得纯培养物。但由于明胶熔点低，且易被某些微生物分解利用，使应用受到限制。

有意思的是：柯赫一名助手的妻子具有丰富的厨房经验，当她听说明胶作为凝固剂遇到的问题后，建议用厨房中做果酱的琼脂代替明胶，琼脂自此从餐桌走向了实验台。琼脂作为凝固剂用于固体培养基的配制，一直延用至今，是培养基最好的凝固剂。

【想一想】

(1) 微生物的生长繁殖需要哪些营养要素？

(2) 为什么要对微生物进行人工培养，有什么现实意义？

(3) 培养基是如何配制的，如何分类？

(4) 微生物在培养基中生长有何表现？

第一节 微生物的营养与繁殖

微生物必须不断地从周围环境中吸取营养物质，用以产生能量、合成自身物质及调节代谢功能，以维持生长和繁殖。

一、微生物的化学组成与营养物质

1. 微生物的化学组成 微生物的化学组成与其他生物细胞相似，主要含有水和固体成分。水占菌体重量的80%，固体成分仅占15%～20%，包括蛋白质、糖类、脂类、核酸和无机盐等。在固体成分中，蛋白质占50%～80%，糖类占10%～30%，脂类占1%～7%，无机盐占3%～10%。微生物的化学组成中除核酸相对稳定外，其他化学组成的含量常因菌种、菌龄的不同以及环境条件的改变而有所差别。

2. 微生物的营养物质

（1）水 水是微生物生存的基本条件。水是微生物细胞的重要组成成分，又是细胞良好的溶媒和热的良导体。除微生物的芽孢、孢子等外，微生物细胞的含水量一般为70%～90%。微生物的新陈代谢，必须在有水的条件下才能进行。

【小知识】

一般情况下，配制培养基时可直接取用自来水。天然水中含有的微量杂质可作为营养物质被微生物吸收利用，但在测定微生物某些生理特性、合成产物数量以及其他精确性要求较高的实验时，则必须采用蒸馏水甚至重蒸馏水，以确保实验结果的准确性。

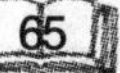

（2）碳源 碳源是组成微生物细胞的主要元素，用于合成含碳物质及其骨架，并为代谢提供能量。碳源可分为无机碳源和有机碳源两大类。前者包括二氧化碳和碳酸盐等；后者则包括糖与糖的衍生物、脂类、醇类、有机酸、烃类、芳香族化合物等。不同种类的微生物，其所利用的碳源范围和最适种类是不同的。

（3）氮源 凡用来构成微生物物质或代谢产物中氮素来源的营养源称为氮源。氮源主要构成微生物细胞的基本物质，如蛋白质、核酸及酶等。能被微生物利用的氮源可分为无机氮源和有机氮源两大类。前者包括铵盐、硝酸盐、亚硝酸盐、尿素、氨等；后者则包括蛋白质及其降解产物（如胨、肽、氨基酸等）、牛肉膏、鱼粉、花生饼粉、玉米浆等。与碳源一样，不同种类微生物所能利用的氮源各不相同。

（4）无机盐 无机盐能构成菌体成分、调节细胞渗透压和酸碱平衡、激活和组成微生物的酶等。根据其在微生物体内含量的多少可分为主要元素和微量元素两大类。主要元素以磷和硫的需要量最大，钾、钠、镁、钙、铁等需要量较大。微量元素如锌、锰、钴等，需要量小。

（5）生长因子 生长因子是指某些微生物生长所必需而自身又不能合成的一类有机化合物的统称，如维生素、氨基酸、嘌呤和嘧啶碱等。微生物对于生长因子需要量很少，具体种类和数量，常随微生物种类不同而有差异。

【小知识】

目前已发现许多维生素都能起生长因子的作用。大部分维生素是构成酶的辅基或辅酶，需要量很少，可一旦缺乏，微生物将不能正常生长。有些微生物缺乏合成某些氨基酸的酶，不能合成生长所必需的氨基酸，这类微生物被称为“氨基酸缺陷型”。另外，有些微生物生长还需要其他特殊的成分，例如某些乳酸杆菌生长需要核苷；某些真菌生长需要肌醇；某些肺炎链球菌生长需要胆碱等。

二、微生物的生长繁殖条件

微生物必须不断进行新陈代谢才能生存，其种类繁多，生长繁殖条件各不相同。

1. 营养物质 营养物质包括水、碳源、氮源、无机盐和生长因子。

2. 温度 温度对微生物的生长至关重要，温度过低会抑制微生物生长，温度过高则可杀死微生物。根据微生物对温度的要求不同，可将微生物分为嗜冷菌、嗜温菌和嗜热菌3类。大多数微生物属于嗜温菌，即最适生长温度为15～40℃。人体致病菌的最适温度为37℃，真菌的最适温度为22～28℃。

3. pH 各种微生物都有其生长适宜的pH。多数细菌生长的最适pH为6.8～7.4，放线菌生长的最适pH为7.0～8.0，酵母菌和霉菌生长的最适pH为5.0～6.0。

4. 气体　根据微生物对氧气的需要不同，可分为以下3种。

（1）专性需氧菌　这类微生物具有完善的酶系统，需要氧分子作最后的受氢体来完成呼吸过程，在无游离氧的环境中不能生长，如结核杆菌、枯草杆菌。

（2）专性厌氧菌　这类微生物缺乏完善的呼吸酶系统，不能利用氧分子，且游离氧对其有毒性。这类微生物只能在无氧条件下生长繁殖，如破伤风杆菌。

（3）兼性厌氧菌　这类微生物在有氧和无氧条件下均能生长，但在有氧条件下生长较好，如葡萄球菌、大肠埃希菌。

第二节　微生物的人工培养

培养基是微生物生长繁殖或积累代谢产物的营养基础，是用人工方法将多种营养物质按微生物生长代谢的需要配制而成的营养基质。微生物种类繁多，对营养物质的要求各异，加上实验研究目的不同，培养基在组成成分上有较大的差别。根据营养物质来源、功能与用途、物理状态等不同，可将培养基分成若干类型。

一、培养基的配制原则

1. 营养协调　培养基中应含有满足微生物生长发育且比例合适的水分、碳源、氮源、无机盐、生长因子等，以确保微生物生长繁殖的需要。各种微生物对营养物质有不同的要求。

2. 理化适宜　培养基的物理状态、pH、渗透压、氧化还原电势等理化条件应适宜。例如配制培养基时，除了必须调节适宜的pH外，常在培养基中加入缓冲剂，如K_2HPO_4与KH_2PO_4组成的混合物，可在pH6.4～7.2的范围内起调节作用，是培养细菌常用的缓冲剂。当培养过程中产生大量的酸时，可在培养基中加入不溶性的$CaCO_3$，以中和过多的酸。有的微生物能产生大量的酸和碱，使用缓冲剂不足以解决问题，常采用直接滴加酸或碱的方法控制pH。

3. 经济节约　配制培养基时，应遵循经济节约、用之不竭的原则。所选培养基成分在满足微生物培养要求的前提下，尽可能选用价格低廉、资源丰富的材料作培养基成分。尽量以粗代精、以野代家、以废代好、以简代繁、以国代进等。

4. 本身无菌　培养基配制完毕，应立即进行分装、包扎及严格灭菌，确保彻底杀灭培养基中的杂菌，通常采用高压蒸汽灭菌法。

二、培养基的分类

1. 按培养基的营养物质来源分类

（1）天然培养基 培养基的主要成分是动植物或微生物产品或其提取物，如牛肉膏、马铃薯、黄豆粉、地瓜粉、酒糟等。

（2）合成培养基 是由多种化学试剂配制的，各种成分和用量都明确，如高氏Ⅰ号培养基、查氏培养基等。

2. 按培养基的功能与用途分类

（1）基础培养基 含有微生物生长所需的基本营养物质，可供大部分营养要求不高的微生物生长。

（2）加富培养基 在基础培养基中加入了人血、血清、鸡蛋、动植物组织提取液或特殊的碳源、氮源等，可满足特殊营养需求的微生物生长，如结核杆菌需要鸡蛋等营养物质。

（3）选择培养基 依据某一种或某一类微生物的特殊营养需求或对特定化学物质的抗性，在培养基中加入特定物质或去除某些营养物质，使要分离的微生物在其中生长繁殖，而其他微生物则受到抑制。如分离放线菌时，可在培养基中加入10%酚数滴以抑制细菌和霉菌生长。

（4）鉴别培养基 是在培养基中加入某种试剂，使培养后产生某种现象，从而区别不同类型的微生物，如伊红－美蓝培养基用于区别大肠埃希菌和产气杆菌。

（5）厌氧培养基 营养丰富，含有特殊的生长因子，是专用于分离、培养和鉴别厌氧菌用的培养基，如庖肉培养基。

3. 按培养基的物理状态分类

（1）液体培养基 为液态的，不加琼脂，主要用于微生物学研究增菌培养及大规模的工业生产中积累代谢产物等。

（2）固体培养基 在液体培养基中加入1.5%～2%的琼脂，加热可融化，冷却可凝固。固体培养基可制成琼脂平板和斜面，广泛用于微生物分离纯化、培养、保藏、鉴定等工作。

（3）半固体培养基 在液体培养基中加入0.2%～0.5%的琼脂，容器倒放时不流动，用于观察细菌运动性等。

【小知识】

实验室培养细菌常用牛肉膏蛋白胨（营养肉汤）培养基（牛肉膏3g、蛋白胨5g、NaCl 5g、蒸馏水1000ml、pH7.4）；培养放线菌常用高氏Ⅰ号培养基（可溶性淀粉20g、NaCl 0.5g、KH_2PO_4 0.5g、$FeSO_4$ 0.01g、$MgSO_4$ 0.5g 、KNO_3 1g、蒸馏水1000ml、pH7.2～7.6）；培养真菌常用沙保培养基（蛋白胨10g、葡萄糖或麦芽糖40g、蒸馏水1000ml）。

三、微生物在培养基中的生长现象

1. 液体培养基

（1）均匀浑浊　微生物分散在液体培养基中，清亮的培养基变浑浊，是大多数兼性厌氧菌的生长现象。

（2）液面菌膜　专性需氧菌生长在培养基表面形成一层膜状物。

（3）沉淀生长　培养基底部见絮状或渣样沉淀，上部基本澄清，见于厌氧菌及少数呈链状生长的细菌，如炭疽杆菌在肉汤培养基中的生长。

2. 固体培养基

（1）菌落　是在固体培养基上，由单个微生物繁殖而成的肉眼可见的集团。不同菌种，其菌落特征不同（表5－1）。

（2）菌苔　在固体培养基上，形成的菌落没有分开，互相融合在一起，密集如苔，称为菌苔。

表5－1　四大类微生物菌落特征比较

菌落特征	细菌	放线菌	霉菌	酵母菌
含水情况	很湿或较湿	干燥或较干燥	干燥	较湿
大小外观	小而突起或大而平坦	小而紧密	大而疏松或大而致密	大而突起
透明度	透明或稍透明	不透明	不透明	稍透明
与培养基结合	不结合	牢固结合	较牢固结合	不结合
菌落颜色	多样	十分多样	十分多样	单调
正反面颜色	相同	一般不同	一般不同	相同
气味	臭味	泥腥味	霉味	酒香味

3. 半固体培养基　在半固体培养基中，有鞭毛的细菌沿穿刺线向周围扩散生长，穿刺线变粗呈云雾状；没有鞭毛的细菌沿着穿刺线生长。

第三节　培养基的配制技术

人工将碳源、氮源、无机盐、生长因子及水等物质混合在一起，再调节适宜的 pH，就成了供给微生物生长繁殖的培养基。任何培养基一经配制而成，应及时彻底灭菌，保证无菌，以备微生物纯培养用。

1. 称量　按培养基配方依次准确地称取各营养物质放入容器中。不可用铜或铁锅加热溶化，以免离子进入培养基中，影响细菌生长。

对于一些不易称重的成分，如牛肉膏，常用玻璃棒挑取，放在已知重量的小烧杯或表面皿中称量，用热蒸馏水熔化后倒入容器；或用硫酸纸称量，称量后一起放入水中，稍微加热，牛肉膏便会与硫酸纸分离，立即取出硫酸纸。蛋白胨很易吸湿，在称量时动作要迅速，也应用硫酸纸称量。另外，称量时严防药品混杂，一把牛角匙只用于一种药品；或称取一种药品后，应洗净、擦干，再称取另一种药品。

2. 溶解　在上述容器中先加入少于所需要的水量，用玻璃棒不断搅拌，在石棉网上加热，使各成分充分溶解，补足水到所需的总量。溶解过程中，应控制火力，以免琼脂烧焦糊底，且避免培养基因沸腾而溢出容器。

3. 调 pH　用精密 pH 试纸测量培养基的原始 pH。如果偏酸，用滴管向培养基中逐滴加入 1mol/LNaOH 溶液，边加边搅拌，并随时用 pH 试纸检测。反之，用 1mol/L HCl 溶液进行调节。对于酸碱度要求较精确的微生物，pH 的调节可用酸度计进行。

4. 过滤及分装　一般无特殊要求，可省去过滤。为便于某些特殊实验结果的观察，可趁热用滤纸或多层纱布过滤培养基。按实验要求，将配制好的培养基分装入试管或锥形瓶（图 5－1）。分装过程中，注意不要使培养基沾在管（瓶）口，以免沾污棉塞而引起污染。

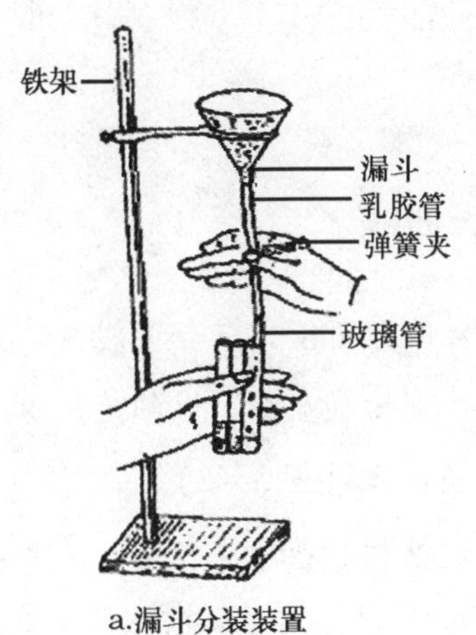

a.漏斗分装装置

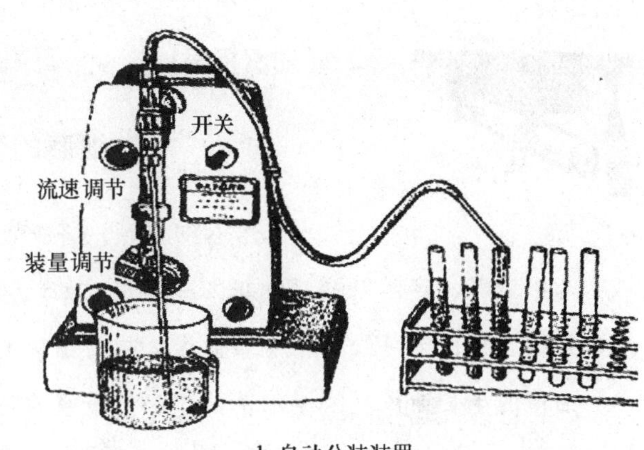

b.自动分装装置

图 5－1　培养基的分装

（1）液体分装　分装高度以试管高度的 1/4 左右为宜。分装锥形瓶的量则根据需要而定，一般以不超过锥形瓶容积的一半为宜；如果是用于振荡培养用，则根据通气量的要求酌情减少；有的液体培养基在灭菌后，需要补加一定量的其他无菌成分，如抗生素等，则装量一定要准确。

（2）固体分装　分装试管，其装量不超过管高的 1/5，灭菌后制成斜面。分装锥形瓶的量以不超过锥形瓶容积的一半为宜。

（3）半固体分装　试管一般以试管高度的 1/3 为宜，灭菌后垂直待凝。

5. 加塞　培养基分装完毕后，在试管口或锥形瓶口塞上棉塞或橡胶塞等。棉塞质量的好坏对实验结果有着很大的影响。棉塞一方面可阻止外界微生物进入培养基；另一方面保证了微生物能够从外界源源不断地获得新鲜无菌空气。

6. 包扎　试管及锥形瓶加塞后，在塞外包一层牛皮纸，以防止灭菌时冷凝水润湿棉塞。其外，须用棉线扎紧。用记号笔注明培养基名称、组别、配制日期等。

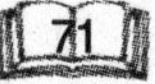

7. 灭菌　将上述培养基装入高压蒸汽灭菌锅进行灭菌，一般以 103.42kPa、121.3℃，灭菌 25～30min。

8. 无菌检查　将灭菌培养基抽样置于 37℃ 培养箱培养 24～48h，证明无菌生长后方可使用。

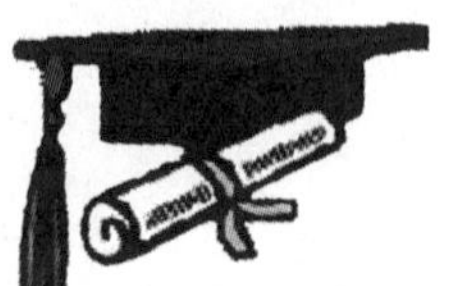

【知识拓展】

细菌的生长曲线

人工培养细菌时，将一定数量的细菌接种在合适的液体培养基中培养，定时取样，计算细菌数量。如以培养时间为横坐标，以细菌数的对数为纵坐标，则可绘制出一条曲线，称为细菌的生长曲线（图5－2）。

细菌的生长曲线反映了细菌群体生长繁殖的规律。根据细菌的生长曲线，可将细菌群体生长繁殖过程分为4个时期：①迟缓期；②对数生长期；③稳定期；④衰退期。

其中，处在对数生长期的细菌，形态、化学组成、染色性和生理特征等均比较典型，对抗生素最敏感。因此，细菌染色和药物敏感试验，取此期细菌最好。

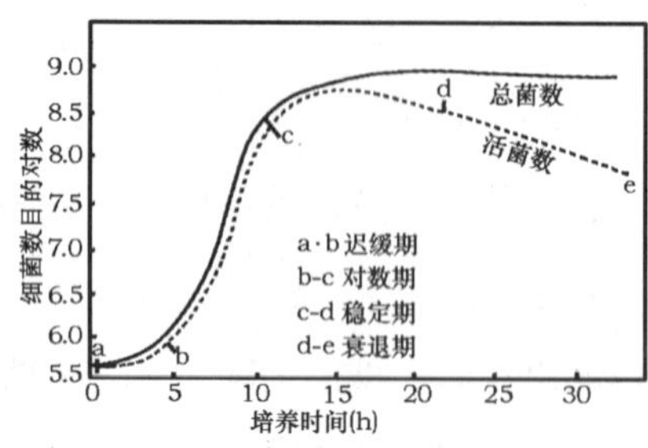

图5－2 细菌对数生长曲线

【课后小结】

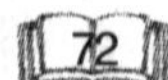

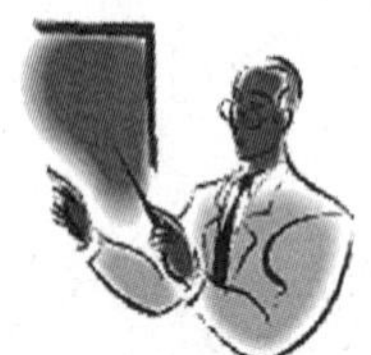

1. 微生物的化学组成主要含有水和固体成分。水占菌体重量的80%；固体成分仅占15%～20%，包括蛋白质、糖类、脂类、核酸和无机盐等。

2. 微生物的生长繁殖条件：营养物质（水、碳源、氮源、无机盐和生长因子等）、温度、pH、气体等。

3. 培养基的配制原则：营养协调、理化适宜、经济节约、本身无菌等。根据营养物质来源、功能与用途、物理状态等不同，可将培养基分成若干类型。

4. 培养基的配制技术：称量、溶解、调 pH、过滤、分装、加塞、包扎、灭菌、无菌检查等。

【自我测评】

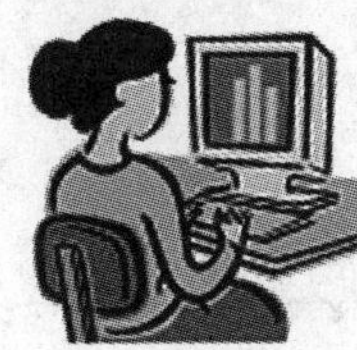

一、单项选择题

1. 配制固体培养基，加入的琼脂量是（　　）。
   A. 0.5%　　B. 5%　　C. 2%　　D. 10%
2. 配制半固体培养基，加入的琼脂量是（　　）。
   A. 0.5%　　B. 5%　　C. 2%　　D. 10%
3. 大多数细菌属于（　　）。
   A. 嗜冷菌　B. 嗜温菌　C. 嗜热菌　D. 不一定
4. 破伤风杆菌属于（　　）。
   A. 专性需氧菌　B. 专性厌氧菌　C. 兼性厌氧菌　D. 不确定
5. 细菌生长适宜的 pH 为（　　）。
   A. 6.8~7.4　B. 7.0~8.0　C. 5.0~6.0　D. 3.0~4.0

二、简答题

1. 实验设计：大肠埃希菌生长曲线的测定。
2. 简述培养基配制的一般流程。

（郭　迪）

第六章　接种分离技术

【学习目标】

（1）微生物遗传、变异概念及原理。

（2）微生物菌种选育途径和方法。

（3）微生物的接种技术。

（4）微生物的分离技术。

学习掌握以上知识，为日后从事微生物制药及药物微生物检验工作奠定基础。

【知识导入】

自然环境中，各种微生物并不是彼此老死不相往来，而是互相混杂生活在一起。人体的口腔、肠道中，有几百种不同的微生物混杂在一起。要研究某种微生物，必须把混杂的微生物按照种类彼此分离。19世纪70年代，德国细菌学家柯赫利用土豆片分离微生物，开创了微生物接种分离技术的先河（图6-1）。柯赫研究牛炭疽病时，将病牛的血液转移到人工配制的培养基中，在适宜条件下培养，血液中细菌大量繁殖，形成了各种不同形状和颜色的细菌群体。他将不同细菌分别注射到健康牛体内，发现牛炭疽病是由炭疽杆菌引起的。

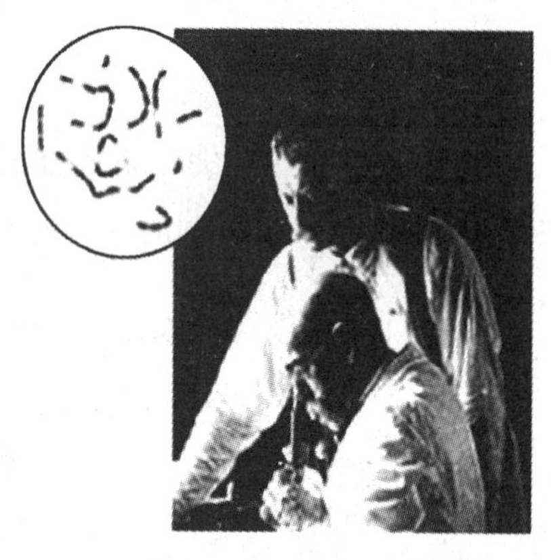

图6-1　柯赫（前）与助手观察炭疽杆菌

【想一想】

（1）为何要将各种混杂在一起的微生物分离？

（2）如何才能在培养基上获得微生物的纯培养物？

（3）微生物常用的分离接种技术有哪些？

（4）在进行微生物接种分离操作过程中，要注意什么？

第一节　菌种选育技术

微生物与其他生物一样，具有遗传和变异的基本生命特征。从发展的角度看，遗传中有变异，变异中有遗传；遗传是相对的，变异是绝对的。

一、微生物的遗传和变异

遗传是指微生物在一定条件下，亲代将它的形态、结构、代谢、繁殖、毒力和对药物的敏感性等特征传给子代，使子代与亲代表现出相似性，并能够代代相传。遗传是维持物种稳定的基本保证。

变异是指微生物在生长繁殖过程中，子代与亲代间存在不同程度的差异。变异可不断形成变种和新种，保证子代在变化的环境条件中能很好地生存下去，导致微生物进化，也为人类改造微生物提供了理论依据。

（一）微生物遗传与变异的物质基础

1. 染色体　微生物遗传变异的物质基础主要是 DNA，由互补的双链核苷酸组成。基因是具有特定功能的 DNA 片断。微生物的 DNA 大部分集中在染色体上，少部分在染色体外。细菌、放线菌是原核微生物，无真正的核，它们的染色体即核质，是折叠缠绕的一条几乎裸露的共价闭合环状的双链 DNA 分子；真菌为真核微生物，它的染色体主要由 DNA 和蛋白质组成；病毒和噬菌体为非细胞型微生物，它的遗传物质是 DNA 或 RNA。

2. 质粒　质粒是某些微生物染色体以外的遗传物质。质粒与微生物遗传物质的转移有关，基因工程技术中常用质粒作为载体，将供体基因转移到受体细胞中。质粒还与某些微生物的致病性、耐药性及抗生素等次级代谢产物的合成有关。比较重要的质粒有：决定性菌毛的 F 质粒、决定耐药性的 R 质粒。

质粒的共同特征是：

（1）为环状的双链 DNA 分子。

（2）游离存在于细胞质内，能整合入染色体。

（3）能自主复制。

（4）能从一个细胞转移到另一个细胞。

（5）可以自行丢失或经人工处理（高温、紫外线及吖啶类染料处理）而消除。

（6）质粒所携带的基因为细胞生长所非必需。

（二）微生物变异的原因

微生物变异分非遗传性变异和遗传性变异。前者微生物的基因型没有发生改变，往往是由于外界环境发生改变而引起的形态或生理等特性暂时的改变，不能遗传给后代。例如革兰阳性细菌在有青霉素的环境中会产生 β－内酰胺酶，去除青霉素后，则产酶能力消失。后者往往是由于突变和基因重组等引起微生物遗传物质改变而导致某些性状发生改变，且可稳定地遗传给后代。

1. 突变　突变就是生物体的表型突然发生了可遗传的改变，包括基因突变和染色体畸变。基因突变经常发生，它是由于 DNA 链上的一对或少数几对碱基发生置换、插入或缺失而引起的，也称点突变。染色体畸变是由于大段 DNA 发生易位、缺失、重复或倒位而引起的改变，常导致微生物死亡。

2. 基因重组　基因重组是指人为地把两个不同性状个体的遗传基因转移到一起，经过遗传分子的重新组合，形成新遗传型个体的过程。微生物的基因重组可以通过接合、转化、转导、溶原转变及细胞融合这 5 种方式实现。

【小知识】

微生物的变异现象包括形态结构改变、菌落形态改变、毒力改变、酶活性改变等。有的细菌可失去荚膜、芽孢、鞭毛或变成细胞壁缺陷的 L 型细菌；有的细菌菌落由光滑、湿润、边缘整齐，变为粗糙、干皱，边缘不整齐；有的细菌毒力增强或减弱，如将有毒的结核杆菌在含有胆汁的甘油马铃薯培养基上连续传代，获得了减毒但仍保留免疫原性的卡介苗；大肠埃希菌发生酶活性改变后失去发酵乳糖的能力。

（三）微生物变异的实际应用

1. 应用于疾病预防　通过自然界分离或人工方法，获得细菌的毒力突变株，使毒力减低或消失但仍保留其抗原性，制成减毒活疫苗，用于预防传染性疾病，如卡介苗、炭疽菌苗、鼠疫菌苗等。

2. 应用于疾病治疗　由于抗生素的广泛使用，病原微生物的耐药现象越来越严重。为了防止耐药菌株的产生和扩散，提高临床抗菌药物的疗效，在临床治疗上应注意以下几点。

（1）治疗前应分离病原微生物，做药敏试验，以选用敏感药物。

（2）要足够剂量且全程用药，以彻底消灭病原微生物。

（3）联合用药，以高效杀菌。

3. 应用于微生物制药　抗生素、维生素、酶等均为微生物的次级代谢产物，用理化因素处理这些药物的产生菌，可选育出高产突变株。例如产生灰黄霉素的荨麻青霉 4541 野生型菌株经紫外线与氯化锂连续 13 代的诱变处理后，得到 D－756 菌种，产量由 265U/ml提高到 17316U/ml。

4. 其他方面　微生物的变异理论还可应用于农业、食品、环保等方面，创造了巨大的经济效益。

二、微生物的菌种选育

菌种选育是指应用微生物遗传变异的理论，采用一定的手段，在已经变异的群体中选出符合人们需要的优良品种。常用的菌种选育途径有自然选育、诱变育种、杂交育种、基因工程育种。

1. 自然选育　自然选育是指利用菌种的自发突变，分离、筛选出优良菌株的过程。由于自发突变率很低，故获得优良菌株的可能性极低。

2. 诱变育种　诱变育种是指人工地利用各种物理、化学或生物诱变剂处理菌种，促使微生物发生突变，再分离、筛选出优良菌株的过程。诱变育种具有方法简单、投资少、收获大、所需时间短等优点，缺点是缺乏定向性、工作量大。

【小知识】

代谢控制育种是在诱变育种的基础上，研究微生物代谢产物的生物合成途径和代谢调节机制，通过理性化的诱变获得各种解除或绕过了微生物正常代谢途径的突变株，从而选择性地使有用的产物大量合成和积累，为当今菌种选育最为活跃的领域，它使诱变育种具有了定向性。

诱变育种的全过程包括选择出发菌株、制备菌悬液、选择诱变剂及诱变剂量、采取适当的诱变处理方式、分离筛选突变株，一般流程如下。

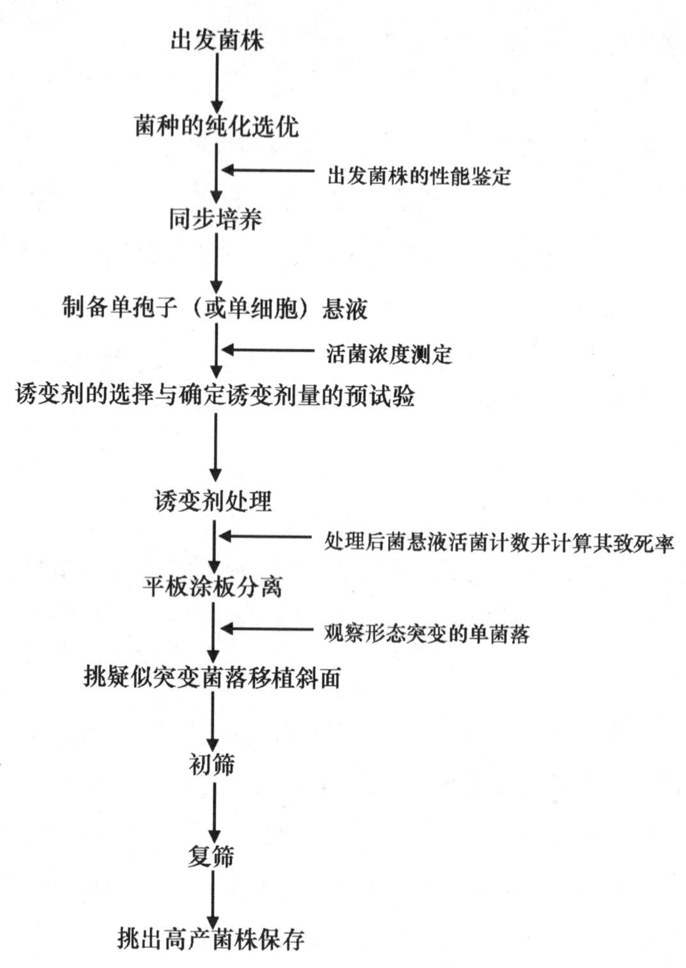

3. 杂交育种　杂交育种是指两个遗传型不同的个体通过吻合或接合，使不同菌株的基因组进行交换和重新组合，从中分离和筛选出具有两个亲本优良性状的个体。杂交育种具有定向性，但操作复杂、周期较长。

4. 基因工程育种　基因工程育种就是利用基因工程技术来进行菌种改造的过程。基因工程就是人工将人们所需要的目的基因从某种生物中分离提取出来，然后将目的基因与载体（质粒或噬菌体）结合，导入宿主细胞，使该基因在宿主细胞内复制和表达，获得人们所需要产物的过程。

基因工程育种的最大优点是打破了生物种间的界限，使微生物、动物、植物及人类之间的遗传物质可以互相转移和重组，是一种崭新的定向育种技术。应用基因工程育种技术已进行工业化大规模生产的药品主要有：人干扰素、人胰岛素、乙肝疫苗、人生长激素等。

第二节 接种技术

将微生物的培养物或含有微生物的样品移植到培养基上的操作技术称之为接种技术。接种技术是微生物实验及研究中的一项最基本的操作技术。

一、斜面接种技术

斜面接种技术主要用于接种纯菌，使其增殖后用以菌种鉴定及保藏。通常先从平板上挑取分离的单个菌落，或挑取斜面、肉汤中的纯培养物接种到斜面上（图6－2）。

斜面接种技术操作如下：

（1）接种关键是严格的无菌操作，一切操作均应在无菌室或超净工作台的酒精灯火焰旁进行。为确保无菌，操作中不允许交谈，不应有大幅度或快速动作，以免搅动空气。

（2）将菌种斜面（菌种管）与待接种的新鲜斜面（接种管）持在左手拇指、食指、中指及无名指之间，菌种管在前，接种管在后，斜面向上，管口对齐，斜持试管呈45°～60°角。注意不要持成水平，以免管底凝集水浸湿培养基表面。

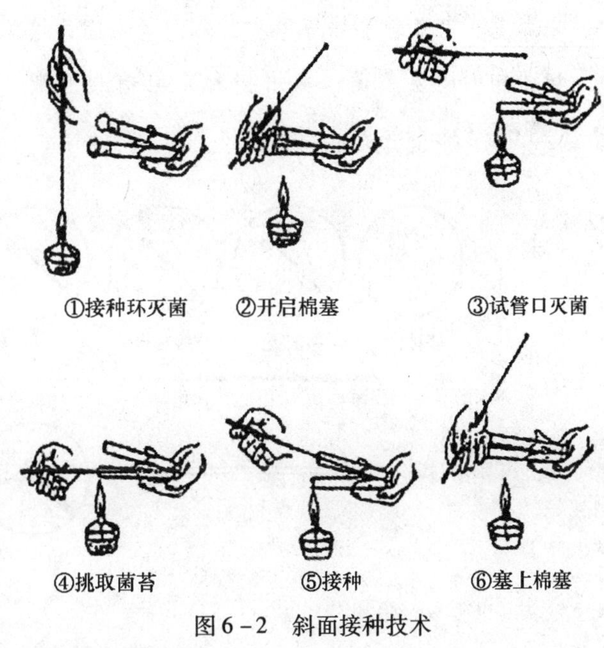

图6－2 斜面接种技术

（3）以右手在火焰旁转动两管棉塞，使其松动，以便接种时易于取出。

（4）灭菌接种环（接种针） 右手持接种环柄，垂直放在火焰上灼烧或斜方向在火焰上缓慢来回至少3次。镍铬丝部分（环和丝）必须烧红，以达到灭菌目的。横持接种环将手柄以外的金属杆用火焰灼烧一遍，尤其是镍铬丝的螺口部分，要彻底灼烧。

（5）用右手的小指和手掌之间及无名指和小指之间拔去试管棉塞，棉塞应始终夹在手中，如掉落应更换无菌棉塞。将试管口在火焰上通过，以杀灭可能沾污的细菌。

（6）将灼烧灭菌的接种环插入菌种管中，先接触无菌苔生长的培养基上，待冷却后再从斜面上刮取少许菌苔。接种环取出后应在火焰旁迅速插入接种管，不可直接通过火焰，不碰及管壁。

（7）接种环迅速在接种管斜面上，自下而上做S形划线，使菌体沾在培养基上，划线时勿用力，否则会划破培养基。

（8）接种完毕，将接种环抽出，灼烧管口，塞上棉塞。接种环经火焰灭菌后，放回原位。将棉塞进一步塞紧，以免脱落。将接种管做好标记后放入试管架，待培养。

【小知识】

微生物实验室接种常用器材有酒精灯、火柴、试管、棉塞、试管架、记号笔、接种工具等；常用培养基有营养肉汤培养基、营养琼脂培养基和营养肉汤半固体培养基；常用试验菌种有金黄色葡萄球菌和大肠埃希菌；常用接种工具有接种针、接种环、玻璃刮铲、吸量管等（图6－3）。

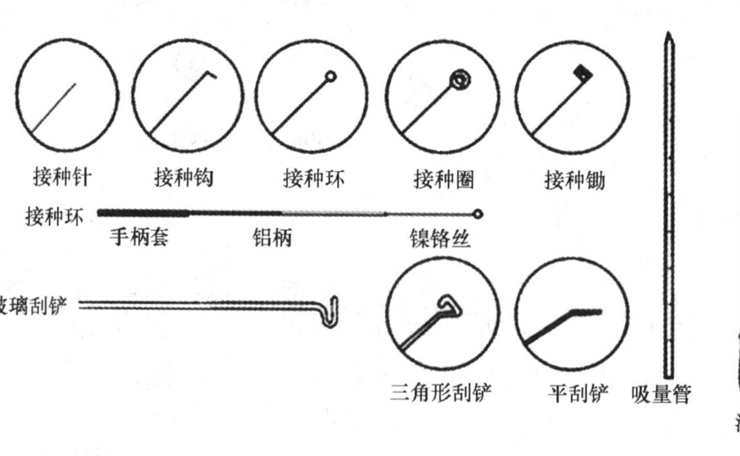

图6－3　常用接种工具

二、液体培养基接种技术

液体培养基接种技术与斜面接种技术操作基本相同。不同之处是：将挑取的菌种移种至装有液体培养基的试管中，在液体培养基与试管的接触面轻磨接种环（针），直立试管并轻微振荡，使菌苔充分溶于液体培养基中（图6－4）。

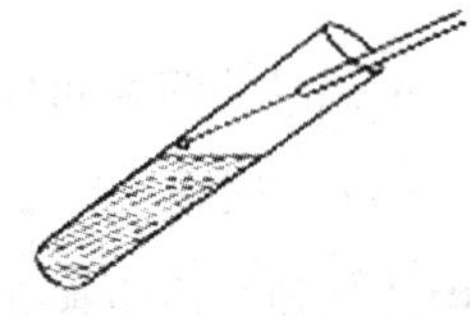

图6－4　液体接种技术

三、穿刺接种技术

穿刺接种技术多用于半固体培养基接种，其操作方法与斜面接种技术基本相同，但必须使用笔直的接种针。接种时，将沾取菌种的接种针从半固体培养基表面中心部位向下穿刺，但不触及管底，然后将接种针沿原路抽出，做到手稳、动作轻巧快速，勿使接种针在培养基内左右移动，以确保穿刺线整齐，便于观察结果（图6-5）。

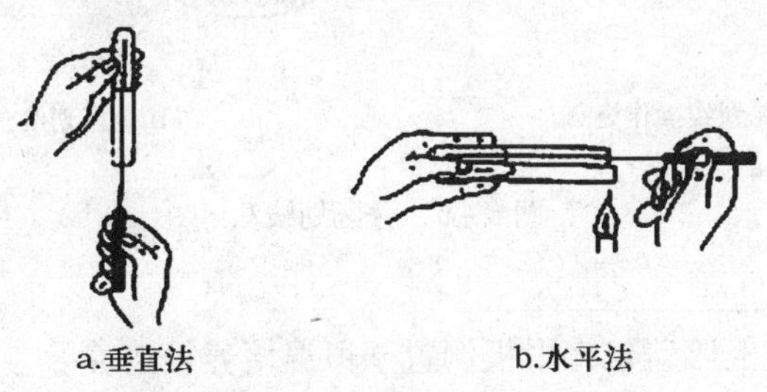

图6-5 穿刺接种技术

第三节 分离技术

把特定的微生物从自然界混杂存在的状态中分离、纯化出来，得到纯培养物的操作技术，称为分离技术。

一、划线分离技术

1. 分区划线法 分区划线法多用于接种含菌浓度大的菌液（图6-6），操作如下。

（1）将接种环灭菌并冷却后，沾取少量培养物（或菌液）涂于平板表面一端，平行划线4~5条于平板表面A处，转动培养皿约90°角。划线时左手持平板底部并用手指将皿盖打开，与平板表面呈45°角；右手持接种环与平板表面约呈45°角划线。划线的动作要轻盈迅速，以免刺破培养基。划出的折线间距要均匀，且充分向平板左右延伸，不可重叠，间隔也不宜过大。

（2）将接种环灼烧灭菌，待冷却后，从A处交叉划过3~4条线，将菌划出至B处，平行划线4~5条，再转动培养皿约90°角。

（3）接种环再次灼烧灭菌，待冷却后，方法同上，从B处划出至C处，再从C处划出至D处，即可获得单个的菌落。

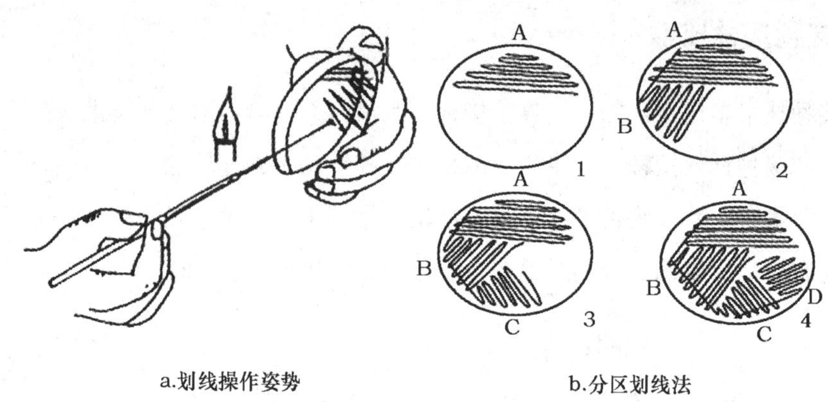

图6-6　分区划线法

（4）划线完毕，盖上皿盖，将平板倒置于恒温培养箱培养。

（5）观察结果，经培养后划线接种初端因菌液浓度大故而菌落多且密集，常无单个菌落形成；随着划线菌液浓度逐渐减小，便出现单个菌落，形成的单个菌落越多且形态均一，说明分离成功；如培养后在所划沿线上的菌落多呈现线条状或串珠状的菌苔，缺少单个菌落则表明分离不成功，应重新划线分离。

（6）需移植纯化的微生物，挑取单个菌落接种于斜面上。

2. 连续划线法　连续划线法多用于接种含菌量较少的菌液。

用灭菌并冷却的接种环沾取微量菌液从平板表面一端涂抹处开始连续划线。所划线段应尽量向平板左右两侧延伸并向下移动，使所划折线形成“Z”形连续曲线。划线后盖好皿盖，将平板倒置于恒温培养箱中培养。

二、涂布分离技术

涂布分离技术是将一定量的培养物（或菌液）充分稀释后，取少许涂布于固体培养基平板表面，从而分离出单个菌落的方法（图6-7）。

涂布分离技术的操作如下：

（1）将培养物（或菌液）连续稀释，制成10^{-1}、10^{-2}、10^{-3}……的菌悬液。

（2）取适宜浓度的菌悬液，用无菌吸量管吸取0.1ml，分别滴加至每个平板培养基上。

（3）用灭菌并冷却的L形或△形接种棒在平板表面将菌悬液涂布均匀，注意涂抹时不要弄破平板，以免影响菌落的生长。

（4）待平板倾斜时无菌液流移，将平皿合盖后倒置于恒温培养箱培养；或在恒温培养箱内正置1～2h，确保菌液被培养基完全吸收后再倒置培养。

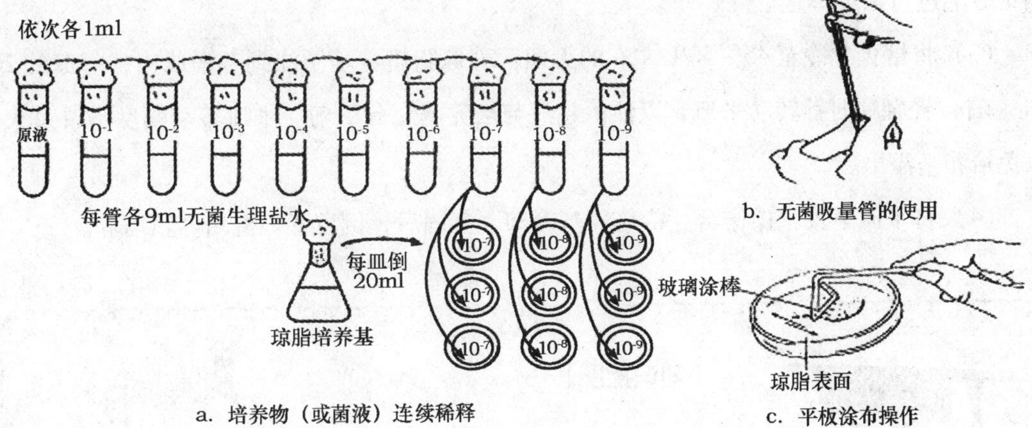

图6－7　涂布分离技术

【小知识】

制作无菌培养基平板的方法：将100℃水浴融化的无菌营养琼脂培养基冷却至45～50℃左右，取无菌培养皿，在酒精灯火焰周围每皿倒入约20ml的培养基（图6－8），轻轻转动培养皿，使培养基均匀铺平皿底，放在平坦的桌面上，冷却、凝固，备用。

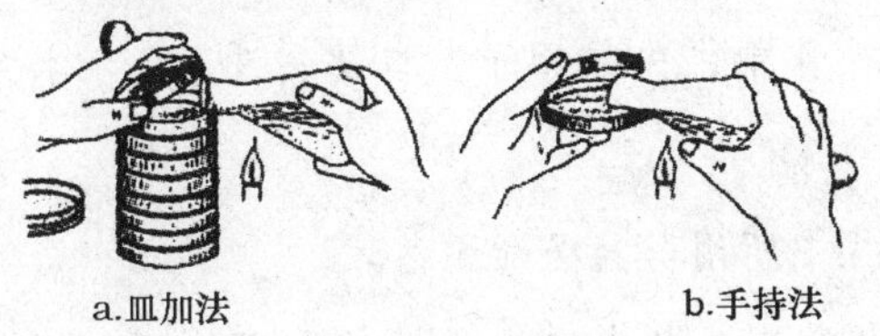

图6－8　涂布分离技术

三、倾注分离技术

微生物活菌计数常采用倾注分离技术，其操作方法与涂布分离技术有一定的相似，具体操作如下：

（1）将培养物（或菌液）连续稀释。

（2）用1ml无菌吸量管吸取1ml一定浓度的菌悬液注入一系列无菌的空平皿内，并用记号笔进行浓度标记。

（3）将熔化并冷至45～50℃左右的无菌营养琼脂培养基倾注到各平皿内，每皿约20 ml左右，轻轻顺时针转动平皿，以便菌悬液与培养基充分混匀。平皿转动幅度不要过大，以免培养基溢出。

（4）将平皿平置于操作台，待培养基冷却、凝固后，倒置于恒温培养箱培养。

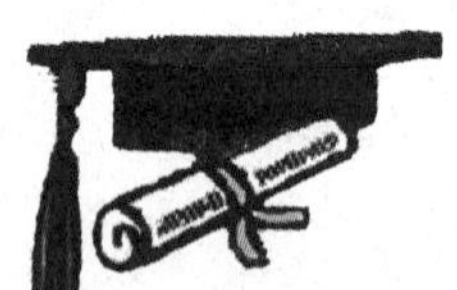

【知识拓展】

无菌操作技术

自然环境中微生物无处不在，在接种分离操作中，用于防止微生物进入无菌范围的操作技术称为无菌操作技术，它是保证微生物学研究正常进行的关键。无菌操作技术要点是：在无菌操作箱或无菌操作室内、火焰附近进行熟练的无菌操作。操作箱或操作室内的空气可在使用前一段时间内用紫外灯或化学药物灭菌，无菌室通无菌空气维持无菌状态，酒精灯火焰周围约10cm范围内是无菌的。

无菌操作技术原则：

（1）在执行无菌操作时，必须明确物品的无菌区和非无菌区。

（2）执行无菌操作前，先戴帽子、口罩、洗手，并将手擦干，注意空气和环境清洁。

（3）在操作过程中所用器具必须无菌。

（4）进行无菌操作时，凡未经消毒的手、臂均不可直接接触无菌物品或超过无菌区取物。

（5）无菌物与非无菌物应分别放置。无菌物品必须保存在无菌包或灭菌容器内，不可暴露在空气中过久。无菌包一经打开应尽早使用。凡已取出的无菌物品，虽未使用也不可再放回无菌容器。

（6）无菌包应按消毒日期顺序放置在固定的柜橱内，并保持清洁干燥，与非灭菌包分开放置，并经常检查无菌包或容器是否过期，其中用物是否适量。

【课后小结】

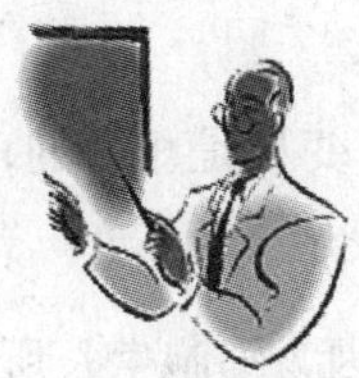

1. 微生物遗传与变异的物质基础是染色体和质粒。微生物的变异分非遗传性变异与遗传性变异，遗传性变异由突变和基因重组等引起。

2. 微生物的菌种选育途径有自然选育、诱变育种、杂交育种和基因工程育种。

3. 常用的接种技术有斜面接种技术、液体培养基接种技术、穿刺接种技术等。

4. 常用的分离技术有划线分离技术、涂布分离技术、倾注分离技术等。

【自我测评】

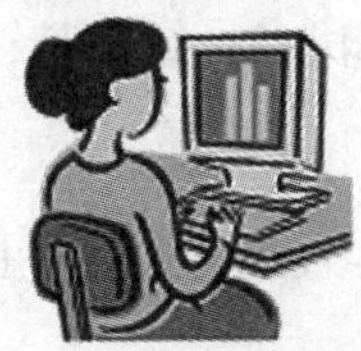

一、单项选择题

1. 微生物遗传变异的物质基础主要是（　　）。

A. DNA　B. 质粒　C. 蛋白质　D. 糖类

2. 从分子水平上进行的菌种选育途径有（　　）。

A. 自然选育　B. 诱变育种　C. 杂交育种　D. 基因工程

3. 制作无菌平板时，倾入培养基的温度宜控制在（　　）左右。

A. 30℃　B. 50℃　C. 70℃　D. 90℃

4. 一般酒精灯火焰周围（　　）内是无菌的。

A. 10cm　B. 20cm　C. 30cm　D. 40cm

5. 穿刺接种技术通常用于（　　）的接种。

A. 液体培养基　B. 固体培养基　C. 半固体培养基　D. 合成培养基

6. 制备固体培养基常用的凝固剂为（　　）。

A. 琼脂　B. 明胶　C. 蛋白胨　D. 果胶

7. R 质粒控制细菌的（　　）性状。

A. 是否产抗生素　B. 是否有性菌毛

C. 是否有耐药性　D. 是否产毒素

8. 基因工程常用的载体为（　　）。

A. 染色体　B. 质粒　C. 核糖体　D. 中介体

9. 卡介苗属于（　　）。

A. 形态突变株　B. 抗性突变株　C. 毒力突变株　D. 高产突变株

二、判断题

(　　) 1. 微生物与其他生物一样具有遗传和变异的基本生命特征，变异是相对的，遗传是绝对的。

(　　) 2. 质粒是某些微生物染色体以外的遗传物质，其所携带的基因为细胞生长所非必需。

(　　) 3. 基因工程的最大优点是：打破了生物种间的界限，使微生物、动物、植物及人类之间的遗传物质可以互相转移和重组，是一种崭新的定向育种技术。

(　　) 4. 杂交育种具有方法简单、投资少、收获大、所需时间短等优点；缺点是缺乏定向性，筛选工作麻烦。

(　　) 5. 斜面接种取菌时，应将灼烧后的接种环迅速插入菌种管中，立即从斜面上刮取少许菌苔。

(　　) 6. 液体培养基接种技术是：将挑取的菌种接入装有液体培养基的试管中，使液体培养基与接种针充分浸润，直立试管并轻微振荡，使菌苔充分溶于液体培养基。

(　　) 7. 若从培养皿中取菌种，培养皿上下盖可完全揭开，取完菌再迅速盖上即可。

三、简答题

1. 实验设计：用分区划线法分离金黄色葡萄球菌和大肠埃希菌的混合菌液，得到单菌落。

2. 利用斜面接种技术分别接种金黄色葡萄球菌及大肠埃希菌至营养琼脂斜面培养基上，培养并观察结果。

（巩海涛）

第七章 菌种保藏技术

【学习目标】

(1) 菌种保藏目的及原理。

(2) 菌种保藏机构。

(3) 常用的菌种保藏方法。

学习掌握以上知识，为日后从事微生物制药及菌种保藏工作奠定基础。

【知识导入】

微生物在制药工业中广泛应用于抗生素、维生素、氨基酸等重要原料药的生产，具有举足轻重的地位。菌种质量与药物生产密切相关，药物研究者们往往需要经过非常艰苦的历程才能选育出一个优良的生产菌种，因此优良的菌种是极其重要和珍贵的生物资源。

欲使该菌种始终保持稳定的优良性状，便于生产上长期使用，需要创造一个有利于它们长期休眠的良好环境条件，使菌种的代谢水平降低，乃至完全停止。而实际工作中，由于各种各样的原因，菌种容易发生衰退，这将导致菌落和细胞形态改变、生长速度缓慢、代谢异常、产量减少、对外界不良条件（包括低温、高温或噬菌体侵染等）的抵抗能力下降等不利情况的出现，严重影响药物的生产。

【想一想】

(1) 菌种衰退的原因是什么？

(2) 如何防止菌种不发生衰退？

(3) 菌种保藏的目的、原理和方法有哪些？

(4) 菌种一旦发生衰退，有没有挽救的措施？

第一节　菌种保藏目的及原理

由于大多数微生物具有较强的变异性，而且这种变异往往是退化变异。所以，用于制药工业的发酵菌种需要保藏，药品微生物检验用到的阳性菌也需要保藏，菌种保藏是一项重要的微生物学基础工作。

一、菌种保藏目的

简单来说，菌种保藏的目的就是利用一切条件使菌种不死、不衰、不变，以便于研究与应用。

1. 保证菌种的生活力　这是菌种保藏的首要任务。如果抗生素产生菌长期保藏在一般培养基中，菌种会逐渐衰退及死亡。

2. 少菌种变异　菌种在生活过程中容易发生变异，导致生产能力的下降，如果在菌种未出现衰退以前就将它保藏起来，可以减少变异的发生，保持其优良性能。

3. 避免杂菌污染　微生物发酵是纯种生产，不允许污染杂菌。

二、菌种保藏原理

菌种保藏主要就是根据菌种的生理、生化特性，人工创造条件使菌体的代谢活动处于不活泼的休眠状态。

1. 挑选典型菌种的优良纯种　最好采用微生物的休眠体（如孢子、芽孢等）。

2. 人工创造环境条件　人工创造低温、干燥、缺氧、避光、缺乏营养、添加保护剂或酸度中和剂等环境条件，抑制微生物的代谢作用，使其生命活动降低到极低的程度或处于休眠状态，从而延长菌种生命，使菌种保持原有的优良性状，防止变异。

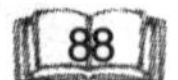

三、菌种保藏机构

菌种保藏机构的任务就是广泛收集、妥善保藏和供应各种菌种，并提供菌种的鉴别、专利菌种的寄存、咨询和人员培训等服务。目前，国际上一些工业较发达的国家都极为重视菌种保藏工作，纷纷建立了各自的专业菌种保藏机构，例如美国典型微生物菌种保藏中心（ATCC）、英国国家典型菌种保藏所（NCTC）、法国巴斯德研究所（IPL）、德国微生物菌种保藏中心（DSMZ）、荷兰微生物菌种保藏中心（CBS）、日本大阪发酵研究所

(IFO) 等。我国于1979年7月，成立了中国微生物菌种保藏管理委员会（CCCCM），该委员会下设7个国家级专业菌种保藏管理中心，分别负责农业、工业、林业、医学、兽医、药用及普通微生物菌种资源的收集，鉴定，保藏，供应及国际交流任务（表7-1）。

表7-1　中国微生物菌种保藏管理中心情况

中心名称	缩写	所在地，单位名称	保藏范围
农业微生物菌种保藏中心	ACCC	北京，中国农业科学院土壤肥料研究所	农业微生物
工业微生物菌种保藏中心	CICC	北京，中国食品发酵工业研究院	工业微生物
林业微生物菌种保藏中心	CFCC	北京，中国林业研究所	林业微生物
医学微生物菌种保藏管理中心	CMCC	南京，中国医学科学院皮肤病研究所	真菌
兽医微生物菌种保藏中心	CVCC	北京，中国药品生物制品检定所	细菌
		北京，农业部兽医药品监察所	兽医微生物
		北京，中国医学科学院医药生物技术研究所	抗生素产生菌
抗生素菌种保藏管理中心	CACC	成都，四川抗生素工业研究所	抗生素工业生产菌种
		石家庄，华北制药集团公司抗生素研究所	
普通微生物保藏中心	CCGMC	北京，中国科学院微生物研究所	真菌、细菌、病毒
		武汉，中国科学院病毒研究所	

第二节　常用的菌种保藏方法

菌种保藏方法很多，其原理和应用范围各有侧重，优缺点也有所差别。良好的菌种保藏方法是微生物应用于生产、科研的有力保证。一种良好的菌种保藏方法，首先应能较长期地保存原有菌种的优良特性不变，但也要考虑方法本身的通用性与操作的经济简便性。由于微生物种类繁多，代谢各异，对外界各种环境因素的适应能力不一致，具体采用哪种方法保藏，则要根据具体情况而定。

一、斜面低温保藏法

1. 保藏原理　利用低温来减慢微生物的生长和代谢速度，达到菌种保藏目的。

2. 操作步骤　将生长适度（如对数期细胞、有性孢子或无性孢子）的斜面培养物置4℃冰箱保藏。

该法简单易行，不需要特殊设备，保藏期短，每保藏一定时期后，需重新移种再行保藏，花费人工多，容易造成污染和生产能力退化。

3. 注意事项

（1）用该技术保藏微生物的培养基，以营养贫乏一些为好，含碳源宜少，用作保藏细菌的培养基最好无糖。

（2）此法只适合短期保藏菌种，芽孢杆菌、放线菌和担子菌保藏期 3 个月，酵母菌 4 个月，其他细菌 1 个月。

（3）采用无菌橡皮塞代替棉塞，可减少水分的散发和隔离氧气，能适当延长保藏期。

【小知识】

无论是生产单位还是菌种保藏机构，必须对所保藏的菌种严格管理。菌种保藏管应用防水永久墨水做标记，并建立信息台账，项目包括内部保藏号，来源或相当的其他机构保藏号，微生物学名，存放日期，已知的产物和产率，病原性，分离培养基及方法，生长培养基、最适温度和 pH，在一定培养基上的培养特征、用途和保藏方法。

二、石蜡油封存保藏法

1. 保藏原理　石蜡油既可以使菌种与空气隔绝，又可以防止培养基水分蒸发，从而减慢菌种的生长并提高存活率。

2. 操作步骤　在已经适度生长的斜面培养物上，注入无菌的石蜡油，液面要高出培养物表面 1cm，再将试管直立保藏于 4℃冰箱。

该法简便，无需特殊设备，且保藏期比单纯斜面低温保藏期长，达 1 年以上。

3. 注意事项

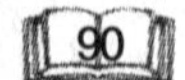

（1）石蜡油的选择　要选用化学纯、优质白色的石蜡油，杂质过多将会引起微生物变异或死亡。

（2）石蜡油的灭菌　将石蜡油装入锥形瓶中约 1/3 体积量，121℃高压蒸汽灭菌 1h。为了蒸发在高压蒸汽灭菌时进入的水分，需再置 110℃干烤 1h。

（3）保藏的斜面不宜过大，注入的石蜡油也不宜过多，否则降低存活率。

（4）有时第一次移种时，由于有石蜡油粘着，导致微生物生长不良，再移种 1 次即可恢复原来的生长特征。移种时，残留的石蜡油和培养物粘在接种针上，灼烧接种针时，会有飞溅。若保藏病原微生物，在移种时应防止感染。

（5）该法只适用于不能以石蜡油为碳源的霉菌、酵母菌、细菌等微生物的保藏。

三、砂土管保藏法

1. 保藏原理　微生物来自于土壤，用砂土保藏微生物实际上就是使其回归到生存环境，该法保藏期较长，是保存抗生素生产菌种常用的方法。

2. 操作步骤

（1）砂土的制备　①取河砂40目筛过筛，加入10%的稀盐酸，煮沸30min；②倒去酸水，用水冲洗至中性；③取土并烘干：取非耕作层中性土（不含腐殖质），烘干，碾碎，用100目筛过筛；④砂土混合分装：取1份土，2份砂，混合均匀，装入试管，装量占试管体积的1/7为宜；⑤灭菌：121℃，1h，间歇灭菌3次，干烤1~2h（干烤温度不宜太高）；⑥无菌检查：砂土管使用前应进行无菌检查，每10支砂土管抽1支，将砂土倒入肉汤培养基中，37℃、48h培养，若无菌即可使用。

（2）菌种准备　取生长良好、孢子丰满或者有芽孢的细菌，用无菌水制成悬液。

（3）埋砂土管　①装菌：在每支砂土管中加入0.5ml孢子悬液，用接种针搅拌；②真空干燥：放入真空干燥器中，用真空泵在真空度为133Pa下抽干水分，时间愈短愈好，使砂土呈松散状态。

（4）保藏　放入4℃冰箱或者室内干燥处保藏。

3. 注意事项

（1）此方法只适用于保藏有孢子或芽孢的菌种，不适合担子菌、只靠菌丝繁殖的真菌及无芽孢的细菌和酵母菌。

（2）抽真空时，菌种死亡率高，某些菌种死亡率可高达90%。因此，在放入保藏前，最好要抽查。

四、冷冻真空干燥保藏法

1. 保藏原理　在较低的温度下，用无菌的脱脂牛奶或血清等作为保护剂，将菌体或孢子悬液在冻结状态下进行真空干燥。此法同时具有干燥、低温和缺氧等保藏条件，在这样的环境条件下，菌种处于休眠状态，不易发生变异，可以保藏较长时间，一般保藏期达5~10年，甚至长达15年之久。由于冻干的菌种保藏在密闭的安瓿中，还可避免保藏期间的污染。该法是目前常用的较为理想的长期保藏菌种的方法。不过，该方法操作较为繁琐，技术要求严格，费用较高，限制了其应用。

2. 操作步骤

（1）安瓿管准备　①安瓿管的选择：选择底部为圆形的中性玻璃，这样的安瓿受压均匀，不易破裂；②安瓿管的清洗：首先用2%的盐酸浸泡8～10h，然后用自来水冲洗，再用蒸馏水冲洗至中性；③烘干，塞上棉塞灭菌。

（2）配制保护剂　使用保护剂主要是为了稳定细胞膜，使菌种在冻干过程中免于死亡和损伤，并减少保藏过程中和复苏时的死亡。一般选用脱脂牛奶或者马血清。国外也有用混合保护剂的，如英国国立工业细菌收藏所使用的干燥合剂：马血清300ml、牛肉膏0.5g、蛋白胨0.8g、葡萄糖30g、蒸馏水100ml，0.2μm过滤除菌。

（3）制备菌悬液　选择生长良好、无污染、处于静止期的细胞或者成熟的孢子，将2～3ml保护剂加入该斜面内，用接种针轻刮菌苔，制成菌悬液。再用无菌带橡皮头的滴管将菌悬液分装到准备好的安瓿中，每管4～5滴。

（4）预冻　预冻的目的是使水分在真空干燥时直接由冰晶升华为水蒸气。预冻要在1h内进行，预冻温度为－35℃～－45℃。

（5）干燥　将预冻好的安瓿管放入冷冻干燥箱内，进行真空干燥。温度在－30℃以下，真空度在66.7Pa以下。干燥时间可根据冻干样品的量而定，判断标准是冻干样品呈酥丸状。

（6）熔封　将干燥完毕的安瓿放入干燥器内，在火焰上将安瓿管拉成细颈，再抽真空，在真空状态下熔封。

（7）检验和保藏　用高频火花真空测定器检查其是否达到真空，管内灰蓝色至紫色放电，说明保持真空。检查时电火花应射向安瓿的上部，切勿直射样品。保藏在4℃冰箱中，一般认为在较低的温度下（－20℃～－70℃）保藏对于菌种的长期稳定更好。

3. 注意事项

（1）不同的菌种对冷冻干燥的反应不一，虽该方法适用范围较广，但并不适用所有菌种，如霉菌、菇类和藻类就不适用。

（2）冻干前的菌龄对保藏有影响，只有稳定期的细胞和成熟的孢子才适合保藏。

（3）应采用较浓的菌悬液，一般以10^8～10^{10}个/ml为宜。

（4）冷冻速度过快、过慢都影响菌种的保藏。

（5）干燥的程度以残留少量水分（1%～2%）为宜。

五、液氮超低温保藏法

1. 保藏原理　液氮是超低温液体，温度可达－196℃，而在－130℃以下，微生物的新陈代谢趋于停止，处于休眠状态。因此，用此法保藏菌种可减少死亡和变异，是当前公认的最为有效的菌种保藏方法。该法应用范围最为广泛，几乎所有微生物都可采用液氮超低温保藏。

2. 操作步骤

（1）菌种的准备　根据微生物培养方式的不同进行保藏。对能产生孢子或可以分散的细胞，可制成菌悬液。对只能形成菌丝不产生孢子的真菌，可制成菌丝断片悬液，或者从平板上切取小块装入安瓿内保存。

（2）安瓿管的准备　用圆底硼硅玻璃制品或者螺旋口的塑料管，该材料应能耐受较大温差的骤然变化。

（3）保护剂（防冻剂）　每种生物细胞都含有水分，水分可以通过细胞膜自由进出。当外界温度下降到冰点时，细胞内的水分就会通过细胞膜向外渗透，如果细胞内的自由水较多，而且温度下降特别快，超过了细胞膜正常渗透功能，细胞内外的水会完全冻结，很多自由水来不及渗透出来就在细胞内结成冰晶而扎伤细胞甚至导致细胞死亡。为防止细胞内外因冻结引起损伤，应加入保护剂。保护剂可以降低细胞内溶液的冰点，减少冰晶对细胞的伤害。

保护剂有两种类型：一是渗透性强的保护剂，如甘油、二甲基亚砜，能保护细胞内外免于冻伤；二是渗透性弱的保护剂，如蔗糖、乳糖、甘露糖等，只能在细胞膜外起保护作用。目前使用渗透性强的保护剂居多。甘油应在121℃高压蒸汽灭菌15min，二甲基亚砜应过滤除菌。

通常将菌种悬浮在10%（体积分数）甘油蒸馏水或者二甲基亚砜蒸馏水中。菌悬液的浓度要大于10^8个/ml，否则冷冻损伤大。

（4）冻结　菌种存活率与降温过程冷冻速度有关。在0～－30℃之间控制在每分钟下降1℃为宜，在－35℃以下就不需控制了。对于耐低温的微生物，可以直接放入液氮中冷冻。最好的办法是利用计算机程序控制降温装置，能很好地控制降温速率。

（5）保藏　放入－196℃液氮罐或液氮冰箱内保藏。

（6）恢复培养　利用液氮超低温保藏技术的一个大原则就是“慢冻快融”。在恢复培养时，将保藏管从液氮中取出后，立即放入38～40℃的水浴中振荡至菌液完全融化，此过程要在1min内完成。否则，会使细胞内再生冰晶或冰晶形态发生变化而扎伤细胞。

3. 注意事项

（1）防止冻伤，操作时应戴面罩及皮手套。

（2）运送液氮一定要用专用特制的容器。

（3）注意室内通风，防止过量氮气引起窒息。

（4）液氮冷冻保藏管应严格密封。若有液氮渗入管内，在从液氮容器取出时，管内的液氮体积会膨胀680倍，爆炸力很大，必须特别小心。

（5）由于液氮容易渗透逃逸，需要经常补充液氮。

【小知识】

在国际著名的美国典型微生物菌种保藏中心（ATCC）中，采用保藏期达5～15年的冷冻真空干燥保藏法和保藏期达20年的液氮超低温保藏法。方法是：先将原种制成若干液氮保藏管作为保藏菌种，然后再制一批冷冻干燥保藏菌种作为分发用。经5年后，假定第一代（原种）的冷冻干燥保藏菌种已分发完毕，再打开1瓶液氮保藏原种，这样下去，至少在20年内，凡获得该菌种的用户，至多只是原种的第二代，可以保证所保藏和分发菌种的原有性状。

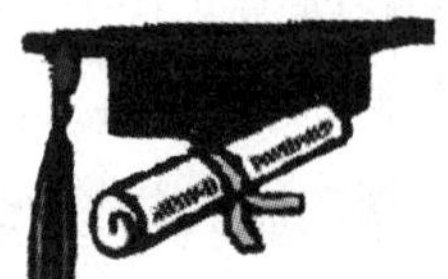

【知识拓展】

菌种衰退和复壮

1. 菌种衰退　菌种在使用和保藏过程中，变异会导致遗传性状发生改变，造成菌种不纯和生产能力下降，称为菌种衰退。菌种衰退的主要原因如下。

（1）内在因素　包括自发突变、回复突变等。如用于生产实践的菌种，往往是专业人员通过诱变等技术收集到的优良菌种，一旦菌种发生回复突变，就又成为野生型。

（2）外在因素　主要是指用于保藏的环境条件，如培养基成分、温度、湿度、pH和通气条件等，它们对菌种的培养特征和代谢等有很大影响。传代次数愈多，菌种也愈易发生衰退。

2. 菌种复壮　狭义的菌种复壮是指使已衰退的菌种恢复原有性状的措施，具体如下。

(1) 分离纯化　从已衰退的微生物群体中，采用自然分离的方法，筛选出少数保持原有性状的个体。

(2) 通过合适的宿主　很多微生物可以接种在相应的动、植物或者昆虫宿主上复壮。如肺炎链球菌长期人工培养后，毒力减退，通过小白鼠传代，则毒力增强。

广义的复壮是指在菌种的典型特征或生产性状尚未衰退前，就经常有意识地采取纯种分离和生产性状测定工作，以期从中选择到自发的正突变个体。

由此可见，狭义的复壮是一种消极的措施，而广义的复壮是一种积极的措施，是目前工业生产中积极提倡的。

【课后小结】

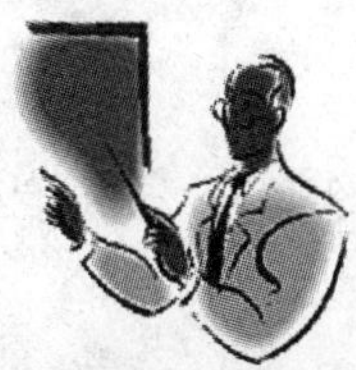

1. 菌种保藏目的：保证菌种的生活力，减少菌种变异，保持其优良性能；避免杂菌污染。

2. 菌种保藏原理：挑选典型菌种的优良纯种，最好采用微生物的休眠体（如孢子、芽孢等）；人工创造低温、干燥、缺氧、避光、缺乏营养、添加保护剂或酸度中和剂等环境条件，抑制微生物的代谢作用，使其生命活动降低到极低的程度或处于休眠状态，从而延长菌种生命，使菌种保持原有的优良性状，防止变异。

3. 菌种保藏机构及职责：中国微生物菌种保藏管理委员会（CCCCM）及下设7个国家级专业菌种保藏管理中心，分别负责农业、工业、林业、医学、兽医、药用及普通微生物菌种资源的收集、鉴定、保藏、供应及国际交流任务。

4. 常用的菌种保藏方法比较（表7－2）。

表7－2　几种常用的菌种保藏方法比较

方法	主要措施	有效期	评价
斜面低温保藏法	低温	3～6个月	经济、简便、易行
石蜡油封存保藏法	低温、无氧	1年	经济、简便
砂土管保藏法	干燥、无营养	1～10年	经济、有效
冷冻真空干燥保藏法	低温、无氧、干燥、有保护剂	5～15年	有效
液氮超低温保藏法	干燥、无氧、低温、有保护剂	20年	有效

【自我测评】

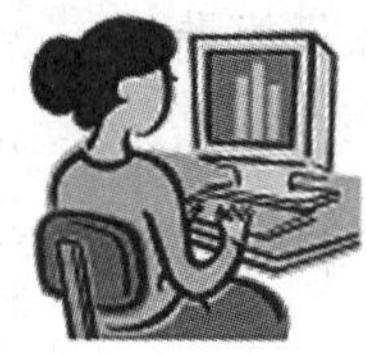

一、单项选择题

1. 实验室和生产中，最简便易行的菌种保藏方法为（　　）。

A. 斜面低温保藏法　　B. 石蜡油封存保藏法

C. 砂土管保藏法　　D. 冷冻真空干燥保藏法

2. 最为理想的菌种保藏方法为（　　）。

A. 斜面低温保藏法　　B. 液氮超低温保藏法

C. 砂土管保藏法　　D. 冷冻真空干燥保藏法

3. 用斜面低温保藏法保藏放线菌的有效时间一般为（　　）。

A. 1 个月　　B. 3 个月　　C. 6 个月　　D. 1 年

4. 液氮超低温保藏法常用的保护剂为（　　）。

A. 脱脂牛奶　　B. 血清　　C. 甘油　　D. 盐酸

二、判断题

（　　）1. 进行细菌的斜面低温保藏法时，最好选用无菌的棉塞代替橡皮塞，可适当延长保藏期。

（　　）2. 我国于 1979 年 7 月，成立了中国微生物菌种保藏管理委员会（CCCCM），下设 7 个国家级专业菌种保藏管理中心。

（　　）3. 芽孢是细菌的休眠方式。

（　　）4. 保藏放线菌常选用其孢子。

（　　）5. 传代次数愈多，菌种愈容易发生衰退。

（　　）6. 利用液氮超低温保藏技术的原则是“快冻慢融”。

三、简答题

1. 阐述菌种保藏的目的及原理。

2. 阐述各种常用菌种保藏方法的原理及操作步骤。

3. 实验设计：现有纤维素酶的高产霉菌菌株，试设计一个实验方案将其妥善地保藏？

（凌庆枝）

第八章　微生物分布测定技术

【学习目标】

（1）微生物在自然界和正常人体的分布。

（2）空气中微生物分布测定技术。

（3）微生物数目直接测定技术。

（4）微生物大小测定技术。

学习掌握以上知识，为日后从事微生物分布测定工作奠定基础。

【知识导入】

美国哈佛大学医学院经过数年不断取样测定，得出：清洁的口腔中，每只牙齿上大约有1000～10万个细菌；肠道中，不喜欢见光和不太喜欢氧气的细菌搭帮结伙，竟有500余种，成亿万个之多；大肠中，每克粪便中约有1000亿个细菌；结肠中，细菌的重量竟有1.5kg，几乎成了人体中的一个组成部分。正是这些数量巨大、队伍庞杂的细菌生活在我们的消化系统中，帮助我们消化、抵御外来致病菌的侵袭，我们才能健康地生存。

然而，某些土壤、空气、水中的微生物是我们要防御的。如果你到一个卡拉OK舞厅中去，那里空气污浊、人头攒动、门窗紧闭，每立方米空气中大约有22000个微生物，比一般空气中高出5～6倍，很容易感染致病菌，引起呼吸系统疾病。而海边和郊外旷野，那里空气新鲜，致病菌少，每立方米空气中大约只有1000个微生物，是节假日较好的去处。

【想一想】

（1）微生物分布在自然界哪些地方？

（2）我们身体还有哪些部位存在微生物，它们与机体的关系如何？

（3）如何进行空气中微生物分布测定？

（4）如何进行微生物数目直接测定及微生物大小的测定？

第一节 微生物的分布

微生物广泛分布于自然界，无论是土壤、水、空气，甚至人迹罕至的高山、深海、冰川、温度极高的温泉和火山口都有微生物的足迹。微生物对自然界的物质循环、生态平衡起着极其重要的作用，可以说没有微生物就没有自然界。

一、微生物在自然界的分布

1. 土壤中的微生物　土壤中含有微生物生长繁殖所必须的营养物质、适当的水分、适宜的需氧或厌氧环境、适宜的 pH 和适宜的温度，并能保护微生物免受日光直射的损伤，是微生物生长繁殖的最佳场所。

由于土壤给予微生物的条件有差异，分布其中的微生物种类和数量也不同。日光直射、缺少水分的贫瘠土壤及无植被的土壤中，微生物数量较少；有机质丰富、水分充足的离地面 10～20cm 深处的土壤中，微生物数量较多。每克土壤中通常含有数亿到数十亿个微生物。随着土壤深度的增加，微生物的种类和数量逐渐减少。

土壤中聚集的微生物主要有细菌、放线菌、真菌等，绝大多数微生物对人类有益。它们参与大自然的物质循环，分解动植物的尸体；固氮细菌能固定大气中的氮，供给植物利用。病原微生物在土壤中容易死亡，但是一些能形成芽孢的细菌，如破伤风杆菌、肉毒杆菌、炭疽杆菌等，可在土壤中存活多年。

2. 水中的微生物　无论清澈的水中还是污浊的水中，或多或少都有微生物存在。水中微生物种类及数量，因水源不同而异。一般地表水的微生物比地下水的多，静止水的微生物比流动水的多，沿岸水的微生物比河道中流动水的多。水中的微生物种类繁多，主要有细菌、放线菌、真菌、螺旋体等，几乎不含致病菌。

【小知识】

被粪便污染的污染水中，微生物的种类及数量会显著增加。这类污染水的微生物常有大肠埃希菌、粪链球菌、产气荚膜杆菌、变形杆菌等，有时会发现致病菌，如伤寒沙门菌、痢疾杆菌、霍乱弧菌、肝炎病毒、钩端螺旋体等。这些微生物在水中可存活数天、数周或数月。

制药工艺无论是制剂的配方还是物品的洗涤以及在制药过程中的各个环节都要应用自来水、蒸馏水、去离子水等。受病原微生物污染的水容易引起肠道传染病的流行，水源卫生的监督和管理是非常重要的。所以，严格保护水源，保证用水质量，对于制药工作十分重要。

3. 空气中的微生物　空气中的微生物主要来源于人畜呼吸道的飞沫及干燥土壤的尘埃。空气中分布的微生物种类和数量由于环境的不同而有所差别。室内比室外多，人口稠密的地方较空气流通、人口稀薄的地方多。

空气中常见的微生物有：细菌、霉菌的孢子及酵母菌、放线菌等非致病菌；有时还有结核杆菌、白喉杆菌、葡萄球菌、链球菌、肺炎双球菌、流感病毒、脊髓灰质炎病毒等病原微生物。因为空气中缺乏微生物生长所必须的营养及适当的温度，不适宜微生物的繁殖。大部分微生物在空气中存活时间只有数秒钟，有的则能存活几个星期、几个月甚至更长的时间。一些抵抗力较强的微生物存活时间较长，如细菌中的芽孢杆菌、八叠球菌等，霉菌中的青霉、曲霉、镰刀霉、毛霉、根霉、野生酵母等，少数放线菌等。

空气中的病原微生物易引起呼吸道疾病和创伤感染。因此，医院病房、门诊部、手术室及呼吸道传染病的病人活动区域应经常进行空气消毒，以免病原菌散布。空气中的微生物还会污染培养基、生物制品、药物制剂等。因此，菌种接种室、无菌制剂和生物制品生产车间也应经常进行空气消毒以保证产品质量。甲型溶血性链球菌是人呼吸道菌群中最常见的细菌，通过测定甲型链球菌的指标可测定空气被微生物污染的程度。

二、微生物在正常人体的分布

1. 正常菌群和条件致病菌　分布在人体体表及与外界相通的腔道中的微生物，在人体免疫功能正常时，不引起疾病，称为正常菌群（表8－1）。

表8－1　人体各部位常见的微生物

部位	常见的微生物
皮肤	表皮葡萄球菌、类白喉杆菌、铜绿假单胞菌、真菌等
口腔	链球菌（甲型或乙型）、乳酸杆菌、螺旋体、梭形杆菌、白色念珠菌、表皮葡萄球菌、肺炎链球菌、奈瑟球菌、类白喉杆菌等
胃	正常一般无菌
肠道	双歧杆菌、大肠埃希菌、厌氧性链球菌、粪链球菌、葡萄球菌、白色念珠菌、乳酸杆菌、变形杆菌、破伤风杆菌、产气荚膜杆菌等
鼻咽腔	甲型链球菌、肺炎链球菌、流感杆菌、乙型链球菌、葡萄球菌、铜绿假单胞菌、大肠埃希菌、变形杆菌等
眼结膜	表皮葡萄球菌、结膜干燥杆菌、类白喉杆菌等
阴道	乳酸杆菌、白色念球菌、类白喉杆菌、大肠埃希菌等
尿道	表皮葡萄球菌、类白喉杆菌、耻垢分枝杆菌等

当正常菌群的某些微生物侵入机体其他部位或机体防御功能减弱时，某些正常菌群可引起疾病，称为条件致病菌。

2. 正常菌群的作用

（1）生物拮抗作用　正常菌群是人体防止外源性病原菌侵入的生物屏障。正常菌群可通过黏附和繁殖形成一层自然菌膜，以促进机体抵抗病原微生物的侵袭及定植，从而对宿主起到一定程度的保护作用。正常菌群除了与病原菌争夺营养物质和空间位置外，还可以通过其代谢产物以及产生抗生素、细菌素等起作用。

（2）免疫作用　正常菌群释放的内毒素等物质可刺激机体免疫系统保持活跃状态，是机体非特异免疫体系的一个不可缺少的组成部分。

（3）营养与代谢作用　正常菌群参与人体的物质代谢、营养转化与合成。除参与蛋白质、糖类、脂肪代谢及合成维生素（如核黄素、生物素、叶酸、吡哆醇及维生素 K 等）外，还参与胆汁代谢、胆固醇代谢及激素转化等过程。

（4）抗衰老与抑癌作用　肠道正常菌群中的双歧杆菌有抗衰老作用。此外，双歧杆菌和乳杆菌有抑制肿瘤发生的作用。

3. 菌群失调　在正常情况下，人体和正常菌群之间以及正常菌群的各种微生物之间，保持着相对的平衡关系。若长期服用抗生素抑制或杀死其中的某些微生物，导致另一些耐药的微生物大量繁殖，破坏了菌群微生物间的平衡关系，称为菌群失调。

严重菌群失调而引起疾病者，称为菌群失调症，临床上又称为二重感染。

【小知识】

长期服用广谱抗生素，可使胃肠道中对该药物敏感的细菌被抑制，不敏感的真菌、耐药性葡萄球菌等微生物大量繁殖，从而引起菌群失调症，导致肠道感染疾病发生。因此，为了防止菌群失调症的发生，应合理使用抗生素。

第二节 空气中微生物分布测定技术

一、技术原理

悬浮在空气中的微生物落在适宜的固体培养基表面，在适宜温度下培养一段时间后，每个分散的菌体或孢子就会形成一个肉眼可见的细胞群体即菌落。通过观察菌落的特征和计数，就可大致鉴别空气中微生物的种类和数量。

测定空气中微生物的方法很多，有沉降法、滤过法、撞击法等。沉降法是利用含微生物的尘粒或液滴因重力自然落在适宜的固体培养基表面来进行测定的。实验证明，培养基表面在空气中暴露15min后，每$100cm^2$培养基表面生长的菌落数相当于10L空气中所含有的微生物总数。

二、操作方法

1. 制备平板　将已融化的无菌牛肉膏蛋白胨琼脂培养基、查氏培养基及高氏Ⅰ号培养基冷却至50℃左右，倾入无菌培养皿，每皿约20ml，各倒6皿，依次编号：0、1、2、3、4、5。

2. 采样　将每种培养基对应的6个平板置于高度约1m的平台上，0号与3号置于室内中央，1、2、4、5号分别置于室内四周。0号培养皿不打开皿盖，作阴性对照；其他培养皿打开皿盖，使培养基暴露于空气15～30min后盖上皿盖。

3. 培养　将牛肉膏蛋白胨琼脂培养基平板置于37℃培养箱，倒置培养24h；将查氏培养基平板和高氏Ⅰ号培养基平板置于28℃培养箱，倒置培养48h。

4. 观察并记录结果　计算出$100cm^2$培养基的菌落数及每立方米空气中的活菌数。

$$100cm^2\text{培养基的菌落数}=\frac{\text{每个平皿菌落数}}{\pi r^2}\times 100$$

式中，r为平皿半径，单位为cm。

$$\text{每}1m^3\text{空气中活菌数}=\frac{100cm^2\text{培养基上平均菌落数}}{20}\times 1000$$

第三节 微生物数目直接测定技术

一、技术原理

测定微生物数量的方法很多，通常采用显微直接计数法和平板计数法。显微直接计数法适用于各种含单细胞菌体的纯培养悬浮液，如有杂菌或杂质，常不易分辨。一般菌体较大的酵母菌或霉菌孢子可采用血细胞计数板，细菌则采用彼得罗夫·霍泽（Petrof Hausser）细菌计数板。两种计数板的原理和部件相同，只是细菌计数板较薄，可使用油镜观察。而血细胞计数板较厚，不可使用油镜观察。

血细胞计数板又称为血球计数板，是一块特制的厚型载玻片（图8－1）。载玻片上有4条凹槽构成3个平台。中间的平台较宽，其中间又被一短横槽分隔成两半，每个半边上面各刻有1个方格网，方格网上刻有9个大方格，中间的1个大方格为计数区。计数区通常有两种：一种是计数区分为16个中方格（中方格用三线隔开），而每个中方格又分成25个小方格；另一种是计数区分成25个中方格（中方格用双线隔开），而每个中方格又分成16个小方格。不管计数区是哪种构造，它们都有一个共同特点，即计数区由16×25＝400个小方格组成。

计数区为正方形，边长为1mm，计数区的面积为$1mm^2$，每个小方格的面积为$1/400mm^2$。盖上盖玻片后，计数区的高度为0.1mm，则每个计数区的体积为$0.1mm^3$，每个小方格的体积为$1/4000mm^3$。

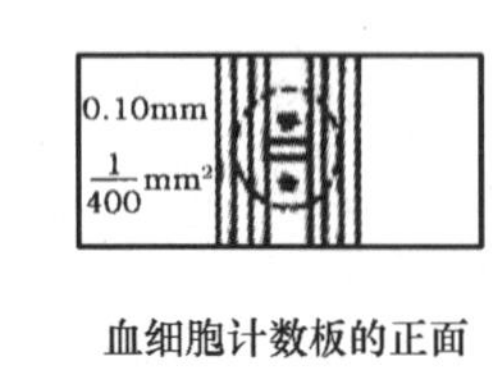

血细胞计数板的正面

血细胞计数板的侧面

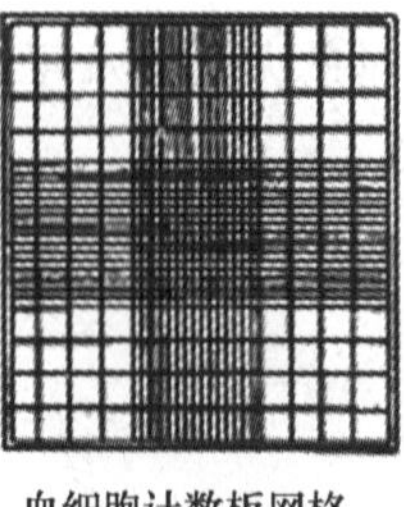

血细胞计数板网格

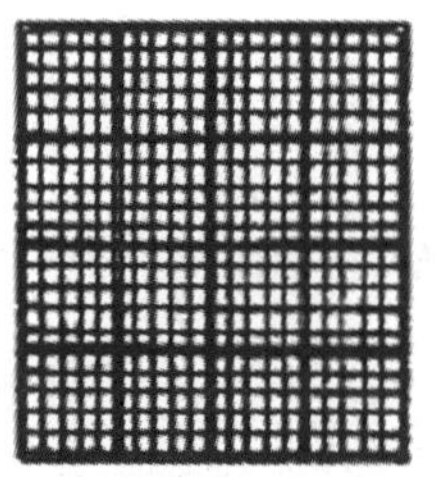

16×25血细胞计数板

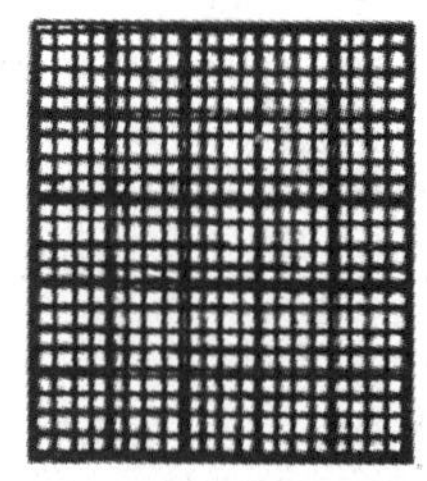

25×16血细胞计数板

图8－1 血细胞计数板构造

使用血细胞计数板计数时，先要测定每个小方格中微生物的数量，再换算成1ml菌液（或每1g样品）中微生物细胞的数量。这种计数方法无论死活细胞都计数在内，为了便于计数，计数前需对样品做适当稀释及染色。

二、操作方法

1. 稀释　取待测菌悬液加生理盐水适当稀释至每中方格中5~10个菌数为宜。

2. 染色　往待测菌悬液中加入少量0.1%亚甲蓝染液，摇匀，使待测菌着色。

3. 加样　取干净的血细胞计数板盖上盖玻片，将待测菌悬液摇匀，用滴管吸取少许，从计数板中间平台两侧的沟槽内沿盖玻片的下边缘滴一小滴，利用液体的表面张力充满计数区，勿使气泡产生，并用吸水纸吸去沟槽中流出的多余菌悬液。也可将菌悬液直接滴加在计数区上，不要使计数区两边平台沾上菌悬液，以免加盖玻片后，造成计数区高度的升高，再加盖玻片。

4. 显微计数　静置5min后，将血细胞计数板置于显微镜载物台上夹稳，先用低倍镜找到计数区所在位置，再换成高倍镜进行计数。

计数时若计数区是由16个中方格组成，要按对角线方位数左上、右上、左下、右下4个中方格（即100小方格）的菌数。若计数区是由25个中方格组成，除数上述4个中方格外，还需数中央1个中方格的菌数（即80个小方格）。

每个样品重复计数2~3次，求出每一个小方格中细胞平均数（N），按公式计算出每ml（g）菌悬液所含细胞数量。如果每次计数，数值相差过大，则应重新操作。

5. 计算　已知：$1ml=10mm\times10mm\times10mm=1000mm^3$

1ml体积应含有小方格数为$1000mm^3/(1/4000)\ mm^3=4\times10^6$个小方格，即系数$K=4\times10^6$。

因此，每1ml菌悬液中含有细胞数=每个小格中细胞平均数（N）×系数（K）×菌液稀释倍数（d）。

6. 清洗　计数完毕，取下盖玻片，用水将血细胞计数板冲洗干净，切勿用硬物洗刷或抹擦，以免损坏网格刻度。冲洗干净后，自行晾干或用吹风机吹干，放入盒内保存。

【小知识】

血细胞计数板计数时，应按一定顺序进行，如菌体位于大方格的双线上，计数时则数上线不数下线，数左线不数右线，以免重复计数，减少误差。对于出芽的酵母菌，芽体达到母细胞大小一半时，即可作为两个菌体计算。计数过程中，应适当使用调节器调节焦距，将处于不同深度的细胞全部计算在内。

第四节　微生物大小测定技术

一、技术原理

微生物个体微小，通常在显微镜下测量其大小。用来测量微生物大小的工具是测微尺，由目镜测微尺和镜台测微尺组成（图 8－2）。

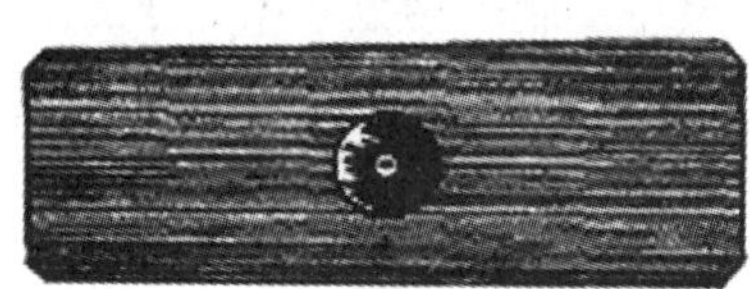

a.带镜台测微尺的载玻片

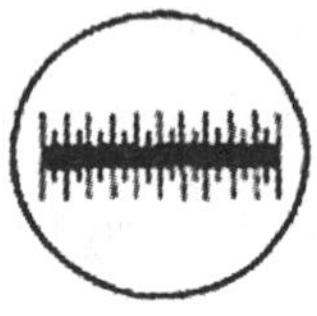

b.镜台侧微尺

c.目镜侧微尺

图 8－2　目镜测微尺与镜台测微尺

目镜测微尺是一块刻放在目镜内的隔板上的圆形小玻片，其中央刻有精确的刻度，有等分 50 小格或 100 小格两种，每 5 小格间有一长线相隔。由于所用目镜放大倍数和物镜放大倍数的不同，目镜测微尺每小格所代表的实际长度也就不同。目镜测微尺不能直接用来测量微生物的大小，在使用前必须用镜台测微尺进行校正，以求得在一定放大倍数的目镜和物镜下该目镜测微尺每小格的相对值，然后才可用来测量微生物的大小。

镜台测微尺是中央部分刻有精确的等分线的载玻片，专用于校正目镜测微尺。一般将 1mm 等分为 100 格，或 2mm 等分为 200 格，每格长度等于 0.01mm（即 10μm）。

由于镜台测微尺是放在载物台上，与细胞标本位置相同，因此与细胞的放大倍数也相同，从镜台测微尺上得到的读数就是细胞的真实大小。在一定放大倍数下，先用镜台测微尺校正目镜测微尺，求出目镜测微尺每格所代表的实际长度，然后移去镜台测微尺，换上待测标本，用目镜测微尺测出细胞的大小，根据目镜测微尺每格所代表的实际长度，就可求出细胞的实际大小。例如目镜测微尺的 10 小格正好等于镜台测微尺的 4 小格，已知镜台测微尺每格为 10μm，则 4 小格的长度为 4 × 10μm = 40μm，那么目镜测微尺上每格的实际长度为 40/10 = 4μm（图 8 – 3）。

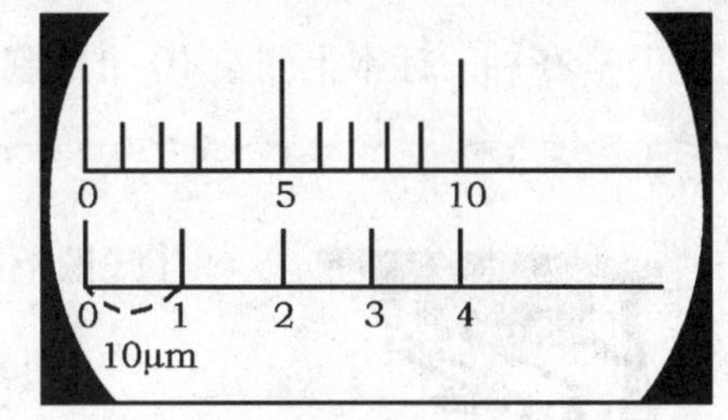

图 8 – 3　目镜测微尺与镜台测微尺的校正

二、操作方法

1. 目镜测微尺的安装　把目镜的上透镜旋下，取下目镜，将目镜测微尺放入目镜的中隔板上，使有刻度的一面朝下（图 8 – 4）。

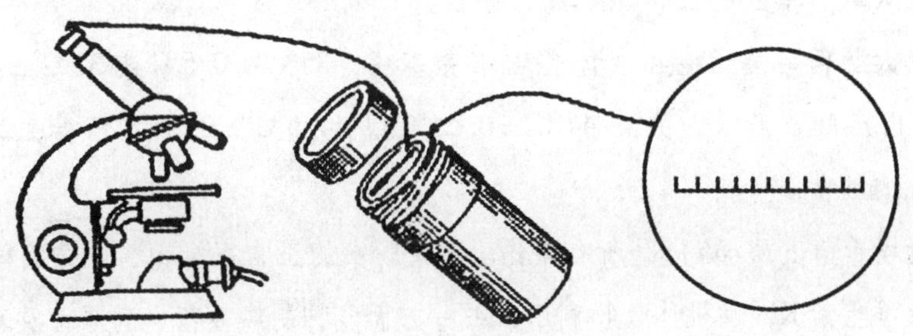

图 8 – 4　目镜测微尺的安装

2. 镜台测微尺的安装　将镜台测微尺置于显微镜的载物台上，使有刻度的一面朝上。

3. 目镜测微尺的校正

（1）先用低倍镜观察，调准焦距，看清镜台测微尺刻度后，转动目镜，使目镜测微尺的刻度与镜台测微尺的刻度平行，移动推动器，使两尺的左边第一条线（“0”刻度）相重合。定位后，再向右寻找另外两条重合的刻度线，记录两重叠刻度线间的目镜测微尺与镜台测微尺的格数，计算出目镜测微尺每格所代表的长度。

（2）用同样方法分别校正在高倍镜下和油镜下目镜测微尺每小格所代表的长度。

4. 细菌的大小测定

（1）取下镜台测微尺，换上细菌标本片。

（2）测量细菌的长度占目镜测微尺的格数（n），然后计算出菌体的实际长度 L（μm）。

$$\text{目镜测微尺每格所代表的长度 } l\ (\mu\text{m}) = \frac{\text{两重叠刻度线间镜台测微尺的格数} \times 10}{\text{两重叠刻度线间目镜测微尺的格数}}$$

$$L = n \times l$$

（3）在同一标本上测量10个细胞，取平均值。

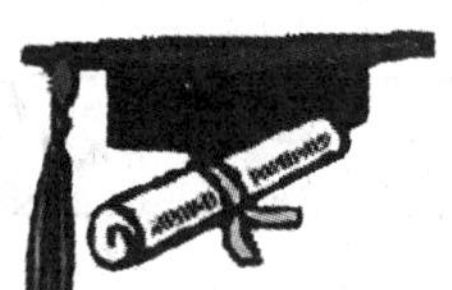

【知识拓展】

水的微生物测定技术

目前我国饮用水的卫生标准是：细菌菌落总数每毫升不得超过100个，每100ml水中不得检出有总大肠菌群、耐热大肠菌群和大肠埃希菌。超过此标准，表示水源可能受粪便等污染，由此可推断水中可能有病原菌存在。

大肠菌群是指在乳糖培养基中，经过24h培养，能发酵乳糖并产酸、产气的一群兼性厌氧、革兰阴性、无芽孢的杆菌。

耐热大肠菌群是指能在液体乳糖培养基中，35℃ ±0.5℃或37℃ ±0.5℃培养，48h内产酸、产气；并在44℃ ±0.25℃或44.5℃ ±0.25℃培养，24h内产酸、产气的细菌。

大肠埃希菌（*E. coli*）是所有哺乳动物大肠中的正常寄生菌，一方面能合成维生素B及维生素K，供机体吸收利用；另一方面能抑制腐败菌、病原菌及真菌的过度增殖。但当它们离开寄生部位，进入到机体其他部位时，可能引起感染发病。

应用平板菌落计数法，将水涂布于营养琼脂表面，经培养后水中的细菌就会生长，形成肉眼可见的菌落，能直接反映检样中活菌的数量。

水中大肠菌群的检测常用多管发酵法和滤膜法。多管发酵法适用于各种水样，但操作繁琐、耗时。滤膜法将水样倒入无菌的放有微孔滤膜的抽滤器中，经过抽滤，细菌被截留在滤膜上，再将滤膜贴在大肠菌群选择性培养基的表面，经过培养后鉴定滤膜上生长的大肠菌群菌落，计算出每升水样中的大肠菌群数。滤膜法简单、快速，但杂质较多的水样易堵塞滤膜，不能用此法。

【课后小结】

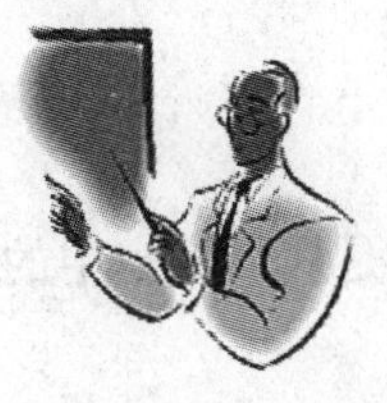

1. 自然界中的微生物广泛分布于土壤、水和空气中，土壤是微生物生长繁殖的最佳场所。

2. 分布在人体体表及与外界相通的腔道中的微生物，在人体免疫功能正常时，不引起疾病，称为正常菌群。当正常菌群的某些微生物侵入机体其他部位或机体防御功能减弱时，某些正常菌群可引起疾病，称为条件致病菌。

3. 在正常情况下，人体和正常菌群之间以及正常菌群的各种微生物之间，保持着相对的平衡关系。若长期服用抗生素抑制或杀死其中的某些微生物，导致另一些耐药的微生物大量繁殖，破坏了菌群微生物间的平衡关系，称为菌群失调。严重菌群失调而引起疾病者，称为菌群失调症。

4. 悬浮在空气中的微生物落在适宜的固体培养基表面，在适宜温度下培养一段时间后，每个分散的菌体或孢子就会形成一个肉眼可见的细胞群体，即菌落。通过观察菌落的特征和计数，就可大致鉴别空气中微生物的种类和数量。

5. 显微计数法测定微生物细胞数量适用于各种含单细胞菌体的纯培养悬浮液，一般采用血细胞计数板进行计数。操作过程为：稀释→染色→加样→显微计数→计算→清洗。

6. 测量微生物细胞大小的工具是测微尺，它由目镜测微尺和镜台测微尺组成。测量前要先安装目镜测微尺和镜台测微尺，并对目镜测微尺进行校正，测量后再进行换算。

【自我测评】

一、单项选择题

1. 我国饮用水的质量标准之一是：每 100ml 的饮用水中检出大肠埃希菌的数目是（　　）个。

A. 3　　B. 2　　C. 1　　D. 0

2. 人体内微生物寄居量最少的组织器官是（　　）。

A. 口腔　　B. 胃　　C. 肠道　　D. 尿道

3. 测定空气中微生物的数量一般要准备（　　）个平板采集样品。

A. 1　　B. 2　　C. 3　　D. 6

4. 用血细胞计数板进行显微计数时至少要数（　　）个中方格的菌数。

A. 1　　B. 2　　C. 3　　D. 4

二、判断题

(　　) 1. 自然界中的微生物多数对人体是无害的。

(　　) 2. 为了减少空气中病原菌对人体的危害，应经常对人群特别是病人较集中的地方进行空气消毒。

(　　) 3. 正常菌群是指分布在人体体表及与外界相通腔道中的，总是对人体是无害的微生物群体。

(　　) 4. 在对空气中的微生物采完样后的平板要放在相应的温度培养箱中正置培养。

(　　) 5. 采用血细胞计数板只能测量出活细胞的数目。

(　　) 6. 血细胞计数板使用完毕后最好用刷子刷干净，以确保板上不残留有微生物细胞。

(　　) 7. 在用测微尺测量细菌细胞大小时一定要用目镜测微尺校正镜台测微尺。

三、简答题

1. 实验设计：微生物实验室空气中所含的细菌总数。

2. 根据你的体会，说明用血细胞计数板计数的误差主要来自哪些方面？应如何尽量减少误差？

（叶曼红）

第九章　微生物防治技术

【学习目标】

1. 微生物与药物变质的关系。
2. 药物防腐技术。
3. 中药防霉技术。

学习掌握以上知识，为日后从事药物制剂的生产、贮藏与养护工作奠定基础。

【知识导入】

《药品生产质量管理规范》简称为GMP（Good Manufacturing Practices for Drugs），是在药品生产全过程中，用科学、合理、规范化的条件和方法来保证生产优良药品的一整套科学管理的办法，是世界各国普遍采用的有效管理方式和国际上评价药品质量的一项重要内容。它要求药品生产企业在机构、人员、厂房、设施设备、卫生、验证、文件、生产管理、质量管理、产品销售与回收、投诉与不良反应报告、自检等方面都必须制订系统的、规范化的规程，并严格执行这一系列的规程，以保证人们用药的安全性和有效性；同时使药品生产企业有法可依、有章可循。

我国已于1999年6月18日颁布了《药品生产质量管理规范》，从1999年8月1日起正式施行。2004年7月1日起，我国所有药物制剂和原料药的生产企业必须符合GMP要求，并取得“药品GMP证书”，未通过认证的药品生产企业将全部停产。

【想一想】

（1）药物制剂和原料药的生产为何要符合GMP要求？

（2）哪些环节会导致微生物污染药物，如何防止？

（3）如何判断药物已经受到微生物的污染？

第一节　微生物与药物变质

一、药物微生物污染的来源

1. 药物原辅料　药物制剂的原辅料常含有种类和数量不同的微生物。甘草等植物药材往往携带土壤中的微生物；胰腺粉等动物来源的原材料可能污染大肠埃希菌、沙门菌等肠道致病菌。

2. 制药用水　在制药工业中，制药用具的洗涤、中药材的洗涤和炮制、制剂的配方和冷却都需要水。水中的微生物种类很多，是污染药物制剂的重要来源。水中微生物的种类、数量与水的来源、处理方法以及供水、储水的管道，阀门，设备装配系统的状况有关。制药用水，按其使用的范围不同可分为饮用水、纯化水、注射用水及灭菌注射用水。各种制药用水都必须定期进行水质检查，符合相应的水质标准。

【小知识】

药物生产过程中，一般药材净制时的漂洗、提取及制药用具的粗洗，采用饮用水；非规定灭菌制剂的溶剂、配方用水、非灭菌制剂用器具的精洗、各种试验，采用纯化水；制备注射剂的配方用水、注射用容器的精洗，采用注射用水；注射用灭菌粉末的溶剂或注射剂的稀释剂，采用灭菌注射用水。

3. 空气　空气虽然不是微生物生长繁殖的良好环境，但空气中仍含有不少细菌、霉菌和酵母菌，主要来自于尘埃颗粒、人的皮肤、衣服和飞沫。室内空气中微生物种类、数量与室内清洁度、温度、湿度及人员在室内的活动情况有关。药品生产环境的空气中的微生物分布情况会直接影响药品的质量，我国 GMP 针对药品生产环境要求，将药品生产洁净室（区）的空气洁净度划分为 4 个级别（表 9－1）。

表 9-1 GMP 洁净度标准

项目		100 级	10 000 级	100 000 级	300 000 级
悬浮粒子（个/m^3）	≥0.5μm	≤3500	≤350 000	≤3 500 000	≤10 500 000
	≥5μm	0	≤2000	≤20 000	≤60 000
沉降菌（90mm 皿沉降 0.5h 菌落/皿）		≤1	≤3	≤10	≤15
浮游菌（个/m^3）		≤5	≤100	≤500	≤1000

4. 操作人员　人体的体表及与外界相通的腔道都存在不同种类和数量的微生物。在药物制剂生产过程中，操作人员若不按照正常操作规程操作或有不良的卫生习惯，就可能通过手、伤口、咳嗽、喷嚏、衣服及头发等渠道，将人体的微生物带入到药物制剂中，甚至使病原微生物污染药物。为了保证药物制剂的质量，要求操作人员保持良好的个人卫生，上班前应洗手，穿专用的工作衣帽、鞋和手套，操作时减少流动与说话。凡是患有传染性疾病者或带菌者以及有皮肤创伤、化脓感染的人员不得从事无菌操作和直接接触药品生产的工作。

5. 制药设备和包装容器　药物生产过程中使用的容器、生产工具、生产设备（如粉碎机、药筛、压片机、制丸机、灌装机等）等可能带有多种微生物。生产过程中，药物接触了这些容器、工具、设备上的微生物就有可能被污染。要求容器、工具、设备等要结构简单、易于清洁和消毒，生产前后都要进行清洗和消毒。尽量选用带菌少的新型包装材料，如聚乙烯、聚丙烯、金属薄膜等。

【小知识】

口服固体制剂、表皮外用制剂的暴露工序等在 30 万级洁净区进行；注射剂浓配或采用密闭系统的稀配、深部组织创伤外用药品、眼用药品的暴露工序需在 10 万级洁净区进行；直接接触药品的包装材料的最终处理、注射剂的稀配、滤过、灌装前需除菌滤过的生物制品的生产需在 1 万级洁净区进行；最终灭菌的大容量注射剂（≥50ml）的灌封、无菌原料药的暴露环境、灌装前不经除菌滤过的药液的配制需在 100 级洁净区进行。

二、微生物引起的药物变质

1. 药物变质的判断依据

（1）药物中发现有病原微生物或某些不得检出的特定菌种存在。

（2）非规定灭菌药物中，微生物的总数超过规定的限度。

（3）规定灭菌药物中有活的微生物存在。

（4）注射剂中微生物已经死亡或已经排除，但其热原质等毒性产物仍然存在。

（5）药物发生理化性质的改变。

2. 药物变质的外在表现

（1）药物产生气体及特殊味道，气体会引起药物的塑料包装鼓胀。

（2）药物被产生色素的微生物污染，导致颜色改变。

（3）液体制剂出现黏度下降、浑浊、有沉淀产生或表面有膜状物。

（4）变质的糖浆制剂，形成聚合性的黏稠丝。

（5）乳剂腐败后有团块感和砂粒感。

（6）药物的 pH 改变等。

三、防止微生物污染药物的措施

1. 加强药品生产管理　实施 GMP，针对药品生产的各个环节如厂房建设、设备设计安装、物料管理、操作人员、操作方法等，制定有效措施，加强管理，保证药品生产的环境卫生、工艺卫生、厂房卫生和人员卫生符合要求，防止污染。

2. 进行微生物学检查　在药品生产或储存过程中，应按规定对所储存药物进行各项微生物学检查。例如对无菌制剂进行无菌检查；对非规定灭菌制剂进行微生物限度检查；对注射剂进行热原质检查或内毒素检查，以此来评价药物被微生物污染与损害程度。

3. 合理使用防腐剂　为了限制药物中微生物的生长繁殖，减少微生物对药物的损害，可以在药物制剂中加入适量的防腐剂。

第二节　药物防腐技术

一、理想的防腐剂应具备的条件

1. 对人体无害、无毒、无刺激性。

2. 对药物中的各种微生物均有良好的抗菌活性。

3. 与主药和辅药配伍后，应不改变药物的性质与作用，且本身也不受药物配方的影响而降低防腐能力。

4. 在有效期内，药物中的防腐剂应具有稳定性，可不受热及 pH 等影响。

5. 不影响药物制剂的气味和色泽。

6. 不能与药物容器发生化学反应。

二、常用的防腐剂

各种剂型的药物根据其药物成分、性质、易污染微生物种类、工艺条件及用途选择适宜的防腐剂。按化学成分不同，常用的防腐剂有以下几类。

1. 醇类　如乙醇、苯甲醇、苯乙醇、苯氧乙醇等。

2. 酚类　如苯酚、甲酚、氯甲酚、麝香草酚等。

3. 尼泊金类　如对羟基苯甲酸酯类，常用的有甲、乙、丙三种。

4. 有机酸　如苯甲酸、苯甲酸钠、山梨酸、水杨酸、硼酸及丙酸等。

5. 季铵盐类表面活性剂　如苯扎氯铵、苯扎溴铵、度米芬等。

6. 芳香油　如紫苏醛、桂皮醛等。

7. 汞化合物　如氧氰化汞、苯汞盐、硫柳汞等。

口服固体制剂一般不添加防腐剂，口服液体制剂、外用制剂、某些小容量注射剂、生物制品可按规定添加适宜的防腐剂。

常用于口服或外用药物的防腐剂有苯甲酸、苯甲酸钠、山梨酸、对羟基苯甲酸酯类、季铵盐类等。例如：安神补脑液加苯甲酸；小儿清热止咳口服液、小青龙合剂、复方扶芳藤合剂等加苯甲酸钠；消咳喘糖浆加山梨酸钾；盐酸卡替洛尔滴眼液加苯扎氯铵。

常用于无菌制剂的防腐剂有苯酚、硫柳汞等。例如：冻干破伤风人免疫球蛋白、冻干人免疫球蛋白、流感全病毒灭活疫苗、重组乙型肝炎疫苗等加硫柳汞；布氏菌纯蛋白衍生物、伤寒 Vi 多糖疫苗加苯酚；白喉抗毒素、破伤风抗毒素、抗眼镜蛇毒血清等抗毒素类生物制品加硫柳汞、间甲酚或三氯甲烷。

第三节　中药防霉技术

中药来源广泛，有植物、动物和矿物质。中药化学成分复杂，有水、糖、蛋白质、氨基酸、酶、油脂、无机盐等，这些成分可作为微生物的营养物质，使其在中药上生长、繁殖，引起中药霉变。导致中药霉变的微生物主要有霉菌、酵母菌及细菌，常见的有曲霉、青霉、毛霉、根霉、木霉等。它们破坏中药的组织构造，降低中药有效成分的含量，甚至生成许多与治疗无关或有害的代谢产物，严重影响中药的质量。因此，在中药采集、运输、储存过程中要选择适当有效的方法防止中药霉变。

一、干燥防霉技术

控制中药的水分是中药防霉最重要的问题，在一定条件下，将中药的含水量控制在一定限度内，有利于控制中药的质量。因此，一方面中药在采集地采集后要进行干燥，使含水量达到规定的标准（含水量一般在15%以下）；另一方面中药入库验收时，如果发现中药含水量超过安全限度，应进行加工整理和干燥降低含水量；另外，中药在贮存过程中要控制空气的湿度，保持环境的洁净，以免中药在贮存过程中发霉变质。

1. *曝晒*　曝晒是大多数中药常用的干燥方法。既可利用日光除去中药中的水分，又可利用太阳光中的紫外线杀死霉菌。因此，曝晒可以达到防霉、治霉的双重作用，但只能用于日光直晒对质量没有影响的中药干燥。

方法：选择晴朗、有风的天气，将中药薄薄地摊在苇席上或水泥地上，曝晒过程中要注意及时翻动，保证日光照射均匀。随时检查中药本身的含水量是否已达到规定标准，不可晒得过干，否则中药易脆裂而增加其损耗率。曝晒后要根据中药吸潮快慢程度的不同，分别采取趁热装箱或散热后打包装箱的方法。例如枸杞、麦冬等易重新吸潮，曝晒后应趁热装箱，压实、密封；白术、羌活、丹皮等吸潮较慢，可待热量散失后再进行包装。

2. *摊晾*　摊晾法又称阴干法，将中药置于室内或阴凉处，借温热空气的流动，吹去水分，达到干燥的目的。本法适用于阴雨天或曝晒会使成分损失或引起质地脆裂、走油、变色、融化等变化的芳香性叶类、花类、果皮类等中药的干燥。例如陈皮经曝晒则干枯变色，只能用拆包摊晾的方法进行干燥；枣仁、苦杏仁等曝晒易走油，宜放在通风阴凉处摊晾。

3. *高温烘干*　高温烘干适合大多数高温不变质的中药，尤其对含水量较高而又不能曝晒的中药或因阴雨关系无法用日光曝晒的情况，可用加热增温的方法除去中药中的水分，常用火盆烘干、烘箱烘干或干燥机烘干3种方法。烘干过程中要注意温度、时间及干燥程度，以免将中药烤焦等。

4. *石灰干燥*　石灰干燥采用石灰箱、石灰缸或石灰袋吸湿干燥，吸湿率20%～30%，适用于易变色、泛油、易溢糖而生霉、回潮后不宜曝晒或烘干的中药品种。干燥过程中要勤换石灰，以免发热。例如牛膝、厚朴花等曝晒易脆断，可采用石灰吸潮进行干燥。

5. 木炭干燥 木炭干燥常用牛皮纸将烘干后的木炭包好，夹置于易潮、易霉变的中药包装内。由于木炭价格低廉、可重复利用、使用方便，既可吸收中药外部的湿气，又可防止中药包装的内潮发热，还可保证药材缓慢失水。木炭干燥被广泛地应用于中药的收购、运输、贮存等过程。

6. 翻垛通风 翻垛就是将垛内、垛底的药材翻至垛外面或堆成通风垛，使水分及热气散发。通风时应打开窗户或通风口，并在晴天或温度较低的上午或傍晚进行。

7. 密封吸湿 对于干燥的中药，可在梅雨季节来临前，利用密闭的库房或包装，使中药与外界空气隔离，减少潮气侵入，防止中药霉变。中药量大时，可以整库密封；中药量小时，可采用密封垛、密封货架、密封包装等方式。例如易发霉的牛膝、黄精、玉竹等，在夏季可装在衬有防潮纸的木箱或缸内密封保存；对于人参、鹿茸、冰片、猴枣、熊胆、牛黄等贵重中药，除可用容器密封贮存外，还可采用薄膜材料包装袋真空密封贮存。

密封中药的同时，也可利用石灰、氯化钙、硅胶等吸湿剂吸潮，以增强防霉效果。例如糖参易吸潮发热和返糖，可将其在低温处干燥后，与适量氯化钙放入大缸内密封保存，效果良好。

除以上的传统方法外，还有微波干燥、远红外加热干燥等新型干燥方法。例如籽仁果米类药材，可采用远红外加热干燥法干燥；对于颗粒较小的中药粉末状饮片，可采用微波干燥或远红外加热干燥。

二、冷藏防霉技术

采用低温贮存中药饮片，可有效防止不宜烘、晾中药饮片的发霉变质现象发生，贵重中药饮片多采用此法，如蛤蟆油、麝香、人参、燕窝等。冷藏时中药的包装一定要密封，最好用内衬牛皮纸或沥青纸的干燥木箱存放，并用猪血密封箱缝，以防潮气侵入。冷藏温度一般为5℃左右，不低于0℃，以免因受冻而降低中药的质量。将中药从冷库或冰箱取出后，应待温度回升至室温时，再开箱取药，以免中药因骤热而造成表面结露，更易霉变。

三、蒸治防霉技术

五味子、女贞子、白果等果实种子类中药，可采用热蒸的方法防止霉变。例如五味子先用手搓散或加醋拌匀使其润软后，放入蒸笼内至热气透顶时倒出晾干，再进行贮存；白果要蒸至半熟，蒸得太久白果会裂口，不易贮存。

四、化学防霉技术

化学防霉就是利用化学药物抑制霉菌的生长繁殖，用于抑制霉菌生长繁殖的化学药物称为防霉剂。

1. 防霉剂必须具备的条件

（1）必须对人体无害。

（2）对中药的有效成分无不良影响。

（3）毒性小、效力高、价格低廉、防霉效果持久。

2. 常用的防霉剂　中药常用的防霉剂有硫黄、氯化苦、尼泊金、氨水、醋酸钠、对硝基酚等。可采用熏蒸或用水、稀乙醇稀释后喷洒的方法防治中药霉变。利用荜澄茄、丁香挥发油等中药挥发油熏蒸中药材或炮制品，也具有一定程度的抑菌和灭菌作用。

总之，中药的防霉技术很多，实际工作中可根据中药的情况具体选择。同一种中药亦可同时采用多种方法，以提高防霉的效果，如大茴香、牛蒡子、草果等可用干燥法、冷藏法防霉。

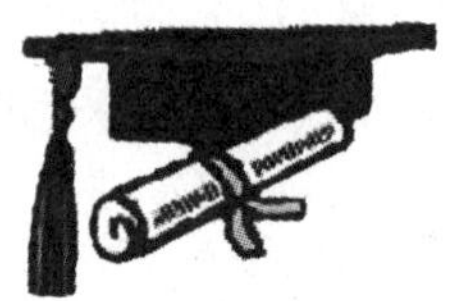

【知识拓展】

变质药物对人体的危害

药物受到微生物污染后，不但使药物变质失效，造成经济损失；更为严重的是变质的药物若被人使用后，由于微生物及其代谢产物的存在，可以引起使用者的感染甚至更为严重的后果，对人体健康造成危害。

1. 药物中微生物造成的危害

使用了污染金黄色葡萄球菌的软膏或乳膏会引起皮肤和黏膜局部感染甚至败血症；服用了污染沙门菌等致病菌的制剂会引起急性肠炎及败血症等；服用了污染大肠埃希菌的制剂会引起胆囊炎、腹膜炎、膀胱炎等；使用了污染铜绿假单胞菌的眼药水、眼药膏会引起眼部感染，甚至角膜溃疡、穿孔致盲；注射了污染微生物的注射剂会引起局部感染或败血症。

2. 微生物代谢产物造成的危害

带热原质的注射剂进入机体后，轻则引起患者发热，重则导致患者休克死亡；真菌污染的药物可残余各种真菌毒素，导致患者急性或慢性中毒病症，甚至诱发癌症。例如黄曲霉毒素有很强的急性毒性，也有明显的慢性毒性，同时对动物和人有很强的致癌性；柄曲霉毒素为肝脏毒素，对动物有致癌性；橘青霉产生的橘青霉毒素会损害肾脏。

【课后小结】

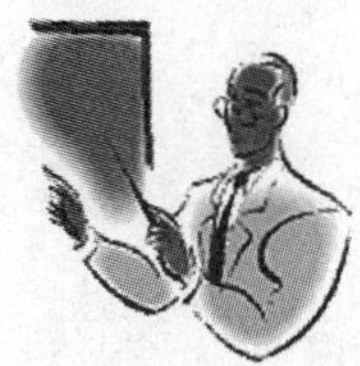

1. 药物中微生物污染的来源　药物原辅料、制药用水、空气、操作人员、制药设备和包装容器等。

2. 防止微生物污染药物的措施　加强药品生产管理，进行微生物学检查，合理使用防腐剂。

3. 药物常用的防腐剂　醇类、酚类、尼泊金类、有机酸、季铵盐类表面活性剂、芳香油、汞化合物等。

4. 中药防霉技术　干燥防霉技术、冷藏防霉技术、蒸治防霉技术和化学防霉技术等。

【自我测评】

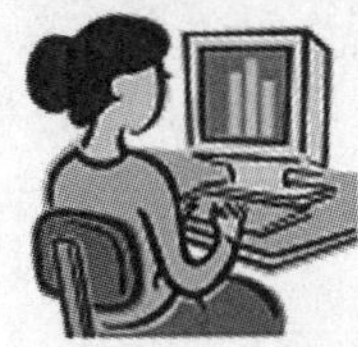

一、单项选择题

1. 药物中微生物的来源有（　　）。

A. 原辅料　B. 操作人员　C. 制药设备　D. 以上都可能

2. 可从事无菌操作和直接接触药品生产的工作人员为（　　）。

A. 有传染性疾病　B. 有化脓感染

C. 有皮肤创伤　D. 有手术后残留的瘢痕

3. 下列不属于防止药物变质措施的是（　　）。

A. 生产人员定期进行体检　B. 用甲醛熏蒸生产车间

C. 口服液中添加苯甲酸钠　D. 贴标签

4. 人参放冰箱内贮存属于（　　）；硫黄熏蒸金银花属于（　　）。

A. 蒸治防霉　B. 药物防霉　C. 干燥防霉　D. 冷藏防霉

二、判断题

(　　) 1. 口服药物中只要存在活菌即可判该药物已经变质。

(　　) 2. 含芳香油成分的中药可用高温烘烤法干燥。

三、简答题

1. 药物受微生物污染后变质的外在表现有哪些?
2. 中药霉变的防治方法有哪些?

（孙春燕）

第十章　微生物生化检验技术

【学习目标】

1. 糖代谢试验技术。
2. 氨基酸和蛋白质试验技术。
3. 碳源和氮源利用试验技术。
4. 酶试验技术。

学习掌握以上知识，为日后从事微生物菌种鉴定工作奠定基础。

【知识导入】

进行微生物研究、药物微生物检验、疾病诊断及治疗时，经常要对微生物进行分类鉴定，微生物的形态学特征是进行微生物分类鉴定的重要依据之一，但一般情况下只凭形态学特征很难准确鉴定微生物。

而不同的微生物具有不同的酶，在代谢过程中，其分解与合成代谢产物各不相同。这些代谢产物具有不同的生化性质，利用生物化学的方法测定这些代谢产物、代谢方式等，进而对微生物进行分类鉴定，称为生化试验。生化试验对微生物的分类鉴定，尤其在肠道菌科细菌属和种的分类鉴定方面具有重要意义。例如：大肠埃希菌和产气杆菌大小相似，形态相同，都属于革兰阴性菌，用形态学特征难于区分两者，而利用吲哚试验（I）、甲基红试验（M）、V－P 试验（Vi）和枸橼酸盐试验（C）等生化试验则可以准确将两者进行鉴定。

【想一想】

（1）微生物的哪些形态学特征可作为分类鉴定的依据？

（2）单纯依靠微生物形态学特征对微生物进行分类鉴定是否充分？

（3）利用生化反应进行微生物分类鉴定的依据是什么？

（4）用于药物微生物检验的生化反应有哪几类？

第一节　糖代谢试验技术

一、糖发酵试验

1. 原理　不同细菌分解糖类的能力和代谢产物不同。例如大肠埃希菌能发酵葡萄糖和乳糖；伤寒杆菌可发酵葡萄糖，但不能发酵乳糖。即使两种细菌均可发酵同一糖类，其结果也不尽相同。例如大肠埃希菌有甲酸解氢酶，能将葡萄糖发酵生成的甲酸进一步分解为 CO_2 和 H_2，故产酸并产气；而伤寒杆菌缺乏该酶，发酵葡萄糖仅产酸不产气。

$$\underset{\text{葡萄糖}}{C_6H_{12}O_6}\xrightarrow[\text{大肠埃希菌}]{\text{伤寒杆菌}}\underset{\text{丙酮酸}}{CH_3COCOOH}\longrightarrow\underset{\text{甲酸}}{HCOOH}$$

$$HCOOH\xrightarrow[\text{大肠埃希菌}]{\text{甲酸解氢酶}}CO_2+H_2$$

常用于糖发酵试验的糖类有：葡萄糖、甘露糖、乳糖、麦芽糖、蔗糖、阿拉伯糖等。由于糖发酵的大多数终产物是酸和气体，可使用 pH 指示剂观察培养液的 pH 变化，判断是否产酸。常用 pH 指示剂有酸性品红和溴麝香草酚蓝。在培养管内加入倒置的杜氏小管，观察培养后杜氏小管内是否出现气泡，判断是否产气。

2. 试剂

（1）溴麝香草酚蓝指示剂　取溴麝香草酚蓝 0.4g，加 1mol/L 氢氧化钠溶液 0.64ml 溶解，再加水至 100ml。变色范围 pH 6.0 ~ 7.6（黄色→蓝色）。

（2）酸性品红指示剂　取酸性品红 0.5g，加水 100ml 溶解，再逐渐加 1mol/L 氢氧化钠溶液 16ml，每加 1 滴需将溶液充分摇匀后再加第二滴，直至溶液呈草黄色；于沸水内保持 15min，静置 2h 后，滤过，即得。变色范围 pH 6.0 ~ 7.4（红色→黄色）。

3. 培养基　单糖发酵培养基：蛋白胨 10g、NaCl 5g、糖类 5g、溴麝香草酚蓝指示剂 6ml（或酸性品红指示剂 10ml）、蒸馏水 1000ml。分别称取蛋白胨和 NaCl 溶于热水中，调 pH 至 7.6，再加入指示剂和糖类，分装试管，装量达 4 ~ 5cm 高，并倒置 1 支杜氏小管，115℃高压灭菌 20min。灭菌时注意适当延长煮沸时间，尽量把冷空气排尽，以使杜氏小管内无残存气泡。

4. 方法　取待检菌的新鲜培养物，接种于糖发酵管中，1 支作空白对照。培养 24 ~ 48h，观察结果。杜氏小管中有气泡（无论气泡大小），判为产气；培养液中 pH 指示剂变色（溴麝香草酚蓝指示剂呈黄色，酸性品红指示剂呈红色），判为产酸。试验结果只产酸者以“+”表示；产酸并产气者以“⊕”表示；不产酸不产气者以“-”表示。

二、V-P试验

1. 原理 细菌能分解葡萄糖产生丙酮酸，某些细菌将2分子丙酮酸缩合、脱羧生成1分子乙酰甲基甲醇。强碱环境下，乙酰甲基甲醇被空气中的氧气氧化形成二乙酰，二乙酰与蛋白胨中精氨酸的胍基生成红色化合物，称V-P试验阳性。试验中加入α-萘酚，可促进反应出现。

$$\underset{\text{丙酮酸}}{2CH_3COCOOH} \longrightarrow \underset{\text{乙酰甲基甲醇}}{CH_3COCHOHCH_3} + 2CO_2$$

$$\underset{\text{乙酰甲基甲醇}}{CH_3COCHOHCH_3} \xrightarrow[+KOH]{-2H} \underset{\text{二乙酰}}{CH_3COCOCH_3}$$

$$\underset{\text{二乙酰}}{\begin{matrix} O{=}C{-}CH_3 \\ | \\ O{=}C{-}CH_3 \end{matrix}} + \underset{\text{胍基}}{HN{=}C\begin{matrix} NH_2 \\ NH_2 \end{matrix}} \longrightarrow \underset{\text{红色化合物}}{HN{=}C\begin{matrix} N{=}C{-}CH_3 \\ | \\ N{=}C{-}CH_3 \end{matrix}} + 2H_2O$$

2. 试剂 α-萘酚乙醇试液：取α-萘酚6.0g，加无水乙醇溶解成100ml。

3. 培养基 磷酸盐葡萄糖蛋白胨水培养基：蛋白胨7g、磷酸氢二钾3.8g、葡萄糖5g、蒸馏水1000ml，pH 7.4~7.6，分装小试管，115℃高压蒸汽灭菌20min。

4. 方法 取待检菌的新鲜培养物，接种于磷酸盐葡萄糖蛋白胨水培养基内，培养48h±2h。在2ml培养液中加入α-萘酚乙醇试液1ml，混匀，再加入40%的氢氧化钾试液0.4ml，充分摇匀，在4h（通常在30min）内出现红色者，判为阳性（+）；无红色反应为阴性（-）。

产气杆菌为阳性，大肠埃希菌为阴性。

三、甲基红试验（M）

1. 原理 肠杆菌科各菌属都能发酵葡萄糖产生丙酮酸，丙酮酸进一步分解。由于糖代谢途径不同，有的可将丙酮酸转化为乳酸、琥珀酸、醋酸和甲酸等大量酸性产物，使培养基pH下降至4.5以下，使甲基红指示剂显红色；有的则使部分丙酮酸脱羧转化为中性的乙酰甲基甲醇，生成的酸类减少，培养基pH下降不多，pH达5.4以上，使甲基红指示剂显黄色。

2. 试剂 甲基红指示剂：甲基红0.1g，溶于300ml 95%乙醇中，再以蒸馏水稀释至500ml。变色范围为pH 4.4~6.2（红色→黄色）。

3. *培养基*　磷酸盐葡萄糖蛋白胨水培养基：同 V－P 试验。

4. *方法*　取待检菌的新鲜培养物，37℃恒温培养 48h ±2h。在约 2ml 培养液中加入 2 滴甲基红指示液，轻轻摇动，立即观察，呈鲜红色或橘红色为阳性（+）；呈黄色为阴性（-）。

大肠埃希菌呈阳性，产气杆菌呈阴性。

【小知识】

广泛应用的微生物生化试验方法可大体归纳为以下几种类型：

1. 在培养基中加入某种底物与指示剂，经过接种、培养后，观察培养基的 pH 变化，如糖发酵试验、甲基红试验。

2. 在培养物或培养基成分中加入试剂，观察它们与细菌代谢产物所生成的颜色反应，如乙酰甲基甲醇生成（V－P）试验、靛基质试验等。

3. 根据酶作用的特异性，测定酶的存在，如氧化酶试验和血浆凝固酶试验。

4. 根据细菌对理化条件和药物试剂的敏感性，观察细菌的生长情况，如温度生长试验、氰化钾试验。

随着科技发展，对微生物代谢活动的认识不断深入，新的快速、自动化的检测手段不断出现，如气相色谱分析、分子生物学技术等已经用于微生物分类鉴定。

第二节　氨基酸和蛋白质试验技术

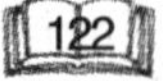

一、吲哚试验（靛基质试验 I）

1. *原理*　有些细菌含有色氨酸酶，能分解蛋白胨中的色氨酸生成吲哚（靛基质）。吲哚本身没有颜色，不能直接看见，但当加入对二甲氨基苯甲醛试剂时，该试剂与吲哚作用，形成红色的玫瑰吲哚。

$$\text{色氨酸 (吲哚-}CH_2CHNH_2COOH) \xrightarrow[+H_2O]{\text{色氨酸酶}} \text{吲哚} + NH_3 + CH_3COCOOH$$

$$2\ \text{吲哚} + \text{对二甲基氨基苯甲醛 } (N(CH_3)_2\text{-}C_6H_4\text{-}CHO) \xrightarrow[+H_2O]{\text{色氨酸酶}} \text{玫瑰吲哚} + H_2O$$

2. *试剂* 靛基质试液：取对二甲氨基苯甲醛 5.0g，加入戊醇 75ml，充分摇匀，完全溶解后，取浓盐酸 25ml 徐徐加入，边加边振摇，置冰箱保存，备用。

3. *培养基* 蛋白胨水培养基：蛋白胨 10g、氯化钠 5g、蒸馏水 1000ml，pH 7.4 ~ 7.6，分装小试管，121℃高压蒸汽灭菌 20min。

4. *方法* 取待检菌的新鲜培养物接种于蛋白胨水培养基中，于 37℃恒温培养 24 ~ 48h。沿管壁加入靛基质试液数滴，轻轻摇动试管，液面呈玫瑰红色为阳性反应（+）；呈试剂本色为阴性反应（-）。

本试验常用于肠杆菌科种属鉴别。98%大肠埃希菌、变形杆菌呈阳性反应，沙门菌、产气克雷伯菌呈阴性反应。

二、硫化氢试验

1. *原理* 有些细菌可分解培养基中含硫氨基酸（如胱氨酸、半胱氨酸、甲硫氨酸等）或含硫化合物（如硫代硫酸钠、硫酸钠、亚硫酸钠等），产生硫化氢气体，硫化氢遇铅盐或低价铁盐可生成不溶性的黑色硫化铅或硫化亚铁沉淀物，则该试验为阳性。

此试验常用来鉴别肠道杆菌的种类。沙门菌、变形杆菌通常是阳性，大肠埃希菌、产气杆菌、志贺菌为阴性。

2. *培养基* 醋酸铅培养基：1.5% ~2%普通琼脂培养基 100ml、硫代硫酸钠 0.25g、10%醋酸铅溶液 1ml，将琼脂培养基加热融化，冷却至 60℃加入硫代硫酸钠混合、灭菌。取出待冷却到 50℃时，无菌操作加入醋酸铅溶液（需预先 110℃高压灭菌 15min）混匀后，分装试管，每管 3ml。

3. *方法* 取待检菌的新鲜培养物穿刺接种于醋酸铅培养基中，37℃恒温培养 24h，试管中出现黑褐色沉淀线的判为阳性反应（+）。

三、明胶液化试验

1. *原理*　明胶是一种胶原蛋白，不具有普通蛋白质加热凝固的特性，其水溶液在24℃以下会凝固成固体，高于此温度就液化。有些微生物由于具有胶原酶可以直接将明胶分解为氨基酸，分解后的明胶，凝固力降低，低于20℃时不再凝固，呈液化状态。

2. *培养基*　明胶培养基：牛肉浸出粉3g、蛋白胨5g、明胶120g、水1000ml，各成分加入蒸馏水中，浸泡20min，随时搅拌，加热使溶解，调节pH至7.4～7.6，分装于小试管。115℃高压蒸汽灭菌20min。

3. *方法*　取待检菌的新鲜培养物穿刺接种于明胶培养基管内，穿刺深度接近于培养基底部，置20℃恒温培养2～5d。判断结果前，取出放0～4℃冰箱内放置10～30min，如有菌生长，明胶表面无凹陷，且为稳定的凝块，则为明胶水解阴性；如明胶呈液体状，则为明胶水解阳性；如有菌生长，明胶未液化，但明胶表面菌落下出现凹陷小窝（需与对照管比较，因培养过久的明胶也会因水分散失而凹陷）也是轻度水解，按阳性对待。

本试验为细菌鉴定的常规试验方法。铜绿假单胞菌、荧光假单胞菌、腐败假单胞菌等为阳性反应，肠杆菌科细菌多数为阴性反应。

第三节　碳源和氮源利用试验技术

一、枸橼酸盐利用试验（C）

1. *原理*　有些细菌可利用枸橼酸钠为惟一碳源，能在枸橼酸盐培养基上生长，分解枸橼酸钠产生碳酸盐，使培养基的pH升高，由中性变为碱性。在培养基中加入指示剂溴麝香草酚蓝，培养基由浅绿色变为深蓝色，即为枸橼酸盐利用试验阳性；不能利用枸橼酸钠的细菌，在此培养基上不能生长，培养基仍呈绿色，即为枸橼酸盐利用试验阴性。

2. *培养基*　枸橼酸盐培养基：氯化钠5g、无水枸橼酸钠2g、硫酸镁（$MgSO_4 \cdot 7H_2O$）0.2g、磷酸氢二钾1g、硫酸二氢铵1g、溴麝香草酚蓝指示剂20ml（配法同糖发酵试验）、琼脂14g、蒸馏水1000ml。除琼脂和指示剂外，取其余成分混合，微温溶解，调节pH至7.0～7.2，加入琼脂，加热溶化，加入指示剂，混匀。分装于小试管，灭菌，制成斜面。

3. *方法*　取待检菌的新鲜培养物接种于枸橼酸盐斜面培养基上，置37℃恒温培养2～4d。培养基斜面有菌苔生长，培养基由绿色变为蓝色，判为阳性（+）；培养基斜面无菌生长，培养基仍呈绿色者，则为阴性（-）。

此试验主要用于肠杆菌科细菌的鉴别。埃希菌属、志贺菌属、爱德华菌属为阴性，沙门菌属、克雷伯菌属、产气杆菌、某些变形杆菌为阳性。

二、酵母菌对氮源的利用试验

1. *原理* 蛋白质不能直接进入细胞，酵母菌的蛋白酶不能分泌到体外，所以，一切酵母菌对蛋白质都不能分解利用。对于较简单的含氮化合物，酵母菌虽可以利用，但也因种属差异而利用程度不一致。在有生长因子存在时，酵母菌能利用铵盐、尿素，但不能利用硝酸盐。

2. *培养基* 无氮合成培养基：葡萄糖 20g、K_2HPO_4 1g、$MgSO_4 \cdot 7H_2O$ 0.5g、酵母膏 0.1g、水洗琼脂 20g，加无氨蒸馏水至 1000ml，pH6.5，分装试管，于 115℃ 高压蒸汽灭菌 30min，制成斜面，测定酵母菌对氮源的利用时加被测氮源（硫酸铵或硝酸钾）0.5%。

3. *方法* 取待检酵母菌的新鲜培养物分别接种于含不同氮源的斜面培养基上，25℃ 恒温培养 7d。若各管生长情况与空白对照管一样，说明酵母菌不能利用相应的氮源，反之则可以利用。

第四节 酶试验技术

一、血浆凝固酶试验

1. *原理* 血浆凝固酶是一种能使血浆凝固的酶类物质。致病性葡萄球菌可产生此酶，使血浆中的可溶性的纤维蛋白原转变为不溶性纤维蛋白，附着于细菌表面，形成凝固块，从而保护细菌使之免受吞噬细胞的吞噬。

本试验专用于葡萄球菌属内金黄色葡萄球菌与非致病性的葡萄球菌的鉴别，通常作为葡萄球菌毒力及致病性的指征。

2. *方法* 按 1∶1 的比例用生理盐水稀释血浆，取无菌试管 3 支，各管加 0.5ml 稀释后的血浆，其中 1 支加待测菌的营养肉汤培养液 0.5ml 作为试验管；1 支加入金黄色葡萄球菌［CMCC（B）26003］营养肉汤培养液 0.5ml 作为阳性对照；1 支加入营养肉汤培养基 0.5ml 作为阴性对照。3 管同时置 37℃ 水浴或恒温培养箱，3h 后开始检查，检查时轻轻将试管倾斜至横放，阴性对照管血浆流动自如，阳性对照管呈凝固状或有凝块，试验管呈凝固者为阳性（+）；不凝固者，24h 后再观察，仍不凝固即为阴性（-）。判断结果时，在见到明显的纤维蛋白凝胶块后方可判为阳性；若出现羊毛状或纤维状沉淀物并非真正凝固，仍判为阴性。有些金黄色葡萄球菌可以产生溶纤维蛋白酶，将已经凝固的纤维蛋白块溶解，出现假阴性，在接种待测菌后的前数小时须每小时观察结果。

二、溶血性试验

1. 原理　有的链球菌可产生链球菌溶血素，对血细胞和多种组织细胞有破坏作用。根据链球菌在血琼脂培养基上生长繁殖后，是否产生溶血现象及溶血性质可将其分为：①甲型溶血性链球菌：在血琼脂平板上菌落周围有草绿色溶血环，称为甲型溶血或 α 溶血，这类链球菌亦称为草绿色链球菌，属于条件致病菌；②乙型溶血性链球菌：在血琼脂平板上菌落周围形成一个界限分明、完全透明的无色溶血环，称为乙型溶血或 β 溶血，这类链球菌亦称为溶血性链球菌，属于强致病菌；③丙型链球菌：不产生溶血素，称为不溶血链球菌或 γ 型链球菌，几乎无致病性。

2. 培养基　血琼脂培养基：蛋白胨 10g、氯化钠 5g、牛肉膏 5g、琼脂 20g、蒸馏水 1000ml、脱纤维羊血（或兔血）5～10ml/100ml。制法：将蛋白胨、氯化钠、牛肉膏、琼脂加热溶化于蒸馏水中，调 pH 为 7.4～7.6，121℃灭菌 20min。待冷却至 50℃左右，以无菌操作加入无菌脱纤维兔血或羊血，摇匀倾注平皿。

3. 方法　将待测试验菌划线接种在血琼脂上，然后用接种针在已经接种过的平板上扎 2～3 处（使细菌被接种在琼脂层深处），37℃培养 24～48h。在血琼脂平板上形成呈灰白色，表面突起直径 0.5～0.7mm 的细小菌落，菌落透明或半透明，表面光滑有乳光；在菌落周围有形成明显无色透明区的为 β 溶血；红细胞部分溶解或不溶解而呈草绿色环的为 α 溶血；不溶解无溶血环的为丙型链球菌。

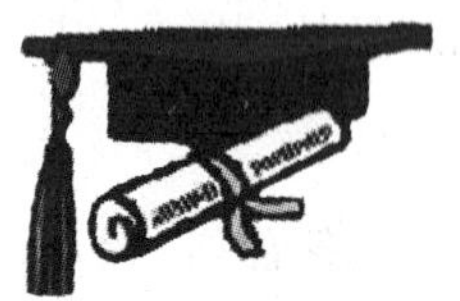

【知识拓展】

其他常用的生化反应

（1）卵磷脂酶试验　主要用于厌氧菌的鉴定。将待检菌的新鲜培养物划线接种或点种在卵黄琼脂平板上，置 36℃培养 3～6h。菌落周围形成乳白色混浊，即为卵磷脂酶试验阳性，6h 后该混浊圈可扩大到直径 5～6mm。产气荚膜梭菌和诺维梭菌为阳性，其他梭菌为阴性。蜡样芽孢杆菌亦为阳性。

（2）脲酶试验　常用于鉴别变形杆菌属。将待检菌的新鲜培养物接种于尿素琼脂斜面上，37℃培养24h。斜面变红色为阳性反应，颜色不变者为阴性反应。变形杆菌属为阳性反应，沙门菌属和志贺菌属为阴性反应，其他肠道细菌多为阴性反应。

（3）氧化酶试验　主要用于奈瑟球菌属鉴别，区别假单胞菌科与氧化酶阴性肠杆菌科细菌。取洁净滤纸片置于平皿内，用无菌玻璃棒取纯培养物涂于滤纸片上，滴加新配制的1%盐酸二甲基对苯二胺试液，在30s内呈粉红色，并逐渐变为紫红色为氧化酶试验阳性，不变色者为阴性。铜绿假单胞菌为阳性反应。

（4）42℃生长试验　常用于假单胞菌属中某些种的鉴定。取纯培养物用0.9%无菌氯化钠溶液制成菌悬液，将菌悬液划线接种于营养琼脂斜面上，置42℃恒温水浴箱中，培养24～48h，斜面有菌苔生长者为阳性反应，否则为阴性反应。铜绿假单胞菌、产碱假单胞菌、类鼻疽假单胞菌等应为阳性反应，而荧光假单胞菌、恶臭假单胞菌等其他假单胞菌为阴性反应。

（5）石蕊牛乳试验　主要用于梭菌、乳链球菌和丙酸杆菌的鉴定。产气荚膜芽孢梭菌对牛乳具有强烈的发酵反应，产酸、产气、凝固、胨化几乎同时进行，所产生的气体可将培养基表层的凡士林冲至管口，牛乳可被胨化变清，称为“汹涌发酵”，是该菌的特有现象。乳链球菌可使牛乳培养基产酸、凝固，可使石蕊还原。

【课后小结】

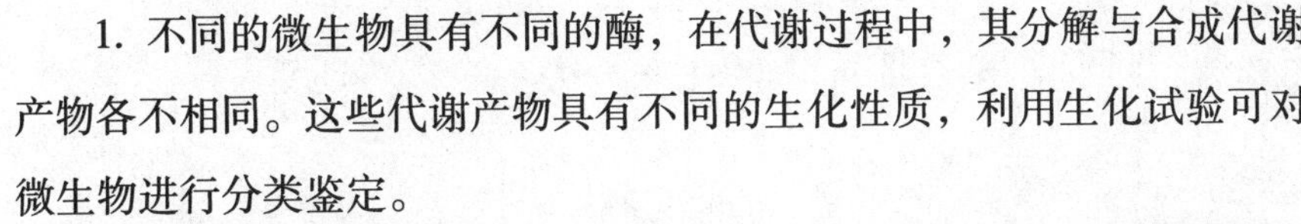

1. 不同的微生物具有不同的酶，在代谢过程中，其分解与合成代谢产物各不相同。这些代谢产物具有不同的生化性质，利用生化试验可对微生物进行分类鉴定。

2. 用于药物微生物鉴定的生化试验主要有：糖代谢试验、氨基酸和蛋白质试验、碳源和氮源利用试验及酶试验等。实际工作中，结合形态学特征及多种生化试验可准确鉴定微生物。

【自我测评】

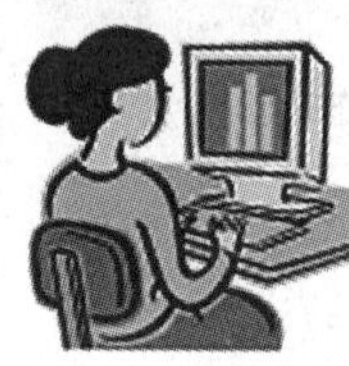

一、单项选择题

1. 因为大肠埃希菌能分解（　　），其靛基质试验为阳性。

A. 含硫氨基酸　　B. 葡萄糖　　C. 乳糖　　D. 色氨酸

2. 下列有鉴别意义的细菌代谢产物是（　　）。

A. 酸和气体　　B. 色素　　C. H_2S　　D. 以上均是

3. 下列不属于细菌生化试验的是（　　）。

A. 靛基质试验　　B. 动力试验

C. 甲基红试验　　D. 糖发酵试验

4. 甲基红试验属（　　）；硫化氢试验属于（　　）。

A. 糖代谢试验　　B. 氨基酸和蛋白质试验

C. 碳源利用试验　　D. 酶试验

二、判断题

（　　）1. 仅凭单一生化反应结果，可准确判断试验菌的种属。

（　　）2. 做生化试验时一般取检验菌的新鲜培养物进行试验。

三、简答题

1. 细菌生化反应试验中为什么要设对照？

2. 如何进行大肠埃希菌的 IMViC 试验，结果如何？

（孙春燕）

第十一章　体外抗菌试验技术

【学习目标】

(1) 抗菌试验的影响因素。

(2) MIC、MBC 测定技术。

(3) 体外抑菌试验技术。

(4) 体外杀菌试验技术。

(5) 联合抗菌试验技术。

学习掌握以上知识，为日后从事药物应用研究工作奠定基础。

【知识导入】

感染性疾病多由细菌引起，临床上常将抗菌药物分为杀菌剂和抑菌剂两大类。青霉素类、头孢菌素类、氨基糖苷类、多粘菌素类等具有杀菌作用，可称为杀菌剂；大环内酯类、四环素类、氯霉素类、磺胺类等具有抑菌作用，可称为抑菌剂。但杀菌作用和抑菌作用并不是绝对的，对极敏感细菌，应用较大剂量抑菌剂，也足以杀菌；而低浓度的杀菌剂对较不敏感的细菌也只能起抑菌作用。抗菌药物的剂量是维持其抗菌效能的关键。衡量某种微生物对某种抗菌药物的敏感性，通常应用最低抑菌浓度（minimal inhibitory concentration，MIC）及最低杀菌浓度（minimal bactericidal concentration，MBC）来表示。

【想一想】

(1) 什么是抗菌药物、抑菌作用、杀菌作用？

(2) 什么是 MIC 及 MBC？

(3) 如何测定抗菌药物的 MIC 及 MBC？

(4) 药物体外抗菌试验技术可应用于哪些方面？

第一节 抗菌试验的影响因素

抗菌试验可用于检查药物的抗菌能力。一般先进行药物的体外抗菌试验，若发现药物在体外有抗菌作用，则需进一步进行药物的体内抗菌试验。如果体内抗菌试验再次证实此药有效的话，则可推荐到临床应用。

抗菌试验已广泛应用于新药研究和临床用药指导，如抗菌药物筛选、抗菌药物含量测定、抗菌谱测定、耐药谱测定、血药浓度测定、抗生素提取过程抗菌活性的追踪、指导临床用药的药敏试验等。

由于抗菌试验结果将直接用于指导生产、科研和临床用药，应确保抗菌试验结果的科学性、准确性。在抗菌试验过程中，应注意抗菌试验的影响因素。

一、试验菌

常选用对数生长期的细菌、霉菌和酵母菌作为试验菌，必要时也可选用其他类群的微生物。由于微生物特别容易发生变异，同一菌种的不同菌株对抗菌药物的敏感性不同，选用试验菌时应遵循以下要求。

1. 标准菌株　一般由专门机构提供，我国是由中国药品生物制品检定所菌种保藏中心供应。如测定革兰阳性球菌对药物的敏感性时，用金黄色葡萄球菌 ATCC25 923 菌株；测定革兰阴性杆菌对药物的敏感性时，用大肠埃希菌 ATCC25 922 菌株等。

2. 临床分离的菌株　在某些特定情况下，允许使用临床分离的菌株，但必须是经过鉴定、纯化及合理保藏的菌株，并且在试验时仍必须以标准菌株作对照。如果临床上遇到疑难病例，使用各种抗生素无效的情况下，可直接从患者患病部位分离致病菌作为试验菌。

二、培养基

培养基的质量将直接影响试验菌的生长，从而影响抗菌试验结果。因此，要根据试验菌的生长要求，配制或购买质量可靠的培养基。对配制培养基所用的原料、成分必须控制，配制过程必须规范，以保证培养基满足以下要求。

1. 培养基要适合试验菌的正常生长繁殖。

2. 培养基中不能含有干扰药物抗菌作用的成分。例如培养基内如果含有血清等蛋白质时，可与某些抗菌药物结合，使抗菌药物失去作用。

3. 培养基在使用前，需做无菌检查，合格后方可使用。

三、抗菌药物

抗菌药物的物理状态、浓度、稀释方法和总量会直接影响抗菌试验的结果，必须精确配制。抗菌药物的处理应符合以下要求。

1. 如果是固体药物，必须使药物溶解或使药物呈均匀悬液，转变成液体形式。

2. 药物稀释要精确，对不溶于水的药物可用少量有机溶剂溶解，再稀释成适宜浓度。

3. 稀释用溶剂不得干扰微生物生长，并使稀释液 pH 调至中性，以确保药物的稳定性和微生物的生长不受影响。

四、对照试验

为了准确判断试验结果，确保试验的科学性和准确性，必须同时做对照试验。

1. 试验菌对照　在无抗菌药物的培养基上，试验菌应生长良好。否则，说明该培养条件有问题。

2. 已知药物对照　已知抗菌药物对标准的敏感菌株应出现预期的抗菌效果。

3. 溶剂和稀释液对照　配制抗菌药物所用的溶剂或稀释液应进行无菌试验。在只含有溶剂或稀释液的培养基上，试验菌应生长良好。

【小知识】

抑菌是指抑制微生物的生长繁殖，但不能杀死微生物，药物被去除后微生物又可恢复生长；杀菌是指能杀死微生物，即使药物被去除后微生物也不能继续生长繁殖。MIC 是指药物能完全抑制某种微生物生长的最低浓度，用 μg/ml 或 U/ml 表示；MBC 是指抗菌药物能杀死某种微生物的最低浓度，用 μg/ml 或 U/ml 表示。两者分别用于评价药物抑菌或杀菌作用的强弱，数值越小，作用越强。

第二节　体外抑菌试验技术

药物的体外抑菌试验技术是最常用的抗菌试验技术，常用方法有连续稀释法和琼脂扩散法。

一、连续稀释法

连续稀释法主要有液体培养基连续稀释法和固体培养基连续稀释法两种。

1. 液体培养基连续稀释法

（1）原理　取一定数量的试管，用液体培养基作为稀释液，将抗菌药物按几何级数或数学级数稀释成一系列递减浓度，加入定量的试验菌，放入适宜的温度下培养一定时间后，用肉眼观察结果，测出药物的 MIC。

细菌在液体培养基内生长繁殖后一般使培养基变浑浊，但是当培养基内的药物浓度达到 MIC 时就可以抑制细菌生长，培养基不发生变化，保持澄清透明。

（2）操作步骤

分装培养基：用无菌吸量管将一定量无菌液体培养基分装于多支无菌试管内。

稀释药液：用无菌吸量管吸取一定量药液加入第一管内，反复吹吸 3 次，混匀后吸取一定量稀释药液至第二管中，混匀后再吸取一定量稀释药液至第三管中，依此类推。为确保稀释的准确性，最好每稀释一种浓度换 1 支无菌吸量管。最后 1 支管不加药液，作为对照管。

加试验菌：用无菌吸量管吸取一定量试验菌液加入各试管中，摇匀。一般采用试验菌的 6h 培养物，此时的试验菌对药物比较敏感。

培养并观察结果：若试验菌为细菌，则于 37℃ 培养 24h 后，观察结果，试管不出现浑浊且药物浓度最低者为 MIC（图 11－1）。

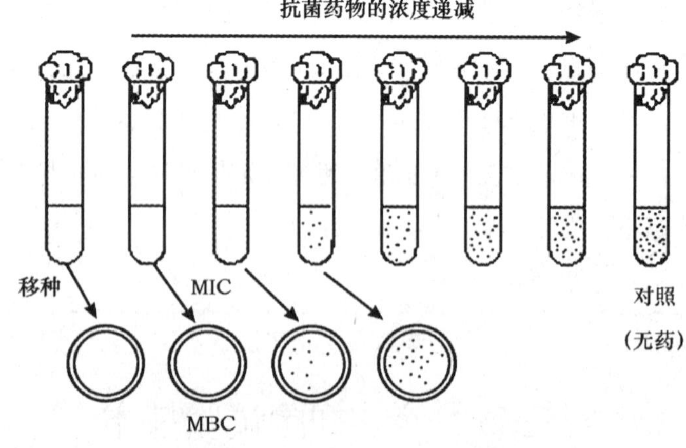

图 11－1　液体培养基连续稀释法

2. 固体培养基连续稀释法

(1) 原理　基本同液体培养基连续稀释法，但是更易准确观察结果。其中，采用平板法可同时测定一种抗菌药物对多种试验菌的 MIC；采用试管法可较长时间培养试验菌，适用于需要较长时间培养的结核杆菌或避免孢子飞扬污染环境的霉菌。

(2) 操作步骤

平板法：①稀释药液：用无菌蒸馏水或缓冲溶液将待检药物按几何级数或数学级数稀释成一系列递减浓度；②平板制备：用不同的无菌吸量管取一定量上述稀释药液分别加入不同的无菌平皿内，再用无菌吸量管向每一平皿内加入一定量加热融化并冷却至 50℃的固体培养基，迅速混匀制成含药平板；同时，制备一不加药液的对照平板；③接种试验菌：先用记号笔在每套平板底部背面划出方格标记，再用接种环分别在每一方格内点种不同的试验菌，直径 9cm 的平板约可点种 30 种试验菌；④培养并观察结果：37℃培养 24h 后，观察各平板试验菌生长情况，并判断出该药物对不同试验菌的 MIC。

试管法：将系列不同浓度的药物混入一定量加热融化并冷却至 50℃的固体培养基中，制成含有抗菌药物的试管斜面，再在各斜面上接种试验菌，培养观察，判断药物对试验菌的 MIC。

二、琼脂扩散法

琼脂扩散法是利用药物能在琼脂培养基内扩散，并在一定浓度范围内抑制微生物生长的原理进行的。该法较为简单，但精确度较差、干扰因素较多、重复性差，只能用于定性或初步判断药物的抗菌性能。

【小知识】

琼脂扩散法中，由于抗菌药物在含菌琼脂培养基中不断扩散，形成递减的浓度梯度。距离药物中心越远的部位，药物浓度越低。在药物的抑菌浓度范围内，试验菌的生长被抑制，形成无菌生长的透明抑菌范围，即抑菌圈或抑菌距离。根据抑菌圈或抑菌距离的大小可以评价药物抑菌作用的强弱或测定药物的效价单位。

1. 滤纸片法　滤纸片法较为常用，适用于多种药物或一种药物的不同浓度对同一试验菌的抑菌试验（图 11-2），具体操作如下。

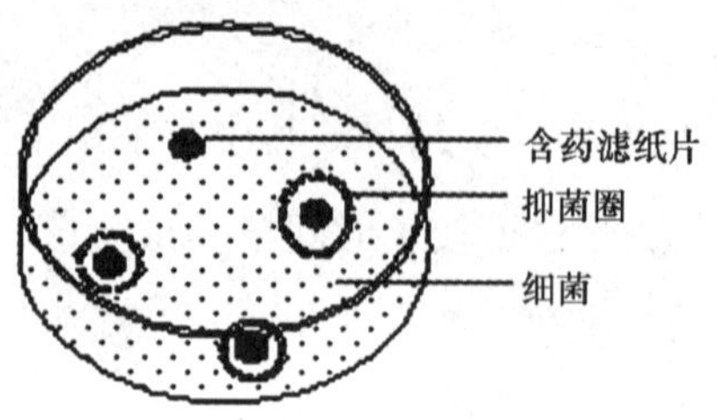

图 11－2　滤纸片法

（1）倾注法制备含菌平板　取 0.1～0.2ml 试验菌溶液注入无菌平皿，再向培养皿内倒入加热融化并冷却至 50℃的营养琼脂培养基约 20ml，混匀冷却制成含菌平板。为了更清晰地显示抑菌效果，也可制成双层含菌平板，即先铺一层底层无菌培养基，待凝固后再铺一层含菌培养基。

（2）放置含药滤纸片　用镊子蘸取乙醇，通过火焰反复烧灼 3 次。再捏取直径 6～8mm 圆形无菌滤纸片，浸蘸药液，贴于平板表面。不要蘸取过多药液，否则药液在平板上流淌，将影响抑菌圈的形状和大小，影响结果判断。对照平板不加药液。

（3）培养并观察结果　将玻璃皿盖换成陶瓦盖置于 37℃培养箱内培养 24h，观察各滤纸片周围有无抑菌圈，量取抑菌圈直径。

【小知识】

用滤纸片法进行药物敏感试验时，须按照国际标准采用 K－B 法（Kirby－Bauer 法），即需要使用统一的 MH（Muller－Hinton）培养基、菌液浓度、纸片质量、纸片含药量以及其他试验条件，再以卡尺精确量取抑菌圈直径。

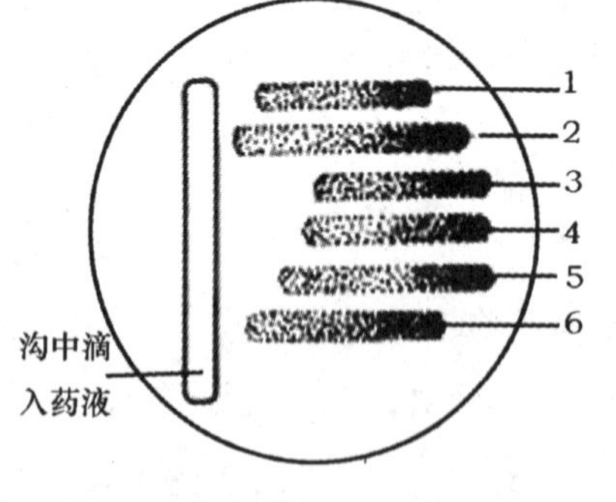

图 11－3　挖沟法

1. 大肠埃希菌　2. 金黄色葡萄球菌
3. 福氏痢疾杆菌　4. 溶血性链球菌
5. 伤寒杆菌　6. 肠炎杆菌

2. 挖沟法　挖沟法常用于测试一种药物对几种细菌的抗菌作用（图 11－3），具体操作如下。

（1）制备无菌平板　将加热融化并冷却至 50℃的营养琼脂培养基倒入无菌平皿，冷却制成无菌平板。

（2）挖沟　用无菌小铲或小刀在平板一侧或中央挖出一条长沟。

（3）接种　用接种环分别将不同试验菌垂直接种于沟的一侧或两边。

（4）注入药液　向沟内滴加待测药液，以加满不溢出为限。

（5）培养并观察结果　将平板放置于 37℃培养箱内培养 24h，观察细菌生长情况，根据沟和菌苔间的抑菌距离，判断药物对不同试验菌的抗菌能力。

3. 打洞法 打洞法与滤纸片法基本相似，先制备含菌平板，再用打孔器在平板上打若干个洞，于洞内滴加药液。培养后观察各洞周围细菌的生长情况，根据抑菌圈的有无或大小判断各种药物对该菌的抗菌能力。

4. 管碟法 管碟法与滤纸片法也基本相似，将无菌小管（玻璃管、铝管、钢管）放置于含菌平板上，于管内滴加药液。培养后观察各管周围细菌的生长情况，根据抑菌圈的有无或大小判断各种药物对该菌的抗菌能力。

第三节 体外杀菌试验技术

药物的体外杀菌试验技术常用来评价药物对微生物的致死活性。

一、最小致死浓度测定

药物的MBC测定可以与液体培养基连续稀释法测定药物的MIC连续进行。用液体培养基连续稀释法测得药物的MIC后，将MIC终点以上未长菌的各管培养物分别移种在不同无菌平板上，培养观察。无菌生长的平板中，所取试管溶液药物浓度最低者即为该药物的MBC。

二、活菌计数法

1. 测定原理 活菌计数法是在一定浓度的定量药物中加入定量试验菌，作用一定时间后，取样进行活菌计数，根据存活的试验菌数计算出药物对试验菌的致死率。

2. 操作步骤

（1）制备菌悬液和抗菌药液 菌悬液可以直接将试验菌用液体培养基培养后获得或将斜面微生物刮入无菌水中制得，抗菌药液则需用合适的稀释液精确稀释至一定浓度。

（2）活菌计数 按平板菌落计数法对菌悬液活菌计数，测出每毫升活菌数。

（3）抗菌作用 将菌悬液和抗菌药液等体积混合，作用一定时间。

（4）抗菌后活菌计数 方法同上，测出抗菌作用后每毫升活菌数。

（5）计算致死率 致死率表明一定浓度的抗菌药物在一定时间内的杀菌情况，该数值愈大，说明药物对试验菌杀菌能力愈强。

致死率 =（抗菌前活菌数 - 2 × 抗菌后活菌数）/抗菌前活菌数 × 100%

三、化学消毒剂效力测定

化学消毒剂效力测定常用瑞迪沃克法（RW 法）。该法以苯酚为标准，在规定的试验条件下，将待测的化学消毒剂与苯酚对伤寒杆菌的杀菌效力进行比较，所得杀菌效力的比值，即为酚系数或石炭酸系数。

酚系数（石炭酸系数）＝消毒剂的杀菌稀释度/苯酚的杀菌稀释度

酚系数≥2 为合格，酚系数愈大，表明该化学消毒剂的杀菌效力愈高。

第四节　体外联合抗菌试验技术

药物的体外联合抗菌试验技术主要用于测定两种抗菌药物联合应用时的相互影响，在药学研究和临床实践中，对于指导混合感染治疗、预防或推迟细菌耐药性的出现等方面具有重要意义。

两种抗菌药物联合应用可能出现以下 4 种结果。

（1）拮抗作用　两种药物联合作用显著低于单独抗菌活性。

（2）无关作用　两种药物联合作用的活性等于其单独抗菌活性。

（3）累加作用　两种药物联合作用的活性等于两种单独抗菌活性之和。

（4）协同作用　两种药物联合作用的活性显著大于单独抗菌活性之和。

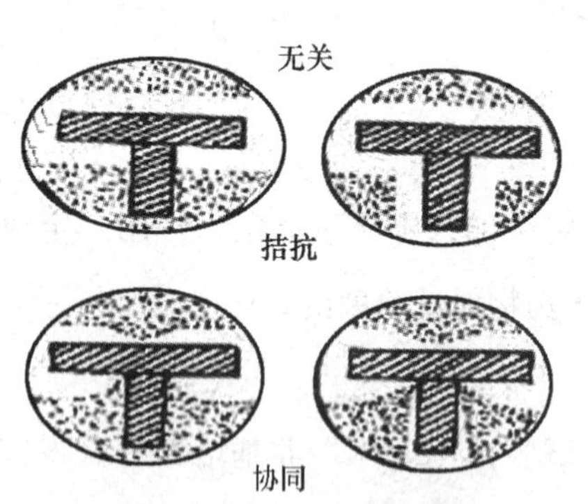

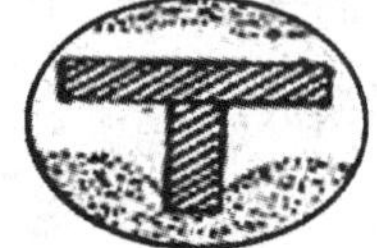
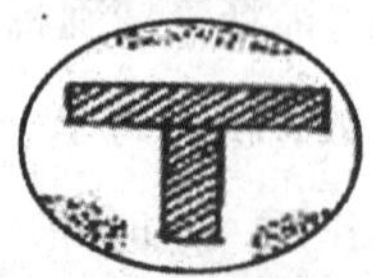

图 11－4　药物联合抗菌作用的纸条试验

一、纸条试验

纸条试验是体外联合抗菌试验技术中最简便、最常用的方法。

纸条试验是在已经接种过试验菌的平板表面，垂直放置两条浸有不同药液的滤纸条，经适宜条件培养一定时间后，根据两滤纸条周围形成抑菌区域的形状来判断这两种药物之间的联合抗菌关系（图 11－4）。

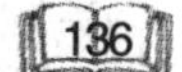

二、梯度平板纸条试验

梯度平板纸条试验的关键是制作含药的梯度平板。准备好两种琼脂培养基，一种是适合试验菌生长的培养基，另一种是在该培养基中加入抗菌药物。先将加热融化并冷却至50℃的无药培养基倒入培养皿，将培养皿倾斜放置，待培养基凝固后放平培养皿；再倒入含药培养基，制成含有梯度浓度抗菌药物的双层平板；最后将试验菌均匀涂布于平板表面；取滤纸条浸透另一待检药液，按梯度平板中药物浓度递减的方向，置于平板表面，培养后观察结果（图11－5）。

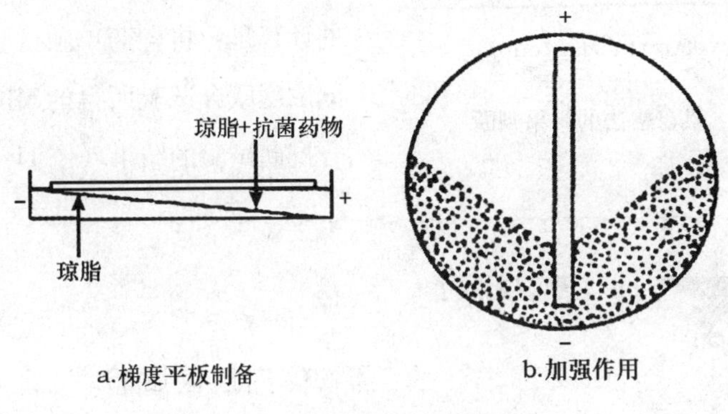

图11－5　梯度平板纸条试验

【小知识】

感染性疾病的临床治疗中要严格控制抗菌药物的联合应用，没有明确指征不宜联用。不合理的联用不仅不能增加疗效，反而增加不良反应和耐药性产生机会。联合应用抗菌药物的参考指征：混合感染；严重感染；感染部位为一般抗菌药物不易透入者；抑制水解酶的菌种感染；为防止耐药菌株的发生而需要长期使用抗菌药物者，而该类细菌极易产生抗药性，如结核杆菌。

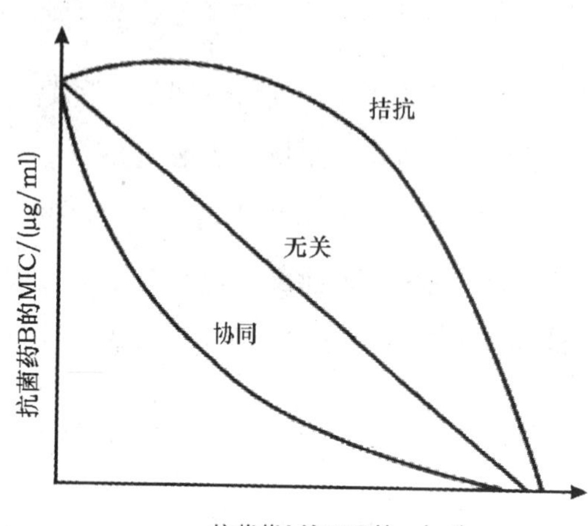

图 11－6　棋盘格法的结果判断

三、棋盘格法

棋盘格法适用于评价两种抗菌药物同时用不同浓度进行联合抗菌试验的抗菌活性。试验时，排列 6 排试管，每排 6 管，似棋盘格式。A 和 B 两药各以液体培养基连续稀释，A 药按其各稀释度以纵行加入各管，B 药按横排加入各管。同时各有单独抗菌试验对照管。加入定量试验菌培养后计算结果。结果的计算是：将各药单独试验及与另一药以不同浓度联合试验所得的 MIC 作图，即可得联合抗菌试验的结果（图 11－6）。

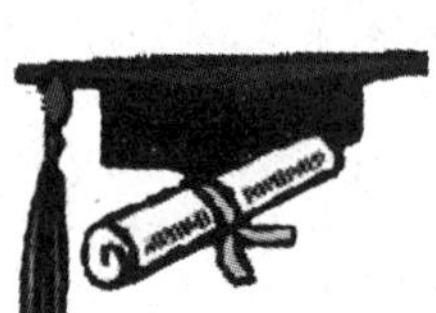

【知识拓展】

药物体内抗菌试验

药物的体内抗菌试验又称为动物实验治疗试验或保护力试验。动物体内抗菌效果评价能为确定人体给药方案提供有用信息，有效动物试验模型有助于确定临床试验所选的最适适应证、药物到达作用部位的穿透力、预防给药的时间、微生物清除效果、有利和不利的药物相互作用等。

由于体外抗菌试验是在实验室内进行，而体内抗菌试验是在复杂的实验动物体内进行。当抗菌药物进入机体后，其效力的发挥要受体内各种因素的影响。例如血液及组织内的蛋白质或磷脂、脓汁内的核酸均与药物结合，降低药物的活性；坏死组织内的酸性环境也能影响药物的活性；机体内的微生物，代谢活动较低，对药物的敏感性降低，有时还可形成细胞壁缺陷型细菌，对某些药物不敏感；机体内各组织中药物的吸收，分布不同，使药物的浓度难以恒定。因此，药物体外抗菌试验与体内抗菌试验结果往往不完全平行。

通常不能只根据药物体外抗菌试验结果肯定或否定一个药物的抗菌作用。在评定抗菌药物的作用时，既需要做体外抗菌试验，又需要做体内抗菌试验。

【课后小结】

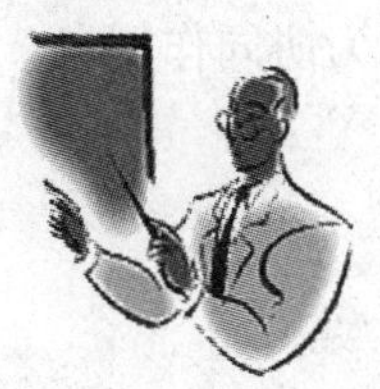

1. 药物抗菌试验的影响因素主要有试验菌、培养基、抗菌药物和对照试验等。

2. 药物体外抑菌试验技术常用方法有连续稀释法和琼脂扩散法。连续稀释法主要有液体培养基连续稀释法和固体培养基连续稀释法两种；琼脂扩散法包括滤纸片法、挖沟法、打洞法、管碟法。

3. 药物体外杀菌试验技术常用来评价药物对微生物的致死活性。

4. 抗菌药物联合应用可能出现的结果：拮抗作用、无关作用、累加作用、协同作用等。

5. 测定抗菌药物联合应用效果的方法有：纸条试验、梯度平板纸条试验、棋盘格法等。

【自我测评】

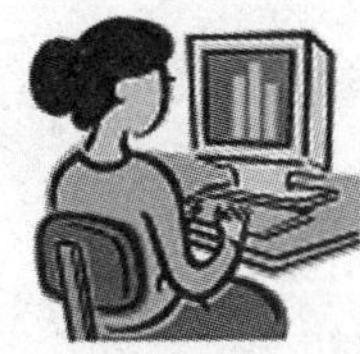

一、单项选择题

1. 进行药物的抗菌试验时，宜选用（　　）的试验菌。

A. 延迟期　　B. 对数生长期　　C. 稳定期　　D. 衰退期

2. MIC 指的是药物的（　　）。

A. 最小抑菌浓度　　B. 最小杀菌浓度

C. 最小致死浓度　　D. 最小中毒浓度

3. 两种药物联合作用显著低于单独抗菌活性，称为（　　）。

A. 拮抗作用　　B. 无关作用　　C. 累加作用　　D. 协同作用

4. 用瑞迪沃克法（RW 法）测定化学消毒剂效力时，以（　　）作为标准。

A. 苯酚　　B. 高锰酸钾　　C. 甲酚皂　　D. 双氧水

二、判断题

（　　）1. 药物的体外抗菌试验若证实该药物有效的话，可将该药物推荐到临床应用中去。

（　　）2. 抗菌试验的影响因素有试验菌、培养基、抗菌药物和对照试验等。

（　　）3. 由于微生物特别容易发生变异，抗菌试验的试验菌必须使用由专门机构提供的标准菌株。

（　　）4. 为了准确判断抗菌试验结果，确保抗菌试验的科学性和准确性，必须同时做对照试验。

(　　) 5. 药物 MBC 越小，说明该药的杀菌作用越弱。

(　　) 6. 两种药物联合作用的活性显著大于单独抗菌活性之和，称为协同作用。

(　　) 7. 两种抗菌药物联合应用时，抗菌活性必然更强。

三、简答题

1. 设计用液体培养基连续稀释法测定青霉素对金黄色葡萄球菌的 MIC 及 MBC。
2. 设计用活菌计数法测定甲酚皂对大肠埃希菌的杀菌效力。

（杜　敏　张培强）

第十二章　微生物检验技术

【学习目标】

（1）无菌制剂的无菌检验技术。

（2）口服及外用药物的微生物限度检验技术。

学习掌握以上知识，为日后从事药物微生物检验工作奠定基础。

【知识导入】

微生物广泛分布于自然界，药物在生产、运输和储存过程中，均有可能被微生物污染。一旦条件适宜，微生物生长繁殖可导致药物变质，既影响药物质量，又使药物疗效降低甚至丧失，且微生物的毒性代谢产物和病原微生物还可对病人造成不良反应、感染，甚至危及生命。因此，对药物制剂进行微生物检验，是保证药物制剂质量和人民用药安全的重要措施。药物微生物检验包括灭菌制剂的无菌检验和非规定灭菌制剂的微生物限度检验。其中，微生物限度检验又包括细菌、真菌总数检验和控制菌检验。而药物制剂因品种、剂型、规格、原料来源、工艺、辅料等不同，可表现出不同的抑菌特性；供试品的预处理方式、检验条件和培养条件也会影响检验结果。

为了确保药物微生物检验方法的科学性和结果的准确性，2005 年版《中国药典》对药物微生物检验进行了严格规定：从 2005 年 7 月 1 日起，在建立新产品的微生物检验方法或原产品的生产工艺、原料及辅料组分、检验条件发生改变时，必须对产品的抑菌活性及检验方法的可靠性进行验证。检验方法经验证确认后，才能用于供试品的微生物检验。

【想一想】

（1）为什么要对药物进行微生物检验？

（2）不同药物制剂的微生物检验项目有哪些？

（3）如何确保药物微生物检验方法的科学性及检验结果的准确性？

第一节　无菌制剂的无菌检验技术

无菌检验技术也称为无菌检查法，是用于确定要求无菌的药品、医疗器具、原料、辅料等是否染有活菌的检验技术。若供试品符合无菌检查法的规定，仅表明了供试品在该检验条件下未发现细菌和真菌的污染。

一、基本原则

1. 明确需要无菌检查的药物制剂种类

（1）注射剂　包括注射液、注射用无菌粉末、注射用浓溶液。

（2）部分眼科制剂　包括眼内注射溶液、眼内插入剂及供手术、伤口、角膜穿通伤用等眼用制剂。

（3）用于创伤、烧伤、溃疡、手术等药物制剂　包括部分软膏剂、乳膏剂、气雾剂、喷雾剂、散剂、耳用制剂、鼻用制剂和冲洗剂。

（4）植入剂　包括植入性硅橡胶、植入性生物降解材料。

（5）灭菌医疗材料及器具　包括外科用敷料、棉花及纱布，肠线、缝合线、一次性医用材料，带导管的一次性医疗器具及其他医疗器具。

2. 确定检查环境　无菌检查应在环境洁净度 10 000 级下和局部洁净度 100 级的单向流空气区或隔离系统中进行，其全过程必须严格遵守无菌操作，防止微生物污染。单向流空气区、工作台面及环境应定期按《医药工业洁净室（区）悬浮粒子、浮游菌和沉降菌的测试方法》的现行国家标准进行洁净度验证。隔离系统按相关的要求进行验证，其内部环境的洁净度须符合无菌检查的要求。

3. 明确检验数量和检验量　检验数量指一次试验所用供试品最小包装数量（表 12－1）。检验量指一次试验所用供试品总量（g 或 ml）（表 12－2、表 12－3）。

表 12－1　批出厂无菌制剂无菌检查的最少检验数量

供试品	批产量 N（个）	每种培养基最少检查数量
小体积注射剂	≤100	10% 或 4 个（取较多者）
	100 < N≤500	10 个
	>500	2% 或 20 个（取较少者）
大体积注射剂（>100ml）		2% 或 10 个（取较少者）

续表

供试品	批产量 N（个）	每种培养基最少检查数量
眼用及其他非注射产品	≤200	5%或2个（取较多者）
	>200	10个
	≤4	每个容器
桶装固体原料	$4<N\leq50$	20%或4个容器（取较大者）
	>50	2%或10个容器（取较大者）
抗生素原料药（≥5g）		6个容器

注：不包括阳性对照试验和验证试验用量。

表12-2 上市抽验样品（液体制剂）无菌检查的最少检验量

供试品装量 V（ml）	每支样品接入每管培养基的最少样品量	最少检验数量（瓶或支）
≤1	全量	20*
$1<V<5$	半量	10
$5\leq V<20$	2ml	10
$20\leq V<50$	5ml	10
$50\leq V<100$	10ml	10
$50\leq V<100$（静脉给药）	半量	10
$100\leq V<500$	半量	6
$V\geq500$	500ml	6

注：*为每种培养基各接种10支供试品。

表12-3 上市抽验样品（固体制剂）无菌检查的最少检验量

供试品装量 M/支、瓶或个	每支样品接入每管培养基的最少样品量	最少检验数量（瓶或支）
$M<50$mg	全量	20*
50mg$\leq M<$300mg	半量	10
300mg$\leq M<$5g	150mg	10
$M\geq$5g	500mg	10**

注：*为每种培养基各接种10支供试品；**为抗生素粉针剂（≥5g）及抗生素原料药（≥5g）的最少检验数量为6瓶（或支），桶装固体原料的最少检验数量为4个包装。

二、基本方法

（一）无菌检查方法的验证

1. 试验菌株

（1）金黄色葡萄球菌（*Staphylococcus aureus*）［CMCC（B）26003］代表革兰阳性球菌。

（2）铜绿假单胞菌（*Pseudomonas aeruginosa*）［CMCC（B）10104］代表革兰阴性

杆菌。

（3）枯草芽孢杆菌（*Bacillus subtilis*）［CMCC（B）63501］代表革兰阳性芽孢杆菌。

（4）生孢梭菌（*Clostridium sporogenes*）［CMCC（B）64941］代表厌氧菌。

（5）白色念珠菌（*Candida albicans*）［CMCC（F）98001］代表酵母菌。

（6）黑曲霉（*Aspergillus niger*）［CMCC（F）98003］代表霉菌。

2. 制备试验菌液　试验菌液的制备，必须使用5代内的菌种。接种金黄色葡萄球菌、枯草芽孢杆菌、铜绿假单胞菌的新鲜培养物至营养肉汤培养基，生孢梭菌的新鲜培养物至硫乙醇酸盐流体培养基，置30～35℃培养18～24h；接种白色念珠菌的新鲜培养物至改良马丁培养基或改良马丁琼脂培养基，置23～28℃培养24～48h；接种黑曲霉的新鲜培养物至改良马丁琼脂斜面培养基，置23～28℃培养5～7d。上述培养物用0.9%无菌氯化钠溶液制成每1ml含菌数小于100cfu（菌群数，colony forming unit）的菌（孢子）悬液。

3. 验证试验　无菌检查方法可分为薄膜过滤法和直接接种法。只要供试品性状允许，应优先采用薄膜过滤法。验证时需对每种菌逐个进行试验，由于每个菌株代表不同类型的菌，只有这6个菌株均不生长，表明所采用的检查方法是可行的。否则，需要重新验证。

（1）薄膜过滤法　采用孔径小于0.45μm、直径约50mm的微孔滤膜，将规定量的供试品按滤膜过滤法过滤，冲洗次数，每次冲洗量要及时记录，在最后一次冲洗液中加入试验菌少于100cfu。取出滤膜接种于相应的培养基中。同样的方法，不过滤供试品，只过滤验证菌液，重复以上的冲洗操作，作为阳性对照，将含培养基的容器按规定温度培养3～5d。各种试验菌及相应的培养基逐一进行验证。

验证结果评价：若含供试品各容器中的试验菌培养结果与阳性对照相似，则在供试品的无菌检查中使用的供试品量、冲洗液、冲洗次数、冲洗量及培养基的量必须与验证试验相同。若与阳性对照相比，含供试品的任一容器中的试验菌生长微弱、缓慢或不生长，则说明该检验量在此检验条件下有抑菌作用，应增加冲洗次数重复以上实验，或使用中和剂、更换滤膜品种或改变冲洗液的种类等方法消除产品的抑菌作用。

（2）直接接种法　取适宜装量的硫乙醇酸盐流体培养基8管分别加入上述金黄色葡萄球菌、铜绿假单胞菌、枯草芽孢杆菌、生孢梭菌菌液1ml各两管；取适宜装量的改良马丁培养基4管，分别加入白色念珠菌、黑曲霉菌液1ml各两管。各种试验菌两管培养基中，其中一管接入规定量的供试品，另一管作为阳性对照，营养肉汤培养基和硫乙醇酸盐流体培养基置30～35℃、改良马丁培养基置23～28℃培养3～5d。

验证结果评价：与阳性对照比较，若含供试品各容器中的试验菌均生长良好，则供试品的该检验量在该检验条件下无抑菌作用或其抑菌作用可以忽略不计，可按此检查法和检查条件进行供试品的无菌检查。若含供试品的任一容器中微生物生长微弱、缓慢或不生长，则供试品的该检验量在该检验条件下有抑菌作用，可采用增加培养基的用量，或使用中和剂或灭活剂如β-内酰胺酶、对氨基苯甲酸、聚山梨酯80等消除供试品的抑菌作用，并重新进行方法验证试验。

（二）无菌检验技术

阳性对照：供试品无菌检查应设阳性对照。根据供试品的特性选择阳性对照菌，阳性对照管加阳性对照菌量为小于100cfu（阳性对照菌菌液制备与验证试验中试验菌液制备方法相同，其中大肠埃希菌菌液制备方法与金黄色葡萄球菌相同），供试品用量同供试品无菌检查每份培养基接种样品量。阳性对照培养48~72h应生长良好。

阴性对照：取供试品无菌检查相应的溶剂和稀释液同法操作，作为阴性对照。阴性对照不得有菌生长。

1. *薄膜过滤法* 采用与验证方法相同的薄膜过滤器和滤膜，经灭菌并检验合格后备用。在无菌条件下，取规定量的供试品，按规定方法处理后，通过滤膜过滤，用与验证试验相同的冲洗液、冲洗量和冲洗方法冲洗。如用封闭式薄膜过滤器，分别将适量的硫乙醇酸盐流体培养基及改良马丁培养基加入相应的滤筒内。如采用一般的薄膜过滤器，则按无菌操作法取下滤膜，将其剪成三等份，分别置于含50ml的硫乙醇酸盐流体培养基及改良马丁培养基容器中，另一份作阳性对照。

2. *直接接种法* 直接接种法即每支（或瓶）供试品按规定量分别接入含硫乙醇酸盐流体培养基和改良马丁培养基容器中。除另有规定外，每个容器培养基用量应符合接种的供试品体积不得大于培养基体积的10%，同时硫乙醇酸盐流体培养基每管装量不少于15ml，改良马丁培养基每管装量不少于10ml。培养基的用量同方法验证试验，每种培养基接种的管数同供试品的检查数量。上述含硫乙醇酸盐流体培养基容器置30~35℃、含改良马丁培养基的容器置23~28℃培养14d，逐日观察。

【小知识】

阳性对照菌的选用原则是：无抑菌作用及抗革兰阳性菌为主的供试品，以金黄色葡萄球菌为对照菌；抗革兰阴性菌为主的供试品，以大肠埃希菌为对照菌；抗厌氧菌的供试品，以生孢梭菌为对照菌；抗真菌的供试品，以白色念珠菌为对照菌。

三、结果判断

若供试品管均澄清，或虽显浑浊但经确证为无菌生长，判供试品符合规定；若供试品管中任何一管显浑浊并确证有菌生长，判供试品不符合规定，除非能充分证明实验结果无效，即生长微生物非供试品所含。

当符合下列至少一个条件时，方可判断实验结果无效：①实验设备及环境不符合要求；②回顾无菌试验过程中，发现有可能引起微生物污染的因素；③阴性对照管有菌生长；④供试品管中生长的微生物经鉴定后，确证是因无菌试验中所使用的物品和（或）无菌操作不当引起的。

试验若经确认无效，应重试。重试时，重新取同量供试品，依法重试。若无菌生长，判供试品符合规定；若有菌生长，判供试品不符合规定。

第二节　口服及外用药物的微生物限度检验技术

微生物限度检验技术也称为微生物限度检查法，是检查非规定灭菌制剂及其原、辅料受微生物污染程度的方法。检查项目包括细菌总数、霉菌总数、酵母菌总数及控制菌检查。控制菌包括大肠埃希菌、大肠菌群、沙门菌、铜绿假单胞菌、金黄色葡萄球菌、梭菌。需检查的控制菌种类与药物制剂的种类、给药途径、给药部位、原料来源和医疗目的等有关，不同药物制剂按不同要求，选择一种或几种控制菌进行检查。

微生物限度检查的药物制剂种类：非规定灭菌制剂中除胶囊剂、颗粒剂、丸剂和部分片剂外，其他剂型如口服液体制剂、酊剂、栓剂、软膏剂、乳膏剂、膜剂、散剂、丸剂、部分眼用（鼻用）制剂、洗剂、灌肠剂等都必须进行微生物限度检查。

检查环境要求：同无菌检查法要求。

检验量：即一次试验所用的供试品量（g 或 ml）。除另有规定外，一般供试品的检验量为 10g 或 10ml；化学膜剂为 $100cm^2$；贵重药品、微量包装药品的检验量可以酌减。要求检查沙门菌的供试品检验量应增加 10g 或 10ml。检验时，应从 2 个以上最小包装单位中抽取供试品，膜剂不得少于 4 片。

一、细菌、霉菌及酵母菌测定技术

细菌、霉菌及酵母菌计数是检查药物在单位重量、体积或面积（g、ml 或 cm^2）中所含活菌数量，用于判断药物被细菌、真菌污染的程度，是对药物卫生学进行总评价的一个依据。细菌、霉菌及酵母菌计数采用的方法有平皿法和薄膜过滤法。计数方法必须经过方法验证确认后方可采用。

（一）细菌、霉菌及酵母菌计数方法验证

1. 试验菌株

（1）大肠埃希菌（*Escherichia coli*）[CMCC（B）44102] 代表革兰阴性菌。

（2）金黄色葡萄球菌（*Staphylococcus aureus*）[CMCC（B）26003] 代表革兰阳性球菌。

（3）枯草芽孢杆菌（*Bacillus subtilis*）[CMCC（B）63501] 代表革兰阳性芽孢杆菌。

（4）白色念珠菌（*Candida albicans*）[CMCC（F）98001] 代表酵母菌。

（5）黑曲霉（*Aspergillus niger*）[CMCC（F）98003] 代表霉菌。

2. 制备试验菌液　参照“药品无菌检查方法的验证中制备试验菌液”的方法制备大肠埃希菌（制备方法同金黄色葡萄球菌）、金黄色葡萄球菌、枯草芽孢杆菌、白色念珠菌和黑曲霉的菌（孢子）悬液，每 1ml 含菌（孢子）数为 50 ~ 100cfu。

3. 验证试验　按下列方法及要求对各试验菌的回收率逐一进行验证。至少应进行 3 次独立的平行试验，并分别计算各试验菌每次试验的回收率。由于每个菌株代表不同类型的菌，所以只有这 5 个菌株的回收率均达到要求，才表明所采用的检查方法能将样品中污染的各种类型的微生物都可能检出来。否则，所得的结果不能真实地反映样品的污染情况，需要重新验证。

试验组：平板法计数时，取试验可能用的最低稀释级的供试液 1ml 和 50 ~ 100cfu 试验菌，分别注入平皿中，立即倾注琼脂培养基，每组试验菌平行制备 2 个平板，按平板法测定其菌数；薄膜过滤法计数，取规定量的试验可能用的最低稀释级的供试液，过滤，冲

洗，应在最后一次冲洗液中加入 50～100cfu 试验菌。同时测定加入的试验菌数（为菌液组）、供试品本底菌数（为供试品对照组）和用相应的稀释液替代供试液，加入试验菌测得的菌数（稀释液对照组）。

$$试验组的菌回收率（\%）=\frac{试验组的平均菌落数-供试品对照组的平均菌落数}{菌液组的平均菌落数}\times 100\%$$

$$稀释液对照组的菌回收率（\%）=\frac{稀释液对照组的平均菌落数}{菌液组的平均菌落数}\times 100\%$$

4. 结果判定　在 3 次独立的平行试验中，稀释液对照组的菌回收率均应不低于 70%。若试验组的菌回收率均不低于 70%，可按该供试液制备方法和菌落计数法测定供试品的细菌、霉菌及酵母菌数；若任一次试验中试验组的菌回收率低于 70%，应建立新的方法，可采用培养基稀释法、薄膜过滤法、中和法等方法消除供试品的抑菌活性，并重新验证。

用经验证确定的方法做供试品细菌、真菌总数测定。

（二）细菌、霉菌及酵母菌测定方法

1. 平皿法　取一定量的供试品，按验证试验相同的方法预处理后，以 pH 7.0 氯化钠－蛋白胨缓冲液稀释成 1∶10、1∶100、1∶1000 等稀释级，取连续 2～3 个稀释级的稀释液 1ml，分别置于一无菌平皿中，注入 15～20ml 溶化后温度不超过 45℃的营养琼脂培养基或玫瑰红钠琼脂培养基，混匀、凝固，倒置培养。每稀释级每种培养基至少制备 2 个平板。营养琼脂培养基置 30～35℃培养 48h，用于细菌计数；玫瑰红钠琼脂培养基置 23～28℃培养 72h，用于霉菌和酵母菌计数。取出统计培养基上生长的菌落数（一般选取菌落数在 30～300 之间的平板进行计数），再将菌落数的平均数乘以稀释倍数，即可得每 1g 或每 1ml 被检药物中的细菌数和真菌数。

2. 膜过滤法　采用薄膜过滤法，滤膜的孔径不超过 0.45μm，直径约为 50mm。选择滤膜材质应考虑供试品及其溶剂的特性。滤器和滤膜使用前需进行灭菌处理。

按“平皿法”相同的方法制备不同稀释级的稀释液。取相当于每张滤膜含 1g 或 1ml 供试品的供试液直接或稀释后过滤，按与验证试验相同的冲洗液和冲洗次数冲洗滤膜。冲洗后取出滤膜，菌面朝上贴于营养琼脂培养基或玫瑰红钠琼脂培养基平板，培养。培养条件和计数方法同“平皿法”，每片滤膜上的菌落应不超过 100 个。计算每 1g 或每 1ml 被检药物中的细菌数和真菌数。

细菌总数和真菌总数在中国药典规定的该品种项下的菌数限度内，可判定药物细菌、真菌总数符合该品种项下的规定。否则应从同一批产品中重新抽样，独立复试 2 次，以 3 次结果的平均值报告菌数。

【小知识】

采用薄膜过滤法进行微生物限度检查时，水溶性供试液过滤前应先将少量的冲洗液过滤以润湿滤膜，油类供试品过滤前，滤膜和过滤器在使用前应充分干燥。为了发挥滤膜的最大过滤效率，应注意保持供试品及冲洗液覆盖整个滤膜表面。每张滤膜的总过滤量不宜过大，以免滤膜上的微生物受损伤。冲洗后取出的滤膜应菌面朝上置于培养基平板上培养。滤膜贴于平板上时不得有空隙或气泡，否则影响微生物生长。

二、控制菌的检验技术

（一）控制菌检查法的验证

1. 试验菌株

（1）大肠埃希菌（*Escherichia coli*）［CMCC（B）44102］。

（2）金黄色葡萄球菌（*Staphylococcus aureus*）［CMCC（B）26003］。

（3）铜绿假单胞菌（*Pseudomonas aeruginosa*）［CMCC（B）10104］。

（4）生孢梭菌（*Clostridium sporogenes*）［CMCC（B）64941］。

（5）乙型副伤寒沙门菌（*Salmonella paratyphi* B）［CMCC（B）50094］。

2. 制备试验菌液　参照“药品无菌检查方法的验证中制备试验菌液”的方法制备大肠埃希菌、金黄色葡萄球菌、乙型副伤寒沙门菌（方法同大肠埃希菌）、铜绿假单胞菌、生孢梭菌的菌悬液，每1ml含菌数为10～100cfu。

3. 验证试验

（1）试验组　取规定量供试液及10～100cfu试验菌加入增菌培养基中，依相应控制菌检查法进行检查。当采用薄膜过滤法时，取规定量供试液，过滤，冲洗，试验菌应加在最后一次冲洗液中，冲洗后，取出滤膜接至增菌培养基中。

（2）阴性菌对照组　设立阴性对照组的目的是为了验证控制菌检查法的专属性。方法同试验组，在验证大肠埃希菌、大肠菌群、沙门菌检查法时的阴性对照菌采用金黄色葡萄球菌；验证铜绿假单胞菌、金黄色葡萄球菌、生孢梭菌检查法时的阴性对照菌采用大肠埃希菌。阴性对照不得检出。

4. 结果判定　阴性菌对照组不得检出阴性对照菌。若试验组检出试验菌，按此供试液制备法和控制菌检查法进行该供试品的控制菌检查；若试验组未检出试验菌，应采用培养基稀释法、薄膜过滤法、中和法等方法消除供试品的抑菌活性，并重新验证。

用经验证确定的方法做供试品控制菌检查。

（二）控制菌的检验方法

用经验证确定的方法做供试品的控制菌检查。控制菌检查的培养温度均为35～37℃。进行供试品控制菌检查时应做阳性对照试验（已做验证试验的菌不必再做）和阴性对照试验。

阳性对照试验：阳性对照试验加相应的控制菌量10～100cfu，供试品用量和检查方法与供试品的控制菌检查相同。阳性对照试验应检出相应的控制菌。

阴性对照试验：取稀释液10ml按相应控制菌检查法检查，作为阴性对照。阴性对照应无菌生长。

1. 大肠埃希菌检查

大肠埃希菌是肠道中存在的正常菌群，主要来源于人和动物的粪便，常作为判断食品、药品、饮料等是否受粪便污染的指标菌。一旦供试品中检出大肠埃希菌，表明该检品已被粪便污染，可能存在肠道致病菌和寄生虫卵，服用后有引起消化道疾病的危险。《中国药典》规定口服药品不得检出大肠埃希菌，大肠埃希菌的检查程序如下。

（1）增菌培养　取相当于1g或1ml的供试品，直接或按验证试验方法处理后接种于加入胆盐乳糖培养基中，增菌培养18～24h。增菌培养的目的在于使被检菌增殖，减少漏检而提高检出率。胆盐乳糖培养基中的胆盐具有抑制革兰阳性菌生长的作用。

（2）MUG快速检查　取增菌培养物0.2ml，接种至含5ml MUG培养基的试管内培养，于5h、24h在366nm紫外线下观察，同时用未接种的MUG培养基作本底对照。有荧光（蓝白色荧光）为MUG阳性；无荧光为MUG阴性；然后沿管壁加靛基质试液数滴，液面呈玫瑰红色，为靛基质阳性；呈试液本色，为靛基质阴性。

结果判断：

MUG阳性、靛基质阳性，判检出大肠埃希菌。

MUG阴性、靛基质阴性，判未检出大肠埃希菌。

MUG阳性、靛基质阴性或MUG阴性、靛基质阳性，需进一步做以下检查。

（3）分离培养　用接种环沾取需进一步检查的培养物划线接种于MacC或EMB平板上，培养18～24h，检查有无疑似大肠埃希菌菌落（表12－4）。若平板上无菌落生长，或生长菌落与大肠埃希菌菌落形态特征不符，判供试品未检出大肠埃希菌；否则，进一步做以下试验。

（4）纯培养　用接种环挑取2～3个疑似大肠埃希菌菌落，分别接种于营养琼脂斜面培养基，培养18～24h。

表12－4　大肠埃希菌菌落形态特征

培养基	菌落形态
曙红亚甲蓝琼脂（EMB）	呈紫黑色、浅紫色、蓝紫色或粉红色，菌落中心呈深紫色或无明显暗色中心，圆形，微突起，边缘整齐，表面光滑，湿润，常有金属光泽
麦康凯琼脂（MacC）	鲜桃红色或微红色，菌落中心呈深桃红色，圆形，扁平，表面光滑，湿润

（5）革兰染色、镜检　将斜面培养物涂片，革兰染色、镜检，若证明为革兰阴性短杆菌者，继续做生化反应试验。

（6）生化反应试验

乳糖发酵试验：取纯培养物接种于乳糖发酵管中，培养24～48h，观察结果。杜氏管中有气泡，判为产气；在试管中加入酸性品红指示液，培养液呈红色，加入溴麝香草酚蓝显黄色，判为产酸。

靛基质试验（I）：取纯培养物接种于蛋白胨水培养基中，培养24～48h，沿管壁加入靛基质试液数滴，轻轻摇动试管，液面呈玫瑰红色为阳性反应；呈试剂本色为阴性反应。

甲基红试验（M）：取纯培养物接种于磷酸盐葡萄糖胨水培养基内，培养48h±2h，在约2ml培养液中加入2滴甲基红指示液，轻轻摇动，立即观察，呈鲜红色或橘红色为阳性；呈黄色为阴性。

乙酰甲基甲醇生成试验（V－P或Vi）：取纯培养物接种于磷酸盐葡萄糖胨水培养基内，培养48h±2h，在2ml培养液中加入α－萘酚乙醇液1ml，混匀，再加入40%的氢氧化钾试液0.4ml，充分摇匀，在4h（通常在30min）内出现红色者，判为阳性；无红色反应为阴性。

枸橼酸盐利用试验（C）：取纯培养物接种于枸橼酸盐斜面培养基上，培养2～4d，培养基斜面有菌苔生长，培养基由绿色变为蓝色，判为阳性；培养基斜面无菌生长，培养基仍呈绿色者为阴性。

进一步检查结果，若MUG阳性、靛基质阴性、IMViC试验为－＋－－及革兰阴性短杆菌，判供试品中检出大肠埃希菌；若MUG阴性、靛基质阳性、IMViC试验为＋＋－－及革兰阴性短杆菌，亦判供试品中检出大肠埃希菌；其他情况判供试品中未检出大肠埃希菌。

2. **大肠菌群检查**　大肠菌群是指37℃生长时能发酵乳糖，在24h内产酸、产气的革兰阴性无芽孢杆菌。除大肠埃希菌属外，还包括肠杆菌属、枸橼酸菌属、克雷伯菌属等菌种。大肠菌群包括了正常人畜肠道内的全部需氧的革兰阴性杆菌。以大肠菌群作为卫生指标菌比大肠埃希菌具有更广泛的卫生学意义。因此，国际上以大肠菌群作为药品、食物、饮水等卫生指标菌，对卫生质量的要求更严格。大肠菌群的检查程序如下。

（1）增菌培养　取不少于10ml的胆盐乳糖发酵管3支，分别加入1∶10供试液1ml（含供试品0.1g或0.1ml）、1∶100供试液1ml（含供试品0.01g或0.01ml）和1∶1000稀释的供试液1ml（含供试品0.001g或0.001ml），培养18～24h。

胆盐乳糖发酵管若无菌生长或有菌生长但不产酸、产气，判该管未检出大肠菌群；若胆盐乳糖发酵管产酸、产气，应进一步分离培养。

（2）分离培养　将产酸、产气的发酵管中的培养物，分别划线接种于曙红亚甲蓝琼脂培养基或麦康凯琼脂培养基的平板上，培养18～24h，检查有无疑似大肠菌群菌落（表12－5）。

表12－5　大肠菌群菌落形态特征

培养基	菌落形态
曙红亚甲基蓝琼脂（EMB）	呈紫黑色、紫红色、红色或粉红色，圆形，扁平或稍凸起，边缘整齐，表面光滑，湿润
麦康凯琼脂（MacC）	鲜桃红色或粉红色，圆形，扁平或稍凸起，边缘整齐，表面光滑，湿润

（3）确证试验　从上述分离平板上挑选4～5个疑似菌落，分别接种于乳糖发酵管中，培养24～48h。若产酸、产气，判该胆盐乳糖发酵管检出大肠菌群；否则判未检出大肠菌群。

（4）结果报告　根据大肠菌群的检出管数，报告供试品中的大肠菌群数（表12－6）。

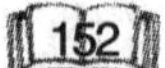

表12－6　可能的大肠菌群数表

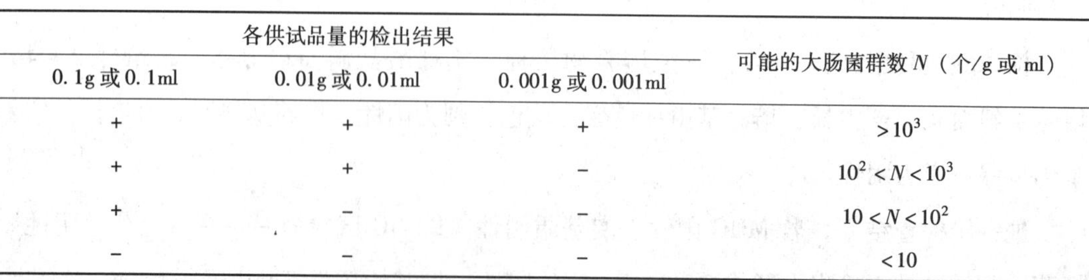

各供试品量的检出结果			可能的大肠菌群数 N（个/g或ml）
0.1g或0.1ml	0.01g或0.01ml	0.001g或0.001ml	
+	+	+	$>10^3$
+	+	－	$10^2<N<10^3$
+	－	－	$10<N<10^2$
－	－	－	<10

注：＋代表检出大肠菌群；－代表未检出大肠菌群。

若平板上无菌落生长或生长的菌落与大肠菌群菌落形态特征不符或为非革兰阴性无芽孢杆菌，判该管未检出大肠菌群；若平板上生长的菌落与大肠菌群菌落形态特征相符或疑似，且为革兰阴性无芽孢杆菌，应进行确证试验。

3. 沙门菌检查 沙门菌属是肠杆菌科的重要致病菌，引起人类伤寒、副伤寒、急性肠炎及败血症等疾病，主要存在于人和动物的肠道内，可随粪便污染水源、食品和药物，尤其是动物脏器为原料的药物，被污染的几率较高。因此，沙门菌被列为口服脏器制剂必检的项目，规定口服脏器制剂不得检出沙门菌。沙门菌的检查程序如下。

（1）增菌培养 将供试品处理后接种于四硫磺酸钠亮绿培养基中，培养18～24h。

（2）分离培养 取增菌培养液划线接种于胆盐硫乳琼脂（或沙门、志贺菌属琼脂）培养基和麦康凯琼脂（或曙红亚甲蓝琼脂）培养基平板各1个，培养18～24h，观察有无疑似沙门菌菌落（表12－7）。若平板上无菌落生长，或生长的菌落不同于沙门菌菌落形态特征，判供试品未检出沙门菌；若平板上生长的菌落特征与沙门菌菌落形态特征相符或疑似，需进一步试验。

表12－7 沙门菌菌落形态特征

培养基	菌落形态
胆盐硫乳琼脂	无色至浅橙色，半透明，菌落中心带黑色或全部黑色或无黑色
沙门、志贺菌属琼脂	无色至淡红色，半透明或不透明，菌落中心有时带黑褐色
曙红亚甲蓝琼脂	无色至浅橙色，透明或半透明，光滑湿润的圆形菌落
麦康凯琼脂	无色至浅橙色，透明或半透明，菌落中心有时为暗色

（3）三糖铁琼脂培养基穿刺接种 用接种针挑选2～3个相符或疑似菌落中心分别于三糖铁琼脂培养基高层斜面上，接种时可先划线于斜面并穿刺到底层，或先穿刺底层再划线斜面，培养18～24h，如斜面未见红色、底层未见黄色，或斜面黄色、底层无黑色，判供试品未检出沙门菌。否则，应取三糖铁琼脂培养基斜面的培养物进行适宜的生化试验和血清凝集试验。

（4）生化试验

靛基质试验：按大肠埃希菌检查方法项下操作、判断结果。沙门菌为阴性反应。

脲酶试验：取培养物接种于尿素琼脂培养基上，培养24h。斜面变红色为阳性反应，沙门菌为阴性反应。

氰化钾试验：取在营养肉汤中培养20～24h的新鲜培养物接种至氰化钾培养基内，塞紧，培养24～48h。有菌生长为阳性反应，无菌生长为阴性反应。沙门菌应为阴性反应。

赖氨酸脱羧酶试验：取培养物接种在赖氨酸脱羧酶培养基中，培养24～48h。呈紫色为阳性反应；黄色为阴性反应。沙门菌为阳性反应。

动力检查：取培养物穿刺接种于半固体营养琼脂培养基中，培养24h。呈浑浊蔓延现象的为有鞭毛菌；仅沿穿刺线生长的，周围培养基清晰的为无鞭毛菌。绝大部分沙门菌具有周身鞭毛，能运动。

血清学凝聚试验：取沙门菌属O多价1血清在洁净、灭菌的载玻片上，再挑取三糖铁琼脂培养基斜面的培养物少许，与血清混合，玻片前后侧动，在暗背景下观察，3min内不出现凝聚现象的为阴性反应；有任何程度的凝聚现象的为阳性反应。沙门菌应为阳性反应。

4. 铜绿假单胞菌检查　铜绿假单胞菌俗称绿脓杆菌，广泛分布于土壤、水、空气及人和动物的皮肤、肠道、呼吸道，可通过环境和生产的各个环节污染药品。本菌是常见的化脓性感染菌，在烧伤、烫伤、眼科及其他外科疾患中易引起继发性感染。由于本菌对许多抗菌药物具有天然耐药性，增加了治疗难度，因此对一般的眼科制剂和外伤用药，规定不得检出铜绿假单胞菌。铜绿假单胞菌的检查程序如下。

（1）增菌培养　将供试品直接或按验证试验的方法处理后接至胆盐乳糖培养基，培养18～24h。

（2）分离培养　取上述培养物，划线接种于溴化十六烷基三甲铵琼脂培养基的平板上，培养18～24h。铜绿假单胞菌典型菌落呈扁平、无定形、周边扩散、表面湿润，灰白色，周围时有蓝绿色素扩散。如平板上无菌落生长或生长的菌落与上述菌落形态特征不符，判供试品未检出铜绿假单胞菌；如平板生长的菌落与上述菌落形态特征相符或疑似，需做进一步检查。

（3）纯培养　从上述培养物中，挑选2～3个相符或疑似菌落，分别接种于营养琼脂培养基斜面上，培养18～24h。

（4）革兰染色、镜检　取纯培养物进行革兰染色，镜检。铜绿假单胞菌为革兰阴性、无芽孢杆菌，单个、成对或呈短链排列。

（5）生化试验

氧化酶试验：取洁净滤纸片置于平皿内，用无菌玻璃棒取纯培养物涂于滤纸片上，滴加新配制的1%二盐酸二甲基对苯二胺试液，在30s内呈粉红色，并逐渐变为紫红色为氧化酶试验阳性，否则为阴性。若疑似菌为非革兰阴性无芽孢杆菌或氧化酶试验阴性，均判供试品未检出铜绿假单胞菌。否则，应进行绿脓菌素试验。

绿脓菌素试验：取纯培养物接种于绿脓菌素测定用培养基（PDP琼脂）上，培养24h，加三氯甲烷3～5ml至培养管中，搅碎培养基并充分振摇。静置片刻，将三氯甲烷相移至另一试管中，加入1mol/L盐酸试液约1ml，振摇后，静置片刻，观察。若盐酸溶液呈粉红色，为绿脓菌素试验阳性，否则为阴性。若疑似菌为革兰阴性杆菌、氧化酶试验阳性及绿脓菌素试验阳性，判供试品检出铜绿假单胞菌。若上述疑似菌为革兰阴性杆菌、氧化酶试验阳性及绿脓菌素试验阴性，应继续进行适宜的生化试验，确认是否为铜绿假单胞菌。

硝酸盐还原产气试验：取纯培养物接种于硝酸盐胨水培养基中，培养24h，有气体产生即为阳性反应，否则即为阴性反应。铜绿假单胞菌应为阳性反应。

42℃生长试验：取纯培养物用0.9%无菌氯化钠溶液制成菌悬液，将菌悬液划线接种于营养琼脂斜面上，置42℃恒温水浴箱中，培养24～48h，斜面有菌苔生长者为阳性反应，否则为阴性反应。铜绿假单胞菌应为阳性反应。

明胶液化试验：取纯培养物穿刺接种明胶培养基中，培养24h后，取出置0～4℃冰箱内放置10～30min。培养基呈溶液状即为阳性反应，呈凝固状为阴性反应。铜绿假单胞菌应为阳性反应。

5. 金黄色葡萄球菌检查　金黄色葡萄球菌广泛分布在土壤、水、空气及物品上，人和动物的皮肤及与外界相通的腔道也常有本菌存在。本菌可产生多种毒素和酶，能引起局部及全身化脓性炎症，严重时可发展为败血症和脓毒血症，是人类化脓性感染中的重要病原菌。因此《中国药典》中规定在外用药物及眼科用药中不得检出金黄色葡萄球菌。金黄色葡萄球菌的检查程序如下。

（1）增菌培养　取规定量供试品，直接或按验证试验方法处理后接至营养肉汤培养基中，培养18～24h。

（2）分离培养　取上述培养物，划线接种于卵黄氯化钠琼脂平板或甘露醇氯化钠琼脂平板上，培养24～72h，观察有无疑似金黄色葡萄球菌菌落（表12－8）。若平板上无菌落生长或生长的菌落不同于金黄色葡萄球菌菌落形态特征，判供试品未检出金黄色葡萄球菌。若平板上生长的菌落与金黄色葡萄球菌菌落形态特征相符或疑似，需做进一步试验。

表12－8　金黄色葡萄球菌菌落形态特征

培养基	菌落形态
卵黄氯化钠琼脂	金黄色，圆形凸起，边缘整齐，光滑湿润，外围有分解卵磷脂后产生的乳浊圈，菌落直径1～2mm
甘露醇氯化钠琼脂	金黄色，圆形凸起，边缘整齐，光滑湿润，外围有黄色环，菌落直径0.7～1mm

（3）纯培养　从上述培养物中挑选 2 ~ 3 个相符或疑似菌落，分别接种于营养琼脂培养基斜面上，培养 18 ~ 24h。

（4）革兰染色、镜检　取纯培养物进行革兰染色，镜检，并接种于营养肉汤培养基，培养 18 ~ 24h，做血浆凝固酶试验。金黄色葡萄球菌为革兰阳性菌，无芽孢，一般不产生荚膜。排列呈不规则的葡萄状，亦可呈单个、成双或短链状排列。

（5）血浆凝固酶试验　取灭菌小试管 3 支，各加入血浆和 0.9% 无菌氯化钠溶液（1∶1）0.5ml，然后，1 支加入可疑菌株的营养肉汤培养物 0.5ml、1 支加阳性对照菌液（做阳性对照）、1 支加 0.9% 无菌氯化钠溶液（做阴性对照），培养 3h 后开始观察直至 24h。试验管内血浆流动自如的为阴性反应，血浆凝固的为阳性反应。金黄色葡萄球菌为阳性反应。

6. 梭菌检查　梭菌属为革兰阳性杆菌，能形成芽孢，且芽孢多大于菌体的宽度，细菌膨胀成梭形，故名梭状芽孢杆菌。该属中主要病原菌有产气荚膜梭菌、破伤风梭菌、肉毒梭菌和艰难梭菌，这些菌均能产生强烈的外毒素使人和动物致病。因此，《中国药典》规定某些用于阴道、创伤、溃疡的药物必须控制梭菌。梭菌的检查程序如下。

（1）增菌培养　取规定量的经预处理后供试液 2 份，其中 1 份置 80℃ 保温 10min 迅速冷却。上述 2 份供试液直接或处理后分别接种至 100ml 的 0.1% 新鲜葡萄糖庖肉培养基中。各管在厌氧条件下培养 72 ~ 96h。如试验管不出现混浊、产气、消化碎肉、臭气等现象，判供试品未检出梭菌；否则，需进一步试验。

（2）分离培养　取上述培养物 0.2ml，涂抹接种于含庆大霉素的哥伦比亚琼脂培养基平板上，在厌氧条件下培养 48 ~ 72h。若无菌落生长，判供试品未检出梭菌；若有菌落生长，取平板上的菌落进行革兰染色和过氧化氢酶试验。梭菌为革兰阳性菌，有或无卵圆形至球形的芽孢，大于菌体，着生于菌体中央、次端或顶端。

（3）过氧化氢酶试验　取哥伦比亚琼脂培养基平板上的菌落，置洁净玻片上，滴加 3% 过氧化氢溶液，若菌落表面有气泡产生，为过氧化氢酶试验阳性反应，否则为阴性反应。梭菌的过氧化氢酶试验为阴性反应。

（三）微生物限度检查结果判断

供试品检出控制菌或其他致病菌时，按一次检出结果为准，不再复试。

供试品的细菌数、霉菌和酵母菌数任何一项不符合该品种项下的规定，应从同一批样品中随机抽样，独立复试 2 次，以 3 次结果的平均值报告菌数（表 12 - 9）。

若供试品的细菌数、真菌数及控制菌 3 项检验结果均符合该品种项下的规定，判供试品符合规定；若其中任何一项不符合该品种项下的规定，判供试品不符合规定。

表 12-9　微生物限度标准

给药途径	细菌数（个）	霉菌和酵母数 个/g（ml、10cm²）	大肠埃希菌 /g（ml、10cm²）	金黄色葡萄球菌 /g（ml、10cm²）	铜绿假单胞菌 /g（ml、10cm²）	沙门菌 /10g（ml）	霉变长螨
口服给药制剂	≤1000/g ≤100/ml	≤100	不得检出	-	-	含动物组织（包括提取物）的口服制剂，不得检出	不合格
眼部给药制剂	≤10/g（ml）	不得检出	不得检出	不得检出	不得检出	-	不合格
耳、鼻及呼吸道吸入给药制剂	≤100/g ≤100/ml ≤100/10cm²	≤10	鼻及呼吸道给药的制剂，不得检出	不得检出	不得检出	-	不合格
阴道、尿道给药制剂	≤1000/g ≤100/ml	<10	-	不得检出	不得检出	-	不合格
直肠给药制剂	≤1000/g ≤100/ml	≤100	不得检出	不得检出	不得检出	-	不合格
其他局部给药制剂	≤100/g ≤100/ml ≤100/10cm²	≤100	-	不得检出	不得检出	-	不合格
有兼用途径的制剂	应符合各给药途径的标准						不合格
原料及辅料	参照相应制剂的微生物限度标准执行						不合格

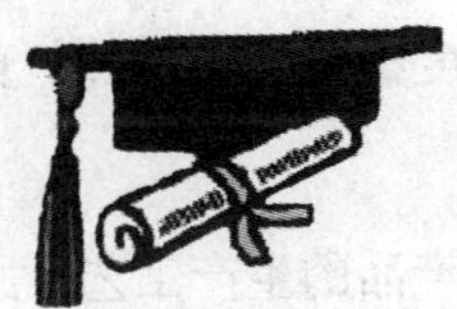

【知识拓展】

活螨的检验技术

活螨是一种小型节肢动物，若污染药物制剂，使之变质失效，并可引起消化道、泌尿道和呼吸道疾病或皮炎、过敏性疾病等，直接危害人体健康。因此，口服、创伤、黏膜和腔道的药物均不得检出活螨。需要进行活螨检查的药剂主要包括大蜜丸、小蜜丸、散剂、冲剂、胶囊剂、块状冲剂、液体制剂及半固体制剂等。

活螨检查一般有直检法、漂浮法和分离法等3种。其中，直检法和漂浮法简单易行、效果好、检出率高，比较常用；而分离法较费时、效率低，一般较少采用。

(1) 直检法　先用肉眼观察，有无疑似活螨的白点或其他颜色的点状物，然后再根据操作者的视力程度采用5、10、20倍放大镜或实体显微镜检查。为了进一步确证，可用解剖针或发丝针挑取螨体，放在滴有甘油液滴的载玻片上，置显微镜下复核。活螨在甘油水中，可见足肢游动；死螨则足肢僵直，不活动，干瘪而无光泽。

(2) 漂浮法　放入盛有饱和食盐水的扁形称量瓶（以高3cm、宽6cm为宜或其他适宜的容器中，加饱和食盐水至容器的2/3～3/5处，用洁净的玻璃棒搅拌均匀，置实体显微镜下检查。容器放在装有适量甘油水的培养皿中，用洁净的载玻片盖在瓶口上，使玻片与液面接触，沾取液面上的漂浮物，置32～80放大倍数显微镜下检查。

若在供试品中检出活螨时，做检出活螨的报告；若在供试品中未检出活螨，则还需对供试品进行活螨卵的检验，检出活螨卵时，可按检出活螨处理。

【课后小结】

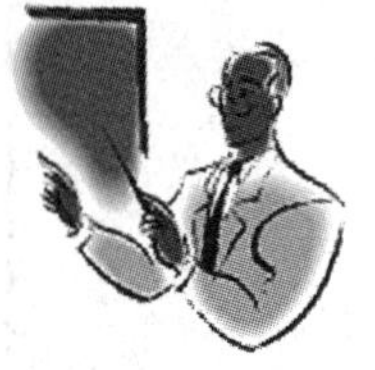

1. 药物制剂的微生物检验包括灭菌制剂的无菌检验和非规定灭菌制剂　的微生物限度检验两方面。其中，微生物限度检验包括细菌、真菌总数检验和控制菌检验。

2. 在建立新产品的微生物检查方法时或原有产品的生产工艺、原辅料组分、检验条件发生改变时，必须对产品的抑菌活性及测定方法的可靠性进行验证。

3. 药物微生物检验的基本程序为：检验方法的验证→确立检验方法→正式检验。

4. 无菌检验技术可采用直接接种法和薄膜过滤法。

5. 微生物总数检验技术一般采用平皿法。检验流程为：供试液的制备→混合平板的制备→细菌、真菌的培养→结果观察与计数→数据处理→检验报告。

6. 控制菌检验流程为：供试液的制备→增菌培养→分离培养→纯培养→染色镜检→生化反应试验→结果报告。

【自我测评】

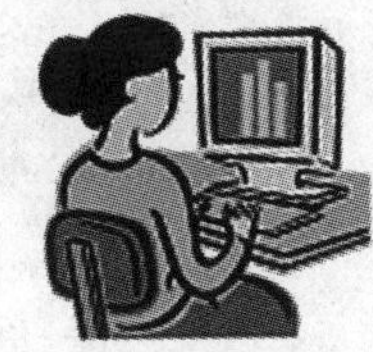

一、单项选择题

1. 下列关于药物微生物限度检查的说法正确的是（　　）。

A. 微生物限度检查是指细菌、真菌总数检查和控制菌检查

B. 微生物限度检查是指细菌、真菌总数检查

C. 微生物限度检查是指控制菌检查

D. 微生物限度检查是指无菌检查

2. 以下哪一种药剂无需进行无菌检验（　　）。

A. 注射剂　　B. 植入剂

C. 用于烧伤的外用制剂　　D. 口服液

3. 进行药品无菌检查时需对含供试品的培养基培养（　　）天。

A. 5　　B. 7　　C. 10　　D. 14

4. 药品控制菌检查的程序一般是（　　）。

A. 供试液的制备→分离培养→增菌培养→纯培养→染色镜检→生化反应试验→结果报告

B. 供试液的制备→增菌培养→分离培养→纯培养→染色镜检→生化反应试验→结果报告

C. 供试液的制备→增菌培养→分离培养→染色镜检→纯培养→生化反应试验→结果报告

D. 供试液的制备→增菌培养→分离培养→纯培养→生化反应试验→染色镜检→结果报告

二、判断题

（　　）1. 新药进行微生物学检查前应先进行检验方法的验证。

（　　）2. 细菌总数检验和霉菌、酵母菌总数检验所用的培养基都是营养琼脂培养基。

（　　）3. 药物的大肠埃希菌检验和大肠菌群检验的程序一样。

（　　）4. 眼科制剂和外伤用药，规定不得检出铜绿假单胞菌。

三、简答题

1. 为了确保药物微生物检验的正确性，应注意哪些问题？
2. 实验设计：口服药物大肠埃希菌的检查程序。
3. 非规定灭菌制剂的微生物检验中，哪些微生物属于控制菌？

（叶曼红）

第十三章　微生物免疫技术

【学习目标】

（1）免疫学基础知识。

（2）免疫学在药学中的应用。

学习掌握以上知识，为日后从事传染病的防治、诊断等工作奠定基础。

【知识导入】

古代将烈性传染病统称为瘟疫，如天花、霍乱、鼠疫等。瘟疫发生时，常导致无数人死亡或因此留下后遗症。人类在同瘟疫作斗争的过程中逐渐认识到，机体对相同病原体的再次入侵具有明显的抵抗力，如患过天花并已康复的人去护理天花病人就不会再患天花。受此启示，我国古代医学家早在11世纪的宋代就利用人痘预防天花。该技术后来传入欧洲，英国医生琴纳（1749～1823年）在了解人痘技术的基础上，发现牧场挤奶女工从患牛痘的母牛身上感染牛痘后，不会再感染上天花。受此启发，意识到牛痘也能预防天花。他于1796年5月的一天早晨，大胆地将一位挤奶女工手上的牛痘浆移种到一位8岁男孩的两臂上，结果该男孩成功地预防了天花。事实证明，这是预防天花的正确而有效的途径，牛痘疫苗从此产生了。牛痘接种的成功，为免疫学开创了广阔的领域，至此，免疫学作为一门新的学科诞生了。

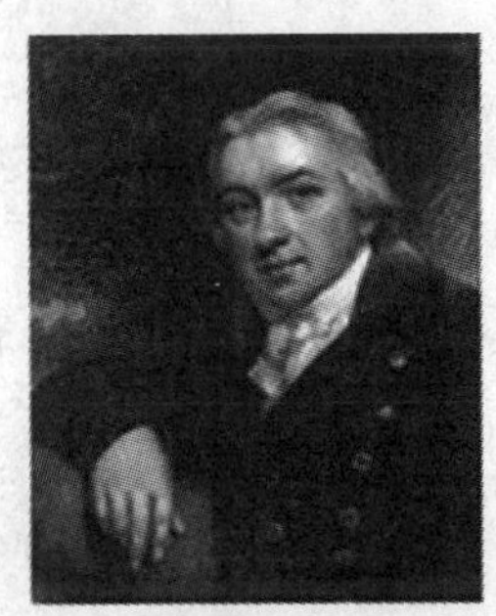

图13－1　琴纳

【想一想】

（1）人体为什么会对病原微生物产生免疫力？

（2）构成人体免疫力的因素有哪些？

（3）免疫作用的发挥对人体都有利而无害吗？

（4）我们能人为地改变人体的免疫功能吗？

第一节　免疫学基础知识

随着免疫学研究的深入，人们认识到免疫对机体除了具有免疫防御作用之外，还具有免疫稳定、免疫监视等功能（表 13－1）。现代免疫认为，免疫是机体识别和排除抗原异物，以维持自身稳定与平衡的保护性反应。在正常情况下，免疫对机体有利；在异常情况下，免疫可能对机体造成损害。

表 13－1　免疫功能的种类

免疫功能	生理性（有利）	病理性（有害）
免疫防御	消除入侵的微生物及中和毒素	变态反应或免疫缺陷
免疫稳定	清除衰老、损伤和死亡细胞	自身免疫病
免疫监视	清除突变或复制错误的细胞	细胞癌变或持续感染

一、抗原

1. 抗原的概念　抗原是指能刺激机体免疫系统发生特异性免疫应答，产生抗体和（或）致敏淋巴细胞，并能与之发生特异性结合的物质。

2. 抗原的基本特性　抗原具有两种基本特性，即免疫原性（抗原性）和反应原性（免疫反应性）。前者指抗原刺激机体免疫系统产生抗体和（或）致敏淋巴细胞的特性；后者指抗原与相应抗体和（或）致敏淋巴细胞发生特异性结合的特性。

兼有免疫原性和反应原性的抗原，称为完全抗原。只有反应原性而无免疫原性的物质，称为半抗原或不完全抗原。半抗原一般是相对分子质量较小的简单有机化合物（相对分子质量一般小于 4000），如青霉素、磺胺等化学药物。半抗原进入机体与载体蛋白结合后，即可转变成为完全抗原。

3. 构成抗原的条件

（1）异物性　是构成抗原的首要条件。抗原通常是“非己”的异种或异体物质，包括：①异种物质，如病原微生物；②同种异体物质，如 A 型血人的红细胞对 B 型血人是抗原；③自身物质，如人的晶状体蛋白因外伤进入血流后对自身就成为抗原。

（2）具有一定化学组成与复杂结构的大分子胶体物质　抗原相对分子质量一般在 10^4 以上。相对分子质量越大，抗原性越强。蛋白质是大分子胶体物质，结构复杂，是良好的抗原。明胶的相对分子质量虽高达 10^5，但其结构简单，抗原性较弱。

（3）特异性　特定抗原只能刺激机体产生特异性抗体或致敏淋巴细胞，且仅能与该特异性抗体或致敏淋巴细胞发生反应。如接种白喉类毒素只能诱导机体产生针对白喉外毒素的抗体（白喉抗毒素），可达到预防白喉的目的，却不能预防破伤风。

【小知识】

决定抗原特异性的物质基础是抗原决定簇。它们大多是存在于抗原分子表面的一些特殊化学基团，既是免疫细胞识别的标志，又是与相应抗体进行结合的部位。一个抗原分子可以有一种或多种不同的抗原决定簇，其组成与空间排列各不相同，决定了抗原的特异性。有些抗原决定簇存在于抗原物质的内部，须经酶或其他方式处理后才暴露出来。

4. 医学上重要的抗原

（1）病原微生物　细菌和病毒等具有复杂的化学组成，是多种抗原组成的复合体，如菌体（O）抗原、鞭毛（H）抗原、表面结构（如荚膜）抗原等。

（2）外毒素和类毒素　细菌外毒素的化学本质为蛋白质，因此抗原性很强，能刺激机体产生抗体，称为抗毒素。外毒素经 0.3% ~0.4% 甲醛处理后，可失去毒性但保持抗原性，称为类毒素。类毒素也能刺激机体产生相应的抗毒素。

（3）动物免疫血清　用类毒素免疫马等动物后，该动物血清中产生大量抗毒素，即动物免疫血清。临床上动物免疫血清用于相应疾病的特异性治疗和紧急预防。但是，动物免疫血清对人体具有双重性：一方面它能中和人体内相应的外毒素，发挥抗体作用；另一方面它是异种动物蛋白，可引起人致敏，发生变态反应。

（4）同种异型抗原　由于不同个体间遗传基因的差异，同种生物不同个体之间的组织成分存在差异，这种差别可使不同个体间的组织成分互为抗原，称为同种异型抗原，如 ABO 血型系统的红细胞血型抗原。

（5）其他　自身抗原、异嗜性抗原、肿瘤细胞、植物花粉等也是与医学有关的抗原。

二、非特异性免疫

1. 非特异性免疫的概念　非特异性免疫也称天然免疫或先天性免疫，是机体在长期进化过程中逐渐建立起来的天然防御功能。

2. 非特异性免疫的特点

（1）人人天生就有，可遗传给后代。

（2）作用无特异性，对多种病原体及异物都起作用。

（3）反应发生迅速，抗原性异物进入机体，即刻发挥防御作用。

（4）有种的特异性而无个体差异性，如人对鸡霍乱弧菌天然不感染，鸡对炭疽杆菌也天然不感染。

3. 非特异性免疫的组成

（1）正常生理屏障作用

皮肤和黏膜屏障：机体与外界接触的表面覆盖着完整的皮肤和黏膜，构成了机体的第一道防线。其防御作用体现在：机械阻挡作用、分泌抑菌或杀菌物质及正常菌群的拮抗作用等方面。

【小知识】

皮肤由多层扁平细胞组成，能阻挡微生物的入侵；黏膜表面的黏液及纤毛有助于排除异物；皮脂腺分泌的脂肪酸、唾液、泪液、乳汁等含有溶菌酶，胃液中的胃酸、胃酶等均有一定程度抑菌或杀菌作用；寄居在皮肤和黏膜上的正常菌群通过它们的代谢产物防止病原微生物的入侵，如肠道中的大肠埃希菌能产生大肠菌素和酸性物质抑制痢疾志贺菌的繁殖。

血脑屏障：能阻止存在于血液中的病原微生物侵入脑组织或脑脊液，对中枢神经系统起保护作用。人的血脑屏障一般在6～7岁之后才能逐渐发育完善，婴儿较易发生脑膜炎等中枢神经系统感染。

胎盘屏障：可以阻挡母体血液中的病原微生物进入胎儿体内，对胎儿起保护作用。胎盘屏障一般在妊娠3个月后才能发育完善，妊娠前3个月，母体感染风疹病毒等，易造成胎儿畸形或死胎。

（2）吞噬细胞的吞噬作用

吞噬细胞的种类：主要有小吞噬细胞和大吞噬细胞两类。前者主要是血液中的中性粒细胞；后者包括血液中的单核细胞和组织中的巨噬细胞。

吞噬过程：一般可以划分为趋化作用、吞入、杀菌和消化3个连续阶段（图13－2）。

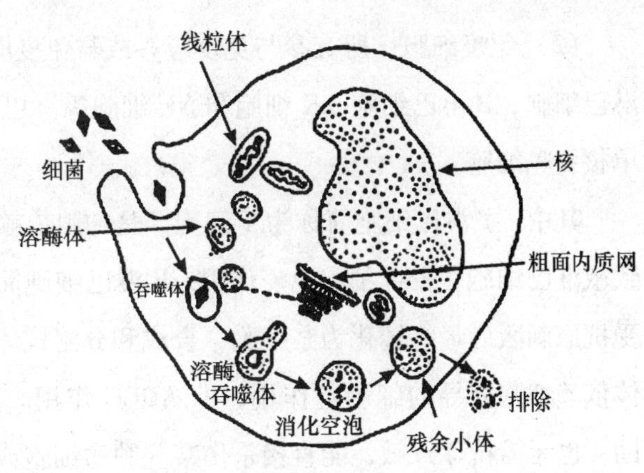

图13－2　吞噬细胞的吞噬及消化过程示意

（3）正常体液因素　机体正常血液和组织液中存在着多种抑菌、杀菌及加强吞噬细胞作用的物质，如补体系统、溶菌酶和干扰素等。

补体系统：是人和动物血清中的一组与免疫功能有关、经活化后具有酶活性的球蛋白，含11种蛋白质，具有溶解或杀伤细胞、调理作用、中和并溶解病毒、趋化作用及过敏毒素作用等。

溶菌酶：是一种低分子的碱性蛋白质，广泛分布于血清、唾液、泪液、乳汁及肠道分泌液中，能水解细菌细胞壁的肽聚糖，使细菌破裂、崩解，对G^+菌杀伤作用较强。

干扰素：能发挥非特异性地抑制病毒增殖的作用，也能抑制肿瘤细胞生长，参与免疫调节作用。

三、特异性免疫

1. 特异性免疫的概念　特异性免疫也称获得性免疫，是个体在后天生活过程中与抗原物质接触后建立起来的免疫。

2. 特异性免疫的特点

（1）后天获得，由机体受抗原物质刺激产生。

（2）具有特异性，只针对特定病原微生物或抗原有作用。例如患过天花的人能产生针对天花病毒的免疫力，抵抗天花病毒的再感染，但对其他病原微生物则无免疫力。

（3）不能遗传给后代。

3. 免疫系统的构成　免疫系统是指机体担负免疫功能的组织结构，包括免疫器官、免疫细胞和免疫分子三部分，是机体免疫应答的物质基础。

（1）免疫器官　分为中枢免疫器官和外周免疫器官。前者是免疫细胞发生、分化和成熟的场所，包括骨髓、胸腺等；后者是免疫细胞定居和增殖的场所，也是免疫细胞在抗原刺激下发生免疫应答的部位，包括脾脏、淋巴结、扁桃体、阑尾等。

（2）免疫细胞　所有参与免疫应答或与免疫应答有关的细胞统称为免疫细胞，包括 T 淋巴细胞、B 淋巴细胞、K 细胞和 NK 细胞等淋巴细胞和单核细胞、巨噬细胞、粒细胞等单核吞噬细胞。

其中，T 淋巴细胞简称为 T 细胞，是胸腺依赖性淋巴细胞，受抗原刺激后最终转化为致敏淋巴细胞，发挥细胞免疫作用；B 淋巴细胞简称为 B 细胞，是骨髓依赖性淋巴细胞，受抗原刺激后最终转化为浆细胞，合成和分泌抗体，发挥体液免疫作用。K 细胞能发挥抗体依赖细胞介导的细胞毒作用，即 ADCC 作用。NK 细胞为自然杀伤细胞，无需抗体协助，也无需抗原致敏，能直接杀伤某些肿瘤细胞或病毒感染的细胞。

（3）免疫分子　主要由免疫细胞产生，包括补体、抗体和细胞因子，存在于正常体液中，起免疫调节及发挥免疫效应的作用。

【小知识】

骨髓是人的造血器官，其多能干细胞具有强大的分化能力，能产生各类血细胞。骨髓也是所有免疫细胞的发源地，是 B 淋巴细胞分化成熟的场所。胸腺能产生胸腺素，经血液来自于骨髓的淋巴干细胞在胸腺素的作用下，分化成熟为 T 淋巴细胞。青春期后随着年龄增大，胸腺会逐渐萎缩，功能逐渐减退。脾脏是人体最大的免疫器官，具有过滤和净化血液等功能。淋巴结具有过滤和吞噬作用。

4. 免疫应答类型　免疫应答是指抗原物质进入机体后，引起的一系列、有多种因子和细胞参与的、复杂多样的、发挥免疫效应的生理或病理过程，可分为感应阶段、反应阶段和效应阶段（图 13－3）。

（1）体液免疫　体液免疫是 B 细胞在抗原刺激下分化增殖为浆细胞，浆细胞产生抗体所引起的特异性免疫反应，因抗体存在于体液中而得名。

抗体的概念：抗体是机体在抗原刺激下产生的，能与抗原发生特异性结合的具有免疫活性的球蛋白。因为抗体主要存在于血清中，又称之为抗血清或免疫血清。1964 年，世界卫生组织（WHO）专门会议决定，将具有抗体活性或者化学结构与抗体相似的球蛋白统称为免疫球蛋白（Ig）。所有的抗体都是免疫球蛋白，但免疫球蛋白并非都是抗体。

抗体的种类：按抗体的作用不同，可将抗体分为抗毒素、抗菌抗体、抗病毒抗体、亲

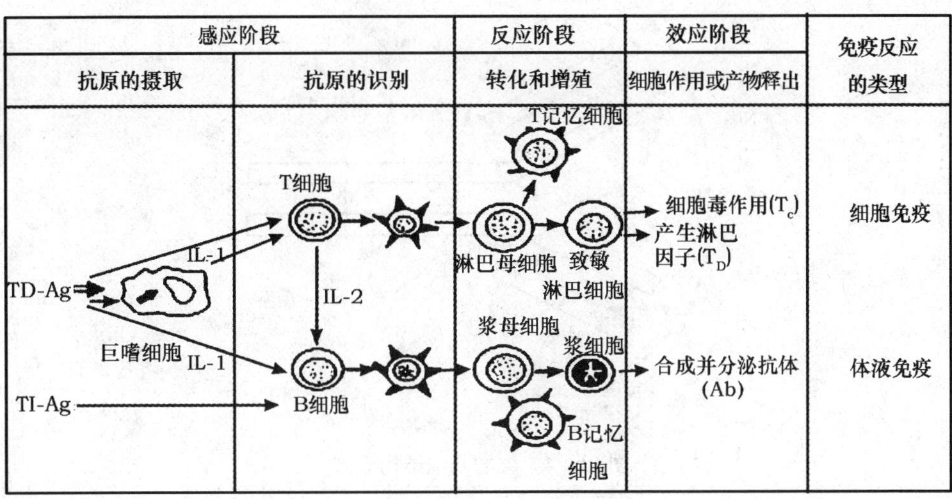

图 13－3 免疫应答过程

细胞抗体等；按抗体的理化性质和抗原性不同，可将抗体分为 IgG、IgM、IgA、IgD 和 IgE（表 13－2）。

表 13－2 各类抗体的主要特性

种类	相对分子质量（万）	分布	作用
IgG	16	存在于血清中，占血清 Ig 总量的 75% ~ 80%，能通过胎盘	①具有抗菌、抗毒素、抗病毒活性 ②通过胎盘，使胎儿被动获得母体免疫力 ③参与Ⅱ、Ⅲ型变态反应
IgA	17 ~ 39	①血清型 IgA 存在于血清中，占血清 Ig 总量的 10% ~ 20% ②分泌型 IgA 存在于黏膜及分泌液中	①血清型 IgA 有抗菌、抗病毒作用 ②分泌型 IgA（SIgA）在呼吸道、消化道黏膜等局部有抗菌、抗病毒作用
IgM	90	存在于血清中占血清 Ig 总量的 6% 左右，形成最早，但消失较快	①最早发挥抗菌、抗病毒、中和毒素作用，效能高，但作用时间短 ②参与Ⅱ、Ⅲ型变态反应
IgD	17	存在于血清中，占血清 Ig 总量的 0.2% 左右	功能不清
IgE	20	存在于血清中，占血清 Ig 总量的 0.002% 左右	参与Ⅰ型变态反应

抗体的结构：每个免疫球蛋白的单体都是由 4 条多肽链通过链间二硫键连接而成。2 条相同的长链称为重链（H 链）；2 条相同的短链称为轻链（L 链）。2 条 H 链由链间二硫键连接呈“Y”字形，2 条 L 链由链间二硫键对称地连接在 H 链 N 末端的两外侧（图 13－4）。

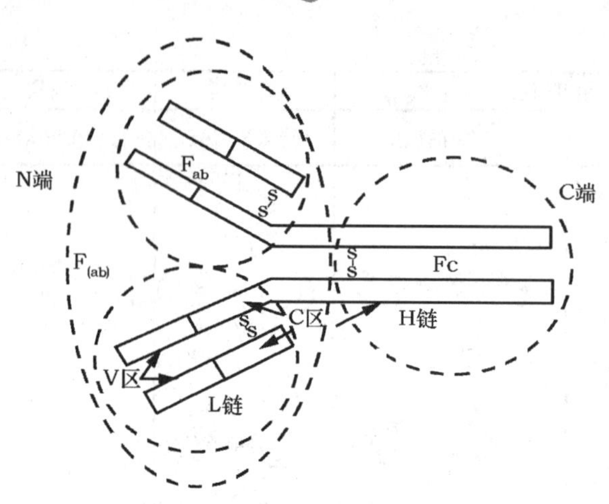

图 13－4　Ig 的基本结构模式

抗体产生的一般规律：分为初次应答和再次应答 2 个阶段。即抗原初次进入机体后，需经一定的潜伏期（1～4 周）才能产生抗体，且抗体效价低、持续时间短，免疫作用不强。初次应答发生一段时间后，当相同抗原再次进入机体时，潜伏期大大缩短（2～3d），抗体产量大幅度上升，且持续时间较长（图 13－5）。实践中，该规律可用于指导预防接种，一般进行 2 次或 2 次以上疫苗接种，可起到增强免疫效果的作用。

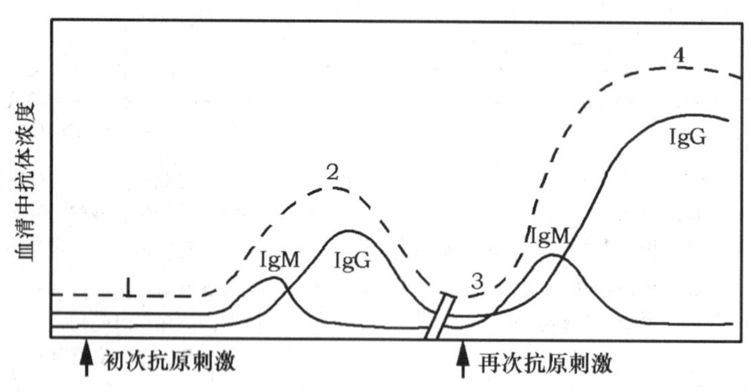

图 13－5　初次应答与再次应答

1. 潜伏期　2. 总抗体量　3. 潜伏期　4. 总抗体量

（2）细胞免疫　细胞免疫是 T 细胞在抗原物质刺激下，分化增殖为致敏淋巴细胞，当致敏淋巴细胞再次与相应抗原接触后，除直接杀伤带抗原的靶细胞外，还能释放淋巴因子，发挥免疫效应（表 13－3）。

表 13－3　主要淋巴因子及作用

名称	作用
巨噬细胞趋化因子（MCF）	吸引巨噬细胞与中性粒细胞向有抗原的部位移动
巨噬细胞移动抑制因子（MIF）	抑制巨噬细胞和中性粒细胞的移动，使其停留于局部，发挥吞噬作用
巨噬细胞激活因子（MAF）	激活巨噬细胞，增强其吞噬和消灭病原体及肿瘤细胞的能力
促分裂因子（MF）	使正常淋巴细胞转化成为淋巴母细胞，扩大免疫效应
转移因子（TF）	使正常 T 细胞转化成为致敏淋巴细胞，增强免疫功能
淋巴毒素（LT）	抑制靶细胞分裂，破坏靶细胞
干扰素（IFN）	干扰或抑制病毒在宿主细胞内的增殖，调节免疫应答
皮肤反应因子（SRF）	增强血管通透性，促进白细胞渗出、集聚

四、变态反应

变态反应也称超敏反应，是机体受同一抗原物质再次刺激后产生的一种异常的或病理性的，以组织损伤或生理功能紊乱为表现的免疫反应。

引起变态反应的抗原称为变应原或过敏原。它可以是完全抗原，如异种动物血清、微生物、花粉等；也可以是半抗原，如青霉素、磺胺等药物。

1. Ⅰ型变态反应　Ⅰ型变态反应也称过敏反应型变态反应，是临床上最常见的变态反应。

（1）特点　①反应发生快、消失也快，一般在接触过敏原后数秒钟至十几分钟内出现反应，数十分钟至数小时内即可消失；②反应过程以生理功能紊乱为主，无明显的组织损伤；③参与的抗体为 IgE；④有明显的个体差异，与遗传因素有关。

（2）变应原　主要为蛋白质或与蛋白质结合的化学半抗原，如花粉、尘螨、真菌、寄生虫、羽毛、食物（鱼、虾、蛋、奶）、药物（青霉素、链霉素、磺胺、普鲁卡因）等均是重要的变应原。

（3）常见疾病　过敏性休克、呼吸道过敏反应、消化道过敏反应、皮肤过敏反应等。

2. Ⅱ型变态反应　Ⅱ型变态反应也称细胞溶解型或细胞毒型变态反应。

（1）特点　①参与的抗体为 IgG 和 IgM；②有补体、巨噬细胞及 K 细胞参与；③引起细胞溶解或损伤。

（2）变应原　红细胞血型抗原和药物半抗原等。

（3）常见疾病　药物过敏性血细胞减少症、新生儿溶血症、输血反应等。

3. Ⅲ型变态反应　Ⅲ型变态反应也称免疫复合物型或血管炎型变态反应。

（1）特点　①参与的抗体为 IgG 或 IgM；②变应原与相应抗体形成中等大小的可溶性免疫性复合物，并沉积于血管基底膜等部位；③有补体参与并导致组织损伤。

（2）变应原　某些细菌、病毒、寄生虫、异种动物血清及药物等。

（3）常见疾病　血清病、链球菌感染后的肾小球肾炎、类风湿性关节炎等。

4. Ⅳ型变态反应　Ⅳ型变态反应也称迟发型变态反应或细胞介导型变态反应。

（1）特点　①反应发生慢，一般发生于机体再次接触变应原 48 ~ 72h 后，消失也慢；②由致敏淋巴细胞引起，与抗体和补体无关；③病变部位以单核细胞浸润为主，表现为局部组织损伤；④多数无个体差异。

（2）变应原　胞内寄生菌（如结核杆菌、麻风杆菌和布氏杆菌等）、病毒、真菌、小分子半抗原（农药、染料、油漆、塑料等）及异体组织器官等。

（3）常见疾病　传染性变态反应、接触性皮炎 、器官移植排斥反应、某些自身免疫病等。

【小知识】

变态反应的防治应从变应原与机体的反应性两方面考虑。预防措施：避免接触变应原；注射抗毒素血清、青霉素、链霉素、普鲁卡因等过敏性药物之前，除询问患者有无过敏史外，还必须进行皮肤过敏试验，必要时采用人工脱敏疗法；对于已经发生的变态反应，可使用抗过敏药物治疗，如肾上腺素、肾上腺皮质激素、氨茶碱、氯苯那敏等。

第二节　免疫学应用

随着免疫学理论和技术的不断发展，免疫学的应用范围日益扩大。目前，免疫学的应用范围已经从传染病的防治、诊断，扩大到生物学、医学、药学等领域，显示出广阔的应用前景。

一、人工免疫

人工免疫是根据免疫学原理和方法，采取增强或抑制免疫功能的措施，达到防治疾病的目的。根据免疫发生的机制和特点不同，人工免疫分为人工自动免疫和人工被动免疫（表 13 –4）。

表 13－4　人工自动免疫与人工被动免疫比较

比较项目	人工自动免疫	人工被动免疫
免疫材料	抗原（疫苗）	抗体（免疫血清）
免疫力出现时间	慢（1～4 周）	快（立即）
免疫力维持时间	长（数月至数年）	短（2 周至数月）
主要用途	预防	治疗或紧急预防

1. *人工自动免疫*　人工自动免疫是指将人工方法制备的抗原物质（疫苗）接种于机体，使之产生特异性免疫，达到预防感染目的方法。其特点是：免疫力出现较慢，一般在接种后 1～4 周才能产生，但维持时间较长，可达半年至数年，主要用于传染病的预防。

2. *人工被动免疫*　人工被动免疫是指给机体直接输入含特异性抗体的免疫血清制剂，使机体被动获得免疫力。其特点是：免疫力出现快，注射后立即发挥免疫作用，但维持时间短，一般只有 2 周至数月，主要用于传染病治疗或紧急预防。

二、生物制品

生物制品是以微生物、细胞、动物或人源组织和体液等为原料，应用传统技术或现代生物技术制成，用于人类疾病的预防、治疗和诊断。

1. *预防制品*　预防制品习惯上称为疫苗，包括由细菌、螺旋体、支原体等制成的菌苗及由病毒、立克次体、衣原体等制成的疫苗和细菌外毒素经脱毒处理后制成的类毒素。

2. *治疗制品*　治疗制品多数是利用细菌、病毒和生物毒素免疫动物制备的抗血清或抗毒素，而发达国家动物血清或抗毒素已被淘汰，取而代之的是人特异丙种球蛋白。单克隆抗体在应用上也正在由诊断而逐步走向治疗。科学家们还正在尝试用疫苗作为治疗药物治疗某些特殊疾病，即治疗性疫苗，例如 DNA 疫苗有可能被用于治疗癌症等疑难病症。

3. *诊断制品*　目前常用的诊断制品仍属于抗原或抗体。但是，免疫诊断学与分子生物学、细胞生物学、微量化学、微电子技术、信息技术等的日益紧密结合，促使免疫诊断由免疫学水平提高到分子水平。单克隆抗体诊断试剂向系列化、普及化方向发展。DNA 探针技术、PCR 技术、DNA 芯片技术和分子克隆印迹技术正逐步地被推广应用。诊断制品正在发生着根本性的变革，更新换代势在必行。

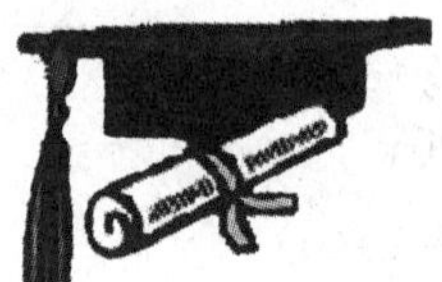

【知识拓展】

免疫学诊断

免疫学诊断是指应用免疫学原理和方法，对传染病、免疫性疾病等进行诊断及对免疫功能进行测定等，具有高度的特异性和敏感性，包括以下两种方法。

（1）体液免疫测定法　是体外抗原抗体的特异性反应，因抗体主要存在于血清，又称血清学检查法。体液免疫测定可用于已知抗原检测未知抗体，用于疾病的间接诊断；或用于已知抗体检测未知抗原，用于疾病的直接诊断。常见的抗原抗体反应有：凝聚反应、沉淀反应和免疫标记技术等。

在凝聚反应中，颗粒性抗原（如红细胞）或用颗粒载体吸附的可溶性抗原和相应抗体相遇后，能形成肉眼可见的凝聚物，如玻片法鉴定血型、肥达反应诊断伤寒和副伤寒。在沉淀反应中，可溶性抗原和相应抗体混合后，出现肉眼可见的沉淀环、沉淀线等，如血迹鉴定、肝癌早期诊断中血清甲胎蛋白的琼脂扩散检查法等。免疫标记技术是用荧光素、酶、放射性核素等作为标记物标记抗原或抗体，根据标记物的性质和特点，可观察和判断抗原和抗体是否发生反应，能快速检测出微量的抗原或抗体，常用于血清中一些激素、HIV 等病毒感染的检查、诊断。

（2）细胞免疫测定法　用于测定细胞介导的免疫功能的方法，分为体内测定法和体外测定法。

体内测定法主要是皮肤试验，将一定量的抗原注入受试者皮内，于 48 ~ 72h 内观察注射部位是否出现局部红肿、硬结，通过硬结大小判断受试者是否患有某种传染病或细胞免疫力是否正常。常用的皮肤试验有结核菌素试验，主要用于判断受试者是否患结核病。体外测定法主要有 E 花环试验、淋巴细胞转化试验以及细胞因子测定试验等。

【课后小结】

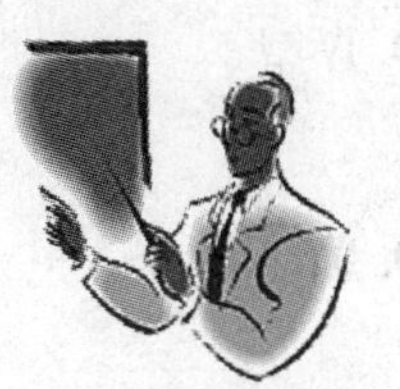

1. 现代免疫认为免疫是机体识别和排除抗原异物，以维持自身稳定与平衡的保护性反应。免疫对机体具有免疫防御、免疫稳定、免疫监视等作用。

2. 抗原是指能刺激机体免疫系统发生特异性免疫应答，产生抗体和（或）致敏淋巴细胞，并能与之发生特异性结合的物质。完全抗原具有免疫原性和反应原性。

3. 非特异性免疫也称天然免疫或先天性免疫，是机体在长期进化过程中逐渐建立起来的天然防御功能，由正常生理屏障作用、吞噬细胞的吞噬作用和正常体液因素组成。

4. 特异性免疫也称获得性免疫，是个体在生活过程中与抗原物质接触后建立起来的免疫，分为体液免疫和细胞免疫。

5. 变态反应也称超敏反应，是机体受同一抗原物质再次刺激后产生的一种异常的或病理性的，以组织损伤或生理功能紊乱为表现的免疫反应，分为Ⅰ型、Ⅱ型、Ⅲ型和Ⅳ型。

6. 人工免疫是根据免疫学原理和方法，采取增强或抑制免疫功能的措施，达到防治疾病的目的。根据免疫发生的机制和特点不同，人工免疫分为人工自动免疫和人工被动免疫。

【自我测评】

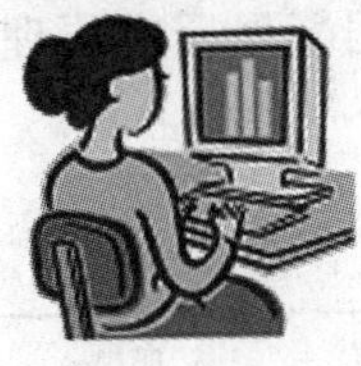

一、单项选择题

1. 下列不属于非特异性免疫特点的是（　　）。

A. 先天就有　　B. 具有遗传性

C. 反应迅速　　D. 具有专一性

2. 属于中枢免疫器官的是（　　）。

A. 骨髓　　B. 脾脏　　C. 扁桃体　　D. 淋巴结

3. 特异性免疫包括（　　）。

A. 皮肤与黏膜屏障　　B. 吞噬作用

C. 正常体液的抗菌作用　　D. 体液免疫和细胞免疫

4. 惟一能透过胎盘的抗体是（　　）。

A. IgG　　B. IgE　　C. IgD　　D. IgM

5. 青霉素引起的过敏性休克属于（　　）变态反应。

A. Ⅰ型　　B. Ⅱ型　　C. Ⅲ型　　D. Ⅳ型

6. 属于迟发型的变态反应是（　　）。

A. Ⅰ型　　B. Ⅱ型　　C. Ⅲ型　　D. Ⅳ型

7. 用于人工被动免疫的生物制品是（　　）。

A. 类毒素　　B. 抗毒素　　C. 活疫苗　　D. 死疫苗

二、判断题

（　　）1. 免疫在正常情况下对机体有利，在异常情况下可能对机体造成损害。

（　　）2. 接种疫苗属于人工被动免疫。

（　　）3. 胸腺是人和哺乳动物 B 淋巴细胞分化成熟的场所。

（　　）4. 再次免疫应答产生的抗体比初次免疫应答产生的抗体更快更多。

（　　）5. 所有的免疫球蛋白都属于抗体。

三、简答题

1. 简述抗体产生的一般规律，如何将其应用到预防接种实践。

2. 比较人工自动免疫和人工被动免疫的区别。

3. 简述用于人工免疫的生物制品。

4. 对甲、乙、丙、丁 4 人进行血型鉴别，出现表 13－5 结果，根据凝聚反应原理，判断他们分别是什么血型?

表 13－5　血型鉴别结果

受试人	抗 A 血清 + 红细胞	抗 B 血清 + 红细胞	血型
甲	未凝聚	凝聚	
乙	凝聚	未凝聚	
丙	凝聚	凝聚	
丁	未凝聚	未凝聚	

（张培强）

第十四章　微生物制药技术

【学习目标】

(1) 发酵的概念。

(2) 微生物发酵的类型。

(3) 发酵医药产品。

(4) 菌体制剂。

学习掌握以上知识，为日后从事微生物制药工作奠定基础。

【知识导入】

1928年，英国弗莱明（图14-1）无意中发现一只闲置的培养皿长了绿霉，在绿霉菌斑周围的葡萄球菌菌落发生溶解（图14-2），说明该菌的培养物能够杀死葡萄球菌。

弗莱明意识到这一现象的巨大科学价值。他设法取出霉菌的孢子单独培养，确认是青霉菌，并将这种具有抗菌活性的物质命名为青霉素。10年后，第二次世界大战爆发，在牛津大学工作的生物化学家钱恩和病理学家弗洛里经过无数实验，终于从培养基中成功提取出青霉素。青霉素随后被大量生产，广泛应用，挽救了二战中无数伤病员的性命。青霉素的商业化开发，推动了其他药物的发现，人们陆续发现了链霉素（1942年）、新霉素（1949年）、土霉素（1950年）、红霉素（1952年）和四环素（1953年）等，形成了蓬勃发展的抗生素产业。

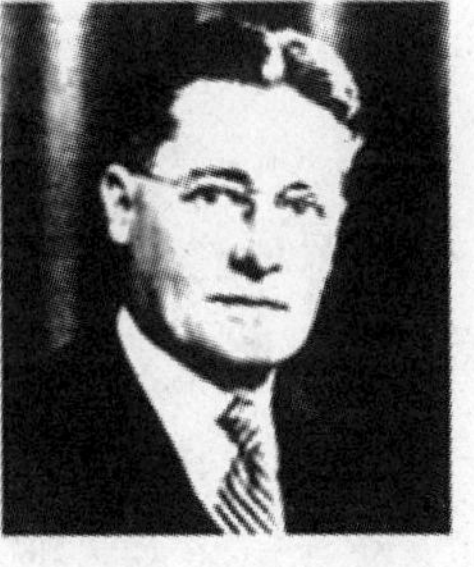

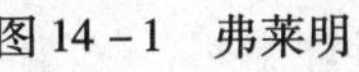

图14-1　弗莱明

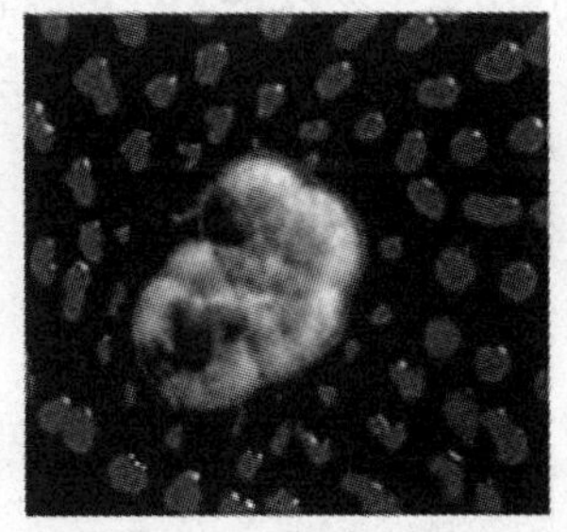

图14-2　青霉素的抑菌现象

【想一想】

(1) 微生物为什么能大量应用于工业化生产抗生素?

(2) 抗生素的主要生产工艺是什么?

(3) 微生物还可用于生产哪些药物? 微生物本身能否作为药物?

第一节　发酵技术

一、发酵的概念

(一) 发酵的原始概念

发酵最初来自拉丁语“发泡”一词，是指果汁或麦芽谷物受酵母菌作用产生 CO_2 而鼓起翻动的现象。微生物鼻祖巴斯德研究酒精发酵的生理学意义时提出，发酵是酵母菌在无氧状态下呼吸产生能量的过程。

(二) 发酵的现代概念

将所有通过微生物或动、植物细胞或经过生物工程改造的“工程菌”培养制备工业产品或转化某些物质的过程，统称为发酵。微生物在制药工业中应用广泛，很多药物都是利用微生物发酵生产的 (图 14－3)。

【小知识】

微生物发酵工艺分为发酵和提取两个阶段。发酵是指菌种在一定培养条件下生长繁殖，合成产物的过程；提取是指利用物理、化学方法，对发酵液中的产物进行提取和精制的过程。具体工艺流程如下：菌种→孢子制备→种子制备→发酵→发酵液预处理→提取及精制→成品检验→成品包装。

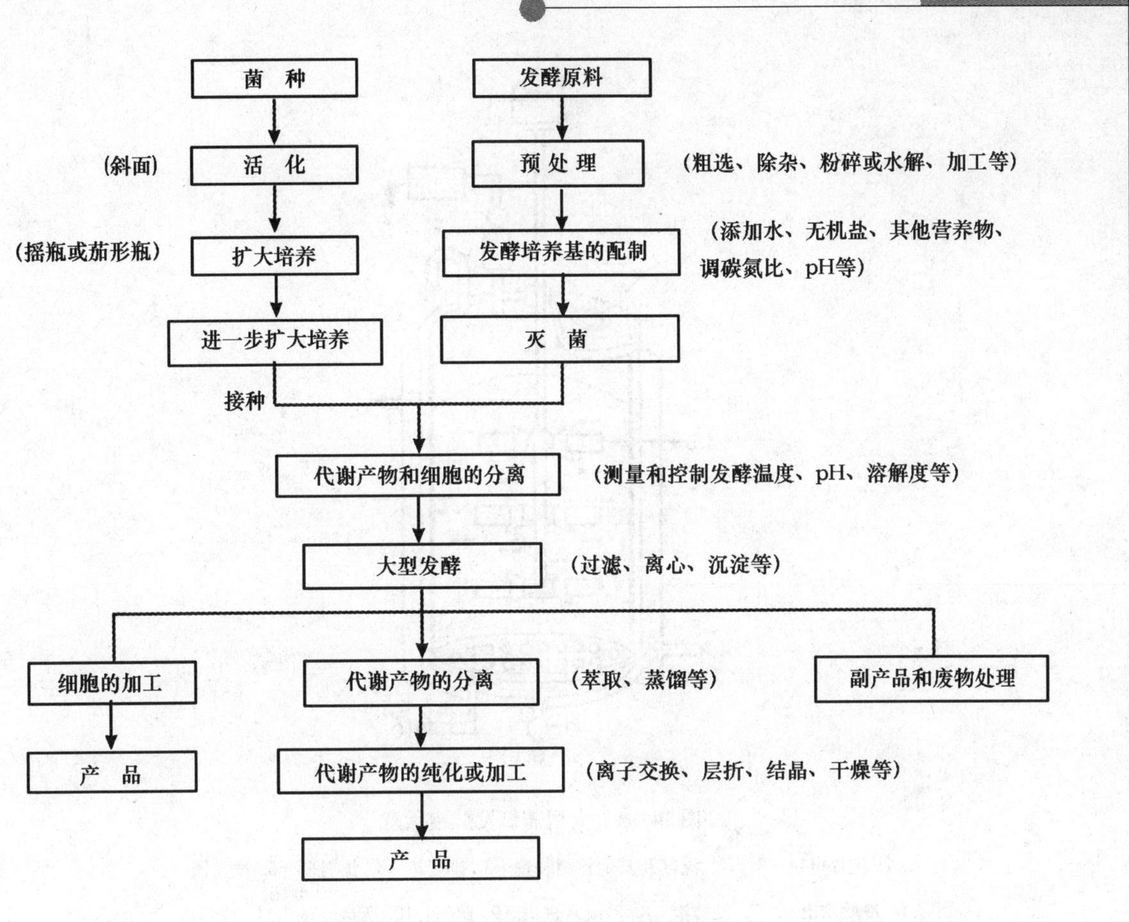

图 14－3　微生物发酵的一般工艺流程

二、微生物发酵类型

(一) 根据微生物发酵过程是否需要氧气分类

1. *需氧发酵*　需氧发酵是指在发酵过程中需要不断地通入一定量的无菌空气进行生产的发酵工艺，大多数药物的生产均采用这种方式（图 14－4）。例如利用黑曲霉进行柠檬酸发酵，利用棒状杆菌进行谷氨酸发酵，利用黄单孢菌进行多糖发酵等。

2. *厌氧发酵*　厌氧发酵是指微生物在厌氧条件下将培养基中的有机物转化为其他有机物的过程。例如利用乳酸杆菌进行乳酸发酵，利用梭状芽孢杆菌进行丙酮、丁醇发酵等。

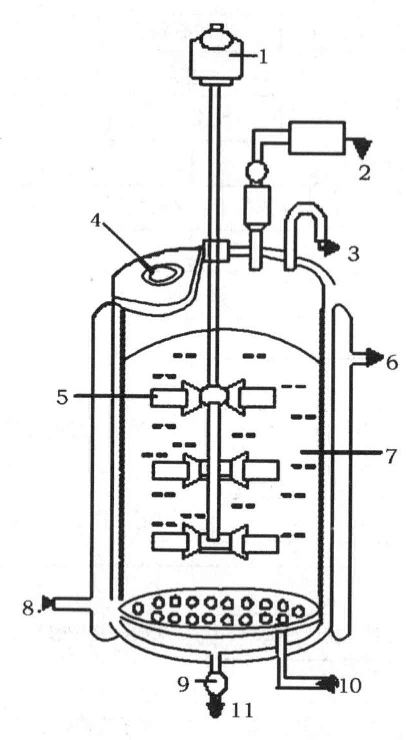

图 14－4　大型需氧发酵罐示意

1. 搅拌电机　2. pH、温度及其他控制装置　3. 排气口　4. 加料口　5. 搅拌器
6. 冷凝水出口　7. 发酵液　8. 冷凝水进口　9. 阀门　10. 无菌空气　11. 放料口

（二）根据微生物发酵规模的不同分类

1. *浅层发酵（表面培养法）*　浅层发酵是指在发酵容器内装一薄层无菌液体、半固体或固体培养基，接种菌种，在一定温度下进行培养的方法。在缺乏通气设备时，对一些繁殖快的需氧性微生物可利用此法。由于浅层发酵产量低，厂房面积大，劳力耗费多，容易污染，故已逐渐被深层发酵替代。

2. *深层发酵（深层培养法）*　深层发酵是指纯种微生物细胞在液体深层培养基中进行需氧或厌氧培养的方法。深层发酵一般是在大型发酵罐中进行，可以自动化、机械化生产，是目前生产中最为常用的方法。

【小知识】

深层发酵较其他发酵类型具有以下优点：①液体悬浮状态适合很多微生物的生长；②在液体中，营养物、菌体及产物（包括热量）易于扩散，使发酵易于控制，便于大规模生产；③液体输送方便，易于机械化操作；④产品质量稳定，易于提取、精制；⑤厂房面积小，生产效率高，便于自动化控制等。

（三）根据微生物发酵培养基物理状态不同分类

1. *固体发酵*　固体发酵是利用固体培养基进行发酵的方法，一般用于浅层发酵。赤霉素等农用抗生素的生产采用固体发酵和浅层发酵，其糖转化率及产量都优于深层发酵。

2. *液体发酵*　液体发酵是利用液体培养基进行发酵的方法。目前，深层发酵均采用液体培养基培养，如抗生素制备、氨基酸制备等。

（四）根据微生物发酵产品类型不同分类

1. *微生物菌体发酵*　微生物菌体发酵是以获取具有多种用途的菌体为目的的发酵。例如传统的酵母发酵用于面包工业；大规模连续发酵生产单细胞蛋白，可作为人类或动物的食品；用虫草头孢菌发酵生产的冬虫夏草，其菌丝体内营养物质的含量及药用效果与天然虫草相似。

2. *微生物酶发酵*　微生物酶发酵是指用发酵方法从微生物菌体中提取酶。目前工业应用的酶大多来自微生物，因其具有种类多、产酶品种多、易于培养和成本低等特点。微生物酶制剂具有广泛的用途，例如门冬酰胺酶用于抗癌；淀粉酶和糖化酶用于生产葡萄糖；青霉素酰化酶用来生产半合成青霉素；胆固醇氧化酶用于检查血清中胆固醇的含量等。

3. *微生物代谢产物发酵*　微生物代谢产物发酵是指利用发酵方法生产微生物的代谢产物，从中提取所需物质。微生物的代谢产物分为初级代谢产物和次级代谢产物。初级代谢产物是菌体生长所必需的物质，如氨基酸、蛋白质、核苷酸、类脂、糖类等；次级代谢产物是菌体生长所非必需的物质，如抗生素、生物碱、细菌毒素等。

4. *微生物转化发酵*　微生物转化发酵是利用微生物细胞中的一种或多种酶将一种化

合物的结构转变成结构相关的具有较高经济价值的另一种化合物。最早的微生物转化是利用微生物将乙醇转化成醋酸的醋酸发酵；许多新的抗生素可通过微生物转化获得，如用环状芽孢杆菌对卡那霉素进行转化可得到丁胺卡那霉素。目前，维生素 C 的生产采用“二步发酵法”，即用两种菌株自然组合形成的菌种，先将山梨醇转化为 L－山梨糖，再将 L－山梨糖转化为 2－酮基－L－古龙酸，再合成维生素 C。此外，一些甾体类激素如醋酸可的松等的生产，利用微生物转化法比单纯化学合成法省去了许多步骤。

5. 生物工程细胞的发酵　基因工程、细胞融合和固定化酶等是在微生物发酵工业基础上建立起来的最新生物技术。通过生物技术所获得的生物工程细胞作为新型发酵产生菌可生产出更多低成本、高质量的产品，如治疗糖尿病的胰岛素、治疗侏儒症的生长激素、治疗癌症和病毒感染的干扰素等。

【小知识】

微生物发酵的优势是：生产条件温和，不需要高温、高压，有利于安全生产；生产原料来源广、数量大，大多是廉价的农副产品，有的利用工业废渣或废液作为原料，有利于大规模生产；生产设备和技术通用性强，适用于生产多种产品；生产中废水、废气、废渣较少，有利于环境保护等。

三、发酵医药产品

1. 抗生素　抗生素是生物（包括微生物、植物和动物）在其生命活动过程中产生的（或由其他方法获得的），能在低微浓度下有选择地抑制或影响其他种生物功能的有机物质。抗生素对人类的贡献无与伦比，它不仅能治疗微生物感染人、畜、植物的疾病，而且还能抗肿瘤、防治害虫和杂草。除少数抗生素用化学方法合成外，绝大多数抗生素都是用微生物发酵生产的，抗生素的主要产生菌为放线菌和丝状真菌（表 14－1）。

表 14－1 发酵生产的重要抗生素

名称	生产菌种	名称	生产菌种
青霉素	产黄青霉（*Penicillium chrysogenum*） 点青霉（*P. notatum*）	制霉菌素	诺尔斯链霉菌（*S. noursei*）
灰黄霉素	灰黄青霉（*P. griseofulvum*）	博来霉素	轮丝链霉菌（*S. verticillatus*）
链霉素	灰色链霉菌（*Streptomyces griseus*）	放线菌素 D	产黑链霉菌（*S. melanochromogenes*）
卡那霉素	卡那霉素链霉菌（*S. kanamyceticus*）	井冈霉素	吸水链霉菌（*S. hygroscopicus*）
多氧霉素	可可链霉菌（*S. cacaoi*）	莫能菌素	肉桂地链霉菌（*S. cinnamonensis*）
利福霉索	地中海链霉菌（*S. mediterranei*）	头孢菌素 C	头孢霉菌（*Cephalosporium* sp.）

2. 维生素　维生素与抗生素、激素合称为“三素”，在医疗方面有着重要的用途，需求量很大。工业上应用发酵方法生产的有维生素 C、维生素 B_2、维生素 B_{12} 等。

3. 氨基酸　氨基酸是机体合成蛋白质、酶和免疫物质等的基础原料，参与人体的代谢和各种生理活动，对机体具有重要的调节作用。氨基酸种类繁多，在食品、医药、饲料、化妆品等诸多领域有着广泛用途。目前产量最大的是谷氨酸，产生菌主要是棒状杆菌属、短杆菌属和黄杆菌属。

4. 核酸类物质　核酸类物质包括嘌呤核苷酸及其衍生物、嘧啶核苷酸及其衍生物。现用发酵方法进行研究和生产的主要有肌苷和肌苷酸、鸟苷和鸟苷酸、腺苷和腺苷酸、三磷酸腺苷（ATP）和辅酶 A 等，都属于重要的药物。例如肌苷和辅酶 A 可治疗心脏病、白血病及肝病；ATP 可治疗代谢紊乱、制成能量合剂等；许多碱基、核苷和核苷酸都是昂贵的生化试剂，在核酸和蛋白质的研究中起着重要作用。

5. 酶制剂　酶是一种具有生物催化作用的活性物质，一切生物的代谢活动都是在酶的作用下进行的。目前能够大规模工业化生产的酶制剂，大部分是由微生物发酵方法生产的。例如由乙型溶血链球菌生产的链激酶，可用于治疗血栓；由化脓性链球菌、产气荚膜杆菌生产的透明质酸酶，可用于治疗心肌梗死等。

6. 甾体化合物　甾体化合物是一类含有环戊烷多氢非核的化合物，它广泛存在于动、植物和微生物细胞中。比较重要的甾体化合物有胆甾醇、胆酸、肾上腺皮质激素、孕激素等，对机体起着重要的调节作用，在医疗上应用非常广泛。人们常采用微生物转化作用，对底物分子某一部位进行改造，从而获得新的甾体化合物。例如利用黑根霉进行羟基化反应生产可的松，该法具有专一性强、产量高和反应条件温和等优点，在甾体激素工业生产中应用广泛。

第二节　菌体制剂

一、中药菌体制剂

真菌作为中药已有悠久的历史，我国最早的药学著作《神农本草经》以及历代本草著作都有灵芝、冬虫夏草、茯苓、银耳、马勃等的记载，这些真菌类中药至今还在广泛应用。

1. *灵芝*　灵芝为担子菌亚门多孔菌科灵芝属真菌。自古以来，灵芝就被认为是吉祥、富贵、美好、长寿的象征，有“仙草”之称，有起死回生、长生不老之功效。中华传统医学长期以来一直视灵芝为滋补强壮、固本扶正的珍贵中草药。现代研究表明，灵芝含有灵芝多糖、灵芝多肽、三萜类、16种氨基酸（其中有7种人体必需氨基酸）、蛋白质、甾体类、甘露醇、香豆精苷、生物碱、有机酸（主要含延胡索酸）及微量元素（Cr、P、Fe、Ca、Mn、Zn等）。灵芝对人体具有双向调节作用，所治病种涉及心脑血管、消化、神经、内分泌、呼吸、运动等各个系统，尤其对肿瘤、肝脏病变、失眠以及衰老的防治作用十分显著。

2. *冬虫夏草*　冬虫夏草是麦角菌科真菌冬虫夏草菌寄生在幼虫蛾科昆虫幼虫上的子座及幼虫尸体的复合体。冬虫夏草是传统的名贵滋补中药材，与天然人参、鹿茸并列为三大滋补品。它药性温和，一年四季均可食用，老、少、病、弱、虚者皆宜，比其他种类的滋补品有更广泛的药用价值。冬虫夏草主要含有冬虫夏草素、虫草酸、腺苷和多糖等成分。冬虫夏草素能抑制链球菌、鼻疽杆菌炭疽杆菌等病菌的生长，又是抗癌的活性物质，对人体的内分泌系统和神经系统有好的调节作用；虫草酸能改变人体微循环，具有明显的降血脂和镇咳祛痰作用；虫草多糖是免疫调节剂，可增强机体对病毒及寄生虫的抵抗力。

二、药用酵母

酵母菌含有氨基酸、维生素、酶、麦角甾醇等生理活性物质。酵母菌经高温干燥处理，菌体自溶，加适当辅料压制成酵母片，可用于治疗B族维生素缺乏症及消化不良等。

生产药物所用的酵母一般从乙醇或啤酒发酵后生产的副产品酵母加碳酸钠去苦味而制得，也可直接用发酵方法生产。

三、微生态制剂

微生态制剂也称活菌制剂，是根据现代微生态学的基本原理，利用对人体无害甚至有益的正常微生物菌群中的活菌，经过人工培养等方法制成的微生物制剂。微生态制剂能纠正机体微生态失调，保持机体微生态平衡，提高机体健康水平，起到有病辅治、未病防病、无病保健的作用。

目前，用于微生态制剂的细菌主要有乳杆菌、双歧杆菌、肠球菌、大肠埃希菌、蜡样芽孢杆菌等。其中，双歧杆菌类活菌制剂是目前国内外应用最广的活菌制剂，临床上主要用于婴幼儿保健、调整肠道菌群失调、治疗肠功能紊乱、慢性腹泻、抗肿瘤及防衰老等。

微生态制剂一经问世，就因其良好的效果受到了人们的普遍关注和欢迎。我国最早使用微生态制剂——乳酶生（表飞鸣）来治疗肠道疾患。近年来，我国微生态制剂的研究和开发获得迅速发展。国内已获得药准字的单一菌种的产品有丽珠肠乐、回春生（双歧杆菌）、金双歧（双歧杆菌）、促菌生（蜡样芽孢杆菌）、整肠生（地衣芽孢杆菌）、降脂生（肠球菌）、抑菌生（枯草杆菌）等；多菌联合制剂有培菲康（双歧杆菌、嗜酸乳杆菌、粪链球菌）和乳康生（蜡样芽孢杆菌和干酪乳杆菌）等。此外，有些国家正在利用基因工程技术，改造生理性细菌的遗传基因，将外源性有益基因转入生理性细菌中，构建优良的工程菌株，从而研制出更多、更有效的新型微生态制剂，造福人类。

【小知识】

近年来，根据一些真菌的生物习性，采用深层培养、发酵等工艺，实现真菌生产工艺化，使中药制剂锦上添花。目前已能生产的有猴头菇口服液、灵芝口服液、香菇口服液、虫草真菌、灵芝孢子粉、灵芝浸膏、密环菌粉、金水宝胶囊等。

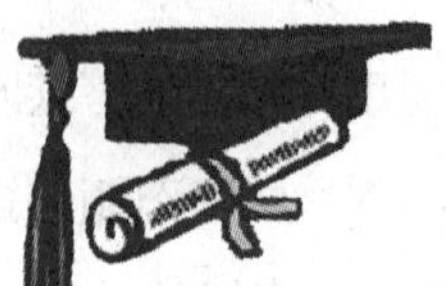

【知识拓展】

基因工程菌与胰岛素

人体胰脏的胰岛细胞不能正常分泌胰岛素，导致血糖过高而患糖尿病。全世界约有6000万糖尿病患者，糖尿病患者的死亡率仅次于癌症和心脏病。

从1921年开始，医学上一直采用能降低人体血糖含量的胰岛素治疗糖尿病。但胰岛素以往主要从牛、猪等牲畜的胰腺中提取。一个病人每天需要40U的胰岛素，而1头牛或1头猪的胰脏只能提取出300U的胰岛素。显然，胰岛素产量远远不能满足人们临床用药需求。基因工程技术的问世，为解决这一问题提供了一条崭新的途径。

人的胰岛素基因，是一段有特定结构的DNA分子，它指挥着胰岛素的合成。科学家们把人的胰岛素基因送到大肠埃希菌细胞内，让人的胰岛素基因和大肠埃希菌的遗传物质相结合。人的胰岛素基因在大肠埃希菌的细胞内指挥着大肠埃希菌生产出人的胰岛素。随着大肠埃希菌的繁殖，胰岛素基因也能一代一代地遗传下去，后代的大肠埃希菌也能生产人的胰岛素了。这种携带了人工给予的新的遗传性状的细菌，被称为“基因工程菌”。

将带有人胰岛素基因的基因工程菌放到大型发酵罐中，在适宜的培养条件下人工培养，即可生产出大量的人胰岛素。于是，大肠埃希菌就成为生产人胰岛素的“活工厂”。人胰岛素基因产品已于1981年投入市场，解决了胰岛素药源不足的问题。

【课后小结】

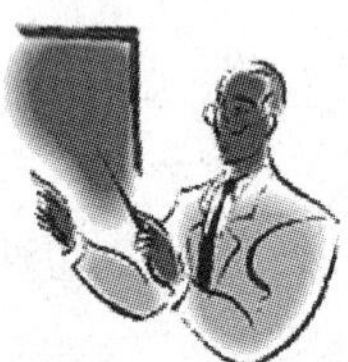

1. 现代发酵概念：指通过微生物或动、植物细胞或经过生物工程改造的“工程菌”培养制备工业产品或转化某些物质的过程。

2. 微生物发酵类型有厌氧发酵和需氧发酵、浅层发酵和深层发酵、固体发酵和液体发酵、微生物菌体发酵、酶发酵、代谢产物发酵、转化发酵及生物工程细胞发酵等。

3. 发酵医药产品有抗生素、维生素、氨基酸、核酸类物质、酶制剂、甾体化合物等。

4. 微生物菌体制剂包括中药菌体制剂、药用酵母和微生态制剂。

【自我测评】

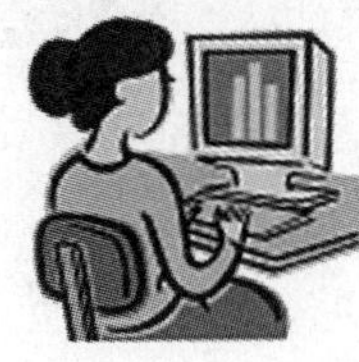

一、单项选择题

1. 关于现代发酵概念正确的是（　　）。

A. 描述酵母菌作用于果汁或麦芽汁产生气泡的现象

B. 指微生物在无氧条件下，分解有机物质产生能量的方式

C. 指酵母菌在无氧状态下呼吸产生能量的过程

D. 将所有通过微生物或动、植物细胞或经过生物工程改造的“工程菌”培养制备工业产品或转化某些物质的过程

2. 属于微生物次级代谢产物的是（　　）。

A. 抗生素　　B. 核苷酸　　C. 细菌毒素　　D. 氨基酸

3. 抗生素的生产主要采用（　　）。

A. 液体深层需氧发酵　　B. 固体浅层厌氧发酵

C. 液体浅层厌氧发酵　　D. 固体深层需氧发酵

4. 抗生素的主要产生菌是（　　）。

A. 细菌　　B. 放线菌　　C. 霉菌　　D. 酵母菌

5. 目前，在我国主要采用（　　）方法生产维生素 C。

A. 微生物菌体发酵　　B. 微生物酶发酵

C. 微生物代谢产物发酵　　D. 微生物转化发酵

6. 属于微生态制剂的是（　　）。

A. 冬虫夏草　　B. 灵芝多糖　　C. 整肠生　　D. 药用酵母

二、判断题

（　　）1. 发酵的具体工艺流程如下：菌种→孢子制备→种子制备→发酵→发酵液预处理→提取及精制→成品检验→成品包装。

（　　）2. 微生物对数生长期产生的氨基酸、核苷酸、蛋白质、核酸、糖类等物质，属于菌体生长所必需的，是微生物的次级代谢产物。

（　　）3. 深层发酵是指微生物细胞生长于液体培养基深层（需氧或厌氧）中进行

培养的方法。深层发酵一般是在一个大型发酵罐中进行。

（　　）4. 医学上使用的抗生素主要由放线菌和丝状真菌生产。

（　　）5. 微生态制剂是利用对人体无害甚至有益的正常微生物菌群中的死菌，经过人工培养等方法制成的。

三、简答题

1. 举例说明微生物各类发酵产品的作用。
2. 简述微生物发酵的工艺流程。

（巩海涛）

第十五章　微生物实验仪器使用技术

【学习目标】

(1) 微生物实验常用仪器的种类。

(2) 微生物实验常用仪器使用方法。

学习掌握以上知识，为日后从事微生物实验技术工作奠定基础。

【知识导入】

随着现代科学技术的发展，微生物实验仪器越来越现代化，正确使用各项实验仪器是微生物从业人员的必备技术。学习各种常用实验仪器的使用及维护方法，是我们今后规范使用实验仪器、提高实验数据准确率的必要手段。使用微生物实验常用仪器，安全是第一要则，必须进行安全的操作，避免因操作不当引起人员伤害、环境损害以及设备损毁等事件。

微生物实验仪器多为电器设备，使用时应按照仪器规格要求进行电源的配置，电源线必须妥善布置，便于检修。仪器使用期间，应按照要求经常对仪器进行养护，尤其注意定期检查电源，确保电源不能虚连，虚连电源释放的火花可引发火灾；不能积尘，尘土堆积也会引起静电从而引发火灾；电源周围不能堆放任何物品，以免损伤电源线，造成短路等。仪器最好直接连在稳定的插座上，并确保每一插座有过电保护装置，一般电源为 AC 220V 50Hz 的仪器，必须使用 16A 以上三芯插座。除特殊要求外，所有的仪器用电都必须有可靠的接地。

【想一想】

(1) 为什么要经常检查微生物实验仪器的电源？

(2) 通常情况下，微生物实验仪器的电源连接会出现哪些问题，会产生怎样的危害？

(3) 如何才能消除微生物实验仪器使用中的安全隐患？

(4) 微生物实验常用仪器有哪些？有何注意事项？

第一节　微生物实验常用仪器

微生物实验常用仪器主要用于微生物样品的接种、分离、纯化、保藏、培养、鉴定及提供洁净的实验环境和实验安全防护等。操作技术人员必须了解仪器的使用、维护及保养等知识，熟悉仪器的性能特点，以达到合理配置仪器、正常有效运行仪器及保护人身安全等目的。

一、微生物实验仪器管理使用制度

（1）应制定实验仪器配备、管理、使用制度，并按照制度认真执行。

（2）实验仪器应符合标准要求，保证准确可靠。实验仪器的主要参数，出厂时都已经调试完毕，使用时，不得擅自改动相关参数。

（3）实验仪器均应放置平稳，有效接地，尽可能远离电磁干扰源，并避免在阳光直射或高温潮湿的环境中使用。

（4）实验仪器由专人保管，并定期检查、保养、检修、校正，有记录档案。

（5）使用实验仪器时，必须仔细阅读操作规程，严格按照操作规程进行操作，对违反操作规程或管理不善造成损坏者，要追究当事人责任。

（6）各种实验仪器（冰箱、恒温箱除外），使用完毕后旋钮复归原位，并切断电源。每次使用前后，应有规范的记录，由使用人和保管人签字，经检查无误后方可离去。

二、微生物实验常用仪器的种类

微生物实验常用仪器品种繁多，包括培养箱、电热恒温水浴箱、电热恒温干燥箱、电冰箱、高压蒸汽灭菌器、超净工作台、离心机、电动匀浆仪、薄膜过滤装置和天平等。

第二节　常用仪器使用技术

一、培养箱使用技术

培养箱主要用于微生物培养、组织培养等。按照培养对象不同，培养箱分为需氧和厌氧培养箱。其中，需氧培养箱又分为普通培养箱和生化培养箱等。

1. 普通培养箱　普通培养箱有隔水式和直热式两种。一般均采用双层箱体和双层门结构，双层箱体之间充填保温材料，内门为钢化玻璃，能清晰观察箱内物品。箱内设计有热风循环通道，确保箱内温度均匀。

隔水式培养箱采用浸入式电热管隔水加温，箱内各部温度恒定均匀，是较常用的一种培养箱（图 15-1）。

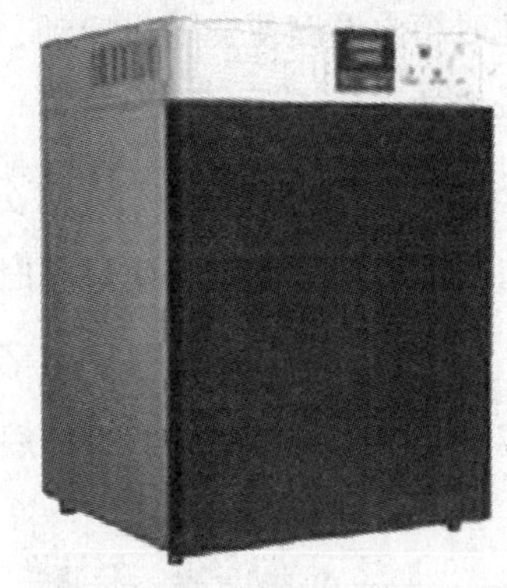

图 15-1　GHP 型隔水式培养箱

直热式培养箱采用电炉丝等发热元件直接加热，并采用强制空气对流方式，强化了箱内空气的流动，使箱内温度尽可能达到均匀。

普通培养箱主要用于需氧和兼性厌氧细菌的培养，也可用于真菌培养，但切忌将细菌和真菌放在同一培养箱内培养。每批培养结束后，都要定期消毒，以免微生物交叉污染。

【操作警示】

(1) 接通电源后，应立即测量并设定所需要的温度。隔水式培养箱在通电前必须先加水，并经常观察水位指示，水位不够时，应及时补足。

(2) 培养箱内不宜放入过热或过冷物品，每层隔板上的物品不应放置过重。

(3) 箱内的培养物不宜放置过挤，底层隔板上不要放置培养物，以利于空气流通和箱内温度分布均匀。

(4) 有些培养箱顶部设有通风口，使用时应打开通风口，避免箱内过于潮湿。

(5) 取放物品时，切勿碰撞温度探头。部分型号的培养箱，使用水银温度计测试箱内温度，温度计的水银端应置于箱内几何中心的位置。

2. 生化培养箱　生化培养箱也称真菌培养箱或多功能培养箱，由数显温控仪自动进行加热及制冷，温度可在 4～60℃之间调控。有的生化培养箱还配有加湿、消毒系统，可自动控制湿度、定时消毒、自动换气等（图 15-2）。

生化培养箱的使用与普通培养箱基本相同，应特别注意温度的控制，其温度调控方法如下。

（1）接通电源后，将温度显示开关拨至“开”，再将“整定/测量”开关拨至“整定”，然后旋转温度刻度盘，至数显表显示所需温度值为止。再将开关拨至“测量”档，此时箱内温度便会随机启动，最终平衡达到所需温度值。工作时，温控选择盘不能任意往返拨动。

（2）控温旋钮的指示灯分别表示加热、制冷两种工作状态。若两灯均不亮，表示箱内温度达到平衡；若两灯同时亮，表示机器故障，须及时检修。

（3）在制冷机运转时，若出现异常声音、压缩机发烫和制冷温度不降，应立即停机，检查原因，待修复后方可再启动。

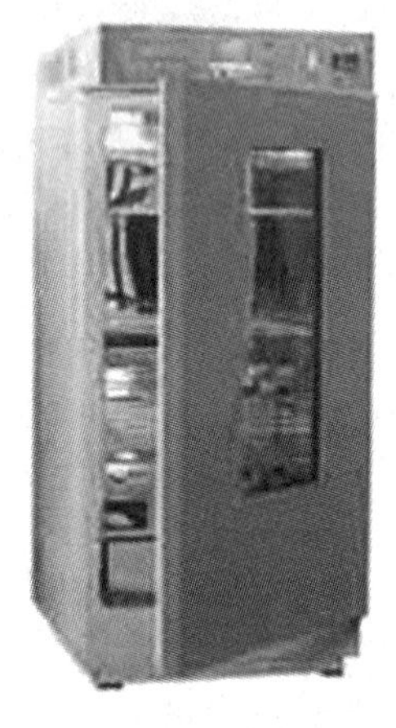

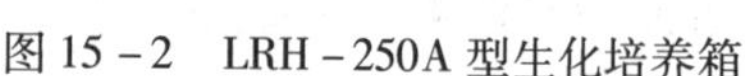

图 15－2　LRH－250A 型生化培养箱

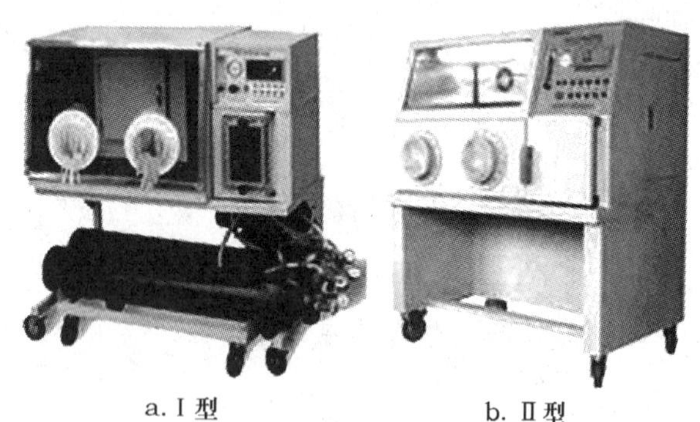

a. Ⅰ型　　b. Ⅱ型

图 15－3　YQX 型厌氧培养箱

3. 厌氧培养箱　厌氧培养箱是一种可在无氧环境下进行细菌培养的专用装置。厌氧培养箱能提供严格的厌氧状态、恒定的培养温度和相对封闭的工作区域，其结构比较复杂。例如 YQX 型厌氧培养箱包括厌氧培养室、恒温厌氧操作室、N_2 和 CO_2 气瓶以及电路控制系统等部分（图 15－3）。

厌氧培养箱在使用操作中，需要反复多次进行含有 N_2、CO_2 和 H_2 的混合气体的置换，形成操作室内的厌氧环境，并保持箱内为正压。操作室内还应放入除氧催化剂，确保室内保持严格的厌氧环境。灭菌、接种、培养等操作均需要在厌氧环境中进行。培养过程中需观察培养物时，只可通过玻璃观察，不能打开操作室门，以免影响厌氧菌生长。使用过程中应经常检查气体管线的密闭性，确保有无漏气情况。

二、电热恒温水浴箱使用技术

电热恒温水浴箱主要用于实验室中蒸馏、干燥、浓缩及温渍化学药品或生物制品，也可用于恒温加热等，主要由水槽、电加热管和温控系统组成（图 15－4）。

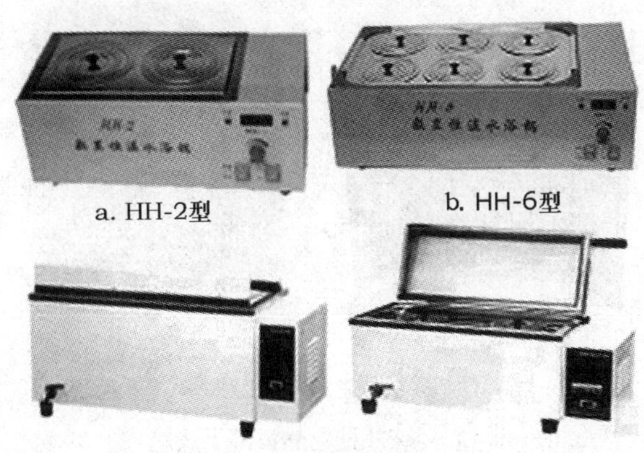

a. HH-2型　b. HH-6型

c. HH-W420型

图 15－4　HH 系列数显恒温水浴箱

水槽内设置有电加热管和带孔的铝制搁板。水槽上盖由一组大小不同的套圈组成，可组合成多种直径的开口以适应不同的容器。目前市售的主流产品均配置有微电脑数显温控仪。

【操作警示】

（1）通电前应先确认水槽内有足量的水，切勿在水槽无水时通电，以免烧坏电热管。

（2）接通电源，设定温度，将“温度旋钮”顺时针调节到所需要的温度。在非必须情况下，温度控制器一经调好，不宜经常转动。工作完毕，将温控旋钮、增减器置于最小值，切断电源。

（3）水槽内水量不可低于1/2，不可使加热管露出水面，以免烧坏，造成漏水，漏电；也不可加注过多的水量，以免沸腾时水量溢出水槽外。

（4）注意保持水槽的清洁。水槽内的水应经常更换，并须加入适量防腐剂。若较长时间不使用，应将水槽内的存水排尽。

三、电热恒温干燥箱使用技术

电热恒温干燥箱主要用于实验室各种物品的烘焙、干燥、热处理及恒温加热实验用(图15-5)。

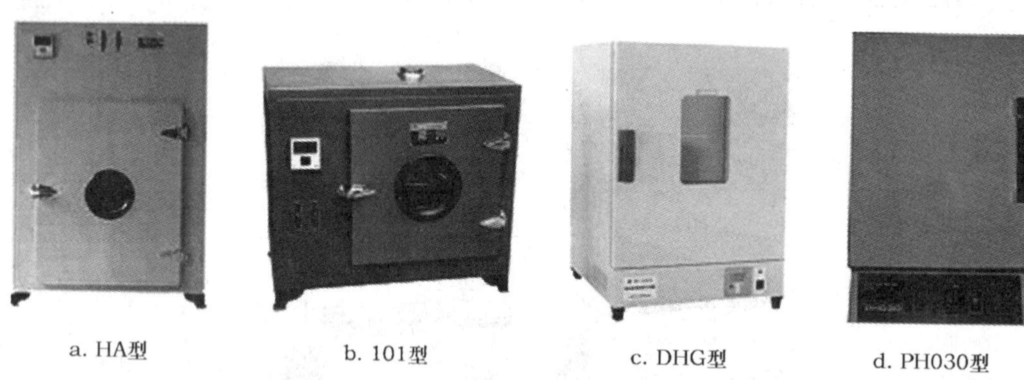

a. HA型　　b. 101型　　c. DHG型　　d. PH030型

图15-5 几种电热恒温干燥箱

电热恒温干燥箱的结构和原理与直热式培养箱类似，其内部装有电热元件和风扇叶轮，加热后的空气通过风机的驱动在室内强制循环，形成较均匀的温度。干燥箱以物品干燥为目的，温度一般在60℃以上，不需要精确控制。

【操作警示】

(1) 电热恒温干燥箱内严禁存放易燃易爆物品。

(2) 在箱体的周围应留一定的空间，便于设备散热及操作和维护。

(3) 应对称、交错放置样品，并留出10~20mm的间隙，底层搁板与工作室底部的距离应大于100mm，确保室内气流的正常流通。

四、电冰箱使用技术

微生物实验室常使用电冰箱或电冰柜作为制冷设备，进行样品、试剂和菌种的低温保藏等，也可用来制备少量冰块作冷却剂用。

电冰箱的冷藏部分(-4℃左右)常用于培养基保存、菌种的低温培养或保藏；冷冻部分（0~20℃）常用于芽孢或特殊菌种的保藏。

电冰箱一般采用机械压缩制冷方式，由制冷剂、压缩机、冷凝器、毛细管（或膨胀阀）及蒸发器等组成密封式循环制冷系统（图 15－6）。目前，电冰箱主要采用氟里昂作制冷剂，但氟里昂会破坏大气臭氧层，产生严重的环境污染。新型的无氟制冷剂已经开发成功，采用无氟制冷剂的冰箱称“无氟冰箱”。

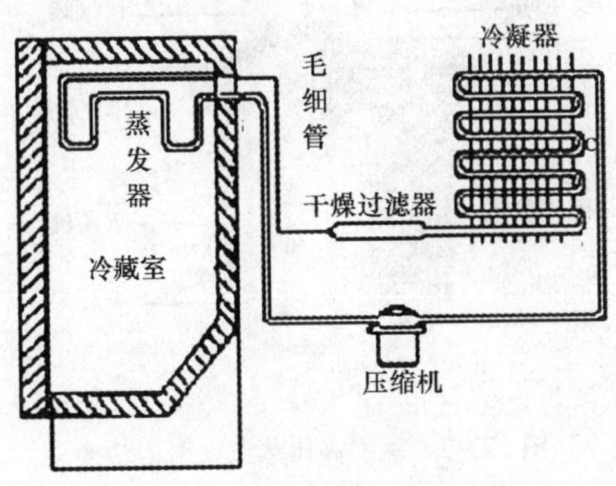

图 15－6　电冰箱的工作原理

【操作警示】

（1）电冰箱搬动时，箱体倾斜度不可超过45°，放置时应远离热源、避免阳光直射、离墙不少于10cm，以保持空气流通。

（2）电冰箱底部设有调平螺丝，应调节呈水平状态，平稳运行而无噪音。

（3）使用中尽量减少开门次数，不要立即放入热的物品。强碱、强酸、腐蚀性及易挥发物品必须在密封后方可放入。

（4）箱内物体不可存放过满，应确保冷空气在箱内保持流通和温度均匀。

（5）冰箱要保持清洁，可用软布蘸中性洗涤剂擦洗，再用干布擦净，绝不可用水冲洗及用有机溶剂擦洗。

（6）不允许在实验室电冰箱内放入食品。

五、高压蒸汽灭菌器使用技术

高压蒸汽灭菌器常用手提式高压蒸汽灭菌锅（图 15－7）。在密闭的内、外双层金属圆筒之间注水，内层中放置灭菌物品，顶部金属盖上配有排气阀、压力表和安全阀。加热时，灭菌器内充满了水蒸气，随蒸汽压力升高，温度也随之升高，维持一定时间后达到灭菌的目的。

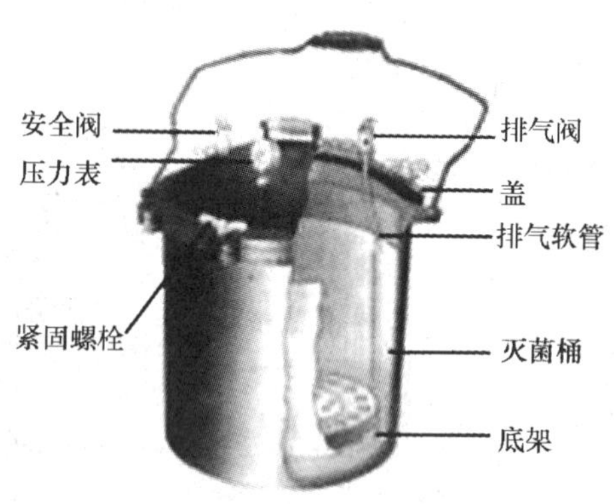

图 15－7　手提高压蒸汽灭菌锅结构

近年来，高压蒸汽灭菌器的发展很快，在产品外观、性能和安全等方面都有了很大改进（图 15－8）。

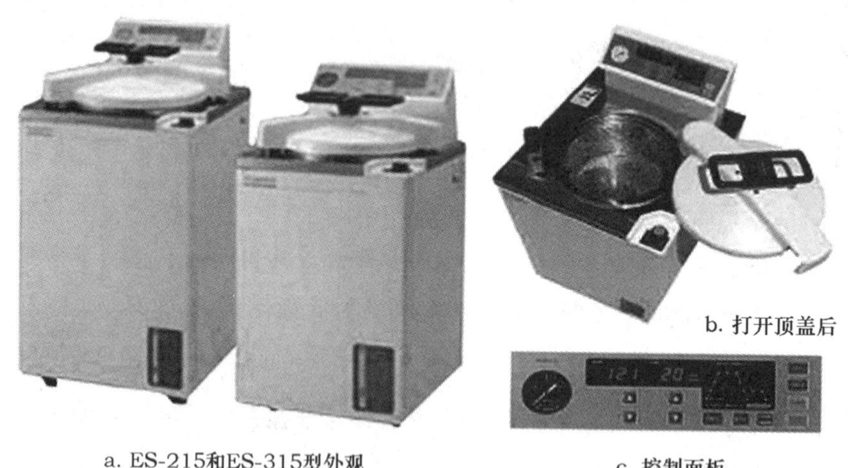

图 15－8　TOMYES 系列高压蒸汽灭菌器

【操作警示】

(1) 使用前准备　将高压蒸汽灭菌器内清洗干净，检查进气与排气阀是否有效、灭菌器盖密封垫圈有无异物粘连及损坏，加注适量水。

(2) 装物　将待灭菌物品放入灭菌器内，不要放得太挤，以免影响蒸汽流通，加盖，旋紧，密封。

(3) 预热及排气　加热升温，打开排气阀排除冷空气，当排气阀有蒸汽排出时，关闭排气阀。

(4) 升压保温　继续加热，温度随蒸汽压力增高而上升，待蒸汽压力升至额定值时，调节热源或微开排气阀，使蒸汽压力恒定在额定值，开始计时。待维持额定时间后，停止加热。灭菌期间，操作人员不能离开工作现场，应注意控制好灭菌压力，以防压力过高培养基成分被破坏及高压蒸汽灭菌器超过耐压范围而爆炸伤人。绝对不允许工作环境周围存放易燃易爆气体。

(5) 取物　一般应自行冷却降压，如需节省时间，可以微开排气阀缓慢排气，待其压力下降至零时，方可开盖取物，小心操作，防止烫伤。

六、超净工作台使用技术

超净工作台主要设置在无菌工作室内，也可以设置在环境较为清洁、相对安静的普通实验室内，进行简单的无菌操作。其主要用途是提供洁净、无菌、无尘的操作环境，保护实验样本不受污染以及危险的样品不泄露到周围环境中。

超净工作台主要由3个部分组成：高效空气过滤器、风机和箱体。高效空气过滤器是超净工作台的关键组件，其过滤性能的好坏，直接关系到超净工作台的工作质量和寿命。空气在风机的驱动下经高效空气过滤器去除尘埃和细菌，成为洁净空气进入超净工作台的无菌操作区域。

按照洁净空气流动方向不同，超净工作台分为垂直流和水平流超净工作台两种，一般比较多见的是垂直流超净工作台，也可视操作面积分为单人单面、双人单面、双人双面等（图15-9）。

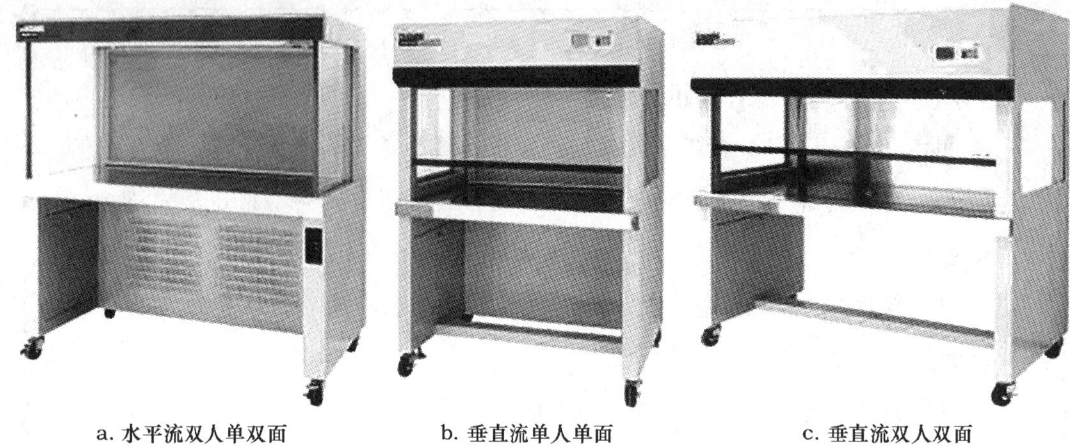

a. 水平流双人单双面　　b. 垂直流单人单面　　c. 垂直流双人双面

图 15-9　超净工作台

【操作警示】

(1) 超净台使用前应首先进行清洁，可在擦拭清洁操作区后，再用浸有清洁剂（75% 乙醇或 2% 新洁尔灭）的纱布擦拭，并用紫外灯照射。

(2) 一般情况下，应紫外灯照射处理 20~30min 后，再开启日光灯，启动风机。

(3) 操作区内不允许放置不必要的物品，尽量保持洁净气流不受到阻碍。

(4) 操作结束后，应关闭风机，立即清理操作区台面，用清洁剂及消毒剂擦拭消毒，再用紫外灯照射消毒 20~30min 后，关闭紫外灯，切断电源。

(5) 应根据使用情况，定期清洗或更换高效空气过滤器。

七、离心机使用技术

离心机主要用于分离细胞、病毒、RNA、DNA、质粒和蛋白质等。按照转速不同，离心机可分成低速离心机（转速 <6000r/min）、高速离心机（转速 <25000r/min）和超速离心机（转速 >30000r/min）。一般微生物实验室装配的是普通小型台式高速离心机和低速离心机。

离心机的基本结构包括离心转头、电动机及调速装置（图 15-10）。高速和超速离心机还配有转速数显、转速控制、自动保护、制冷和真空系统等。

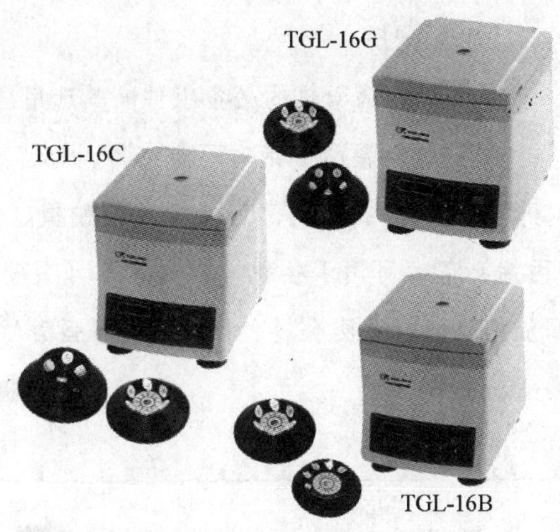

图 15－10　实验室小型高超速离心机及组件

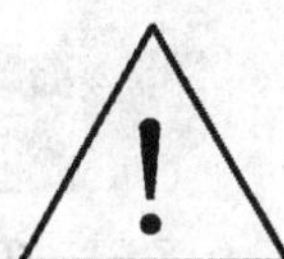

【操作警示】

(1) 离心机应置放在平稳、厚实的水平台上。使用前先检查变速旋钮是否在“0”处。离心管应完整，没有破损。

(2) 离心时先将样品装入合适的离心管内，盛量不宜过多（占管的 2/3 体积）。使用完毕，将离心管从转子中取出，倒立放置。

(3) 离心前必须先将离心管用架盘天平做好平衡。如不平衡，离心时会损坏设备，造成事故。

(4) 将平衡好的离心管对称放到转子中，把不用的离心管取出，旋紧离心机盖。离心机使用过程中，如发现声音异常，应立即断电，检查原因并排除故障，之后方可继续使用。

(5) 启动开关，慢慢拨动旋钮，提高转速。离心结束后，先将旋钮拨动到“0”，待离心机自动停止后，再打开离心机盖，取出样品。严禁用手阻止离心机的转动。

(6) 离心机应定期由专业人员进行检修，重点检修电刷与整流子之间的接触情况和转轴的磨损情况。

【小知识】

离心管是离心机的必备组件，其选用应遵循以下原则。

(1) 玻璃离心管绝对不能在高、超速离心机上使用.

(2) 通常的离心管是半透明或透明，可消毒、耐酸碱。例如 PA（聚酰胺，尼龙）管和 PP（聚丙烯）管，可用于各种离心机；PC（聚碳酸酯）管的透明度好，硬度大，能耐高温消毒，有透明金属之称，但不耐强酸\强碱及某些有机溶剂，主要用于超速离心机。

八、电动匀浆仪使用技术

电动匀浆仪是药品微生物限度检验制备固体样品及非水溶性软膏等供试液的基本仪器，具有细碎、匀化、乳化、分散、强烈搅拌、润温、溶解有机物等功能，由微型电机、旋刀、匀浆杯和底座组成（图 15－11）。

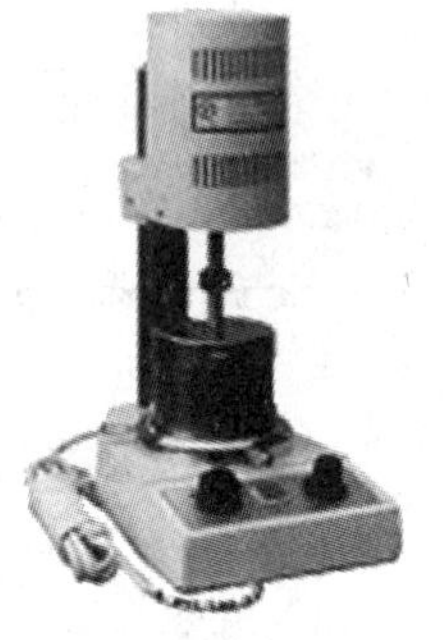

a.YJ-A型

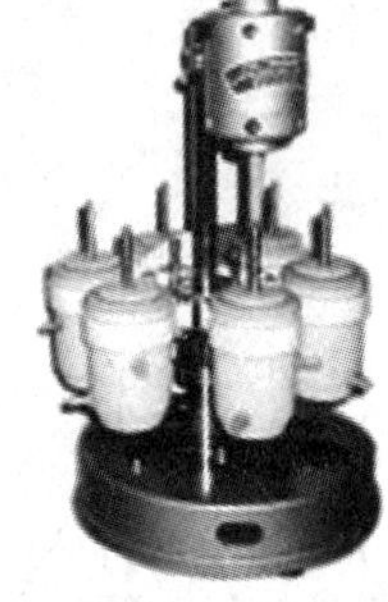

b. FS-1、YQ-3

图 15－11 电动匀浆仪

【操作警示】

(1) 按负载量选用合适的瓶杯，将物料放入瓶内，将瓶杯固定到定位器上，连接好电机轴与刀轴，开启电源，调节调速器旋钮，选定合适转速。

(2) 启动时，调速器旋钮应由零开始，逐渐由慢至快。

(3) 使用中应注意避免连续使用，一般是连续使用 2min 后停止 3～5min 后，再继续使用。如发现电机发热，应立即停机检查。

九、天平使用技术

S天平主要用于称量样品，属精密仪器，可分为机械式天平和电子天平。传统的天平多为机械式，可简单分为架盘天平和精密分析天平（图15－12）。架盘天平由于价廉、方便，在一些精度要求不高的场所普遍使用。电子天平具有称量准确可靠、显示快速清晰、自动检测、自动校准、操作简便和过载保护等功能，也已在实验室广泛普及。

1. 架盘天平的使用

（1）调节天平　确认天平放置平稳后，进行平衡调节。调节天平的3个要点：①游码回零；②调节横梁上的平衡螺母，而不是调节移动游码；③横梁平衡、静止时，指针应对准刻度盘中央的红色线条。

（2）加减砝码　架盘天平一般按“100g、50g、20g、20g、10g”或“50g、20g、20g、10g、5g”的规格配置砝码，加上游码刻度10g或5g，即可测出210g或110g以内、精度0.1g的称量值。加减砝码应遵循“先大后小、退下不用”的规则。

（3）移动游码　在称量过程中，砝码只能称量出10g的精度值，必须有游码相配合。游码的移动应采用“中值法”，以达到移动次数最少。

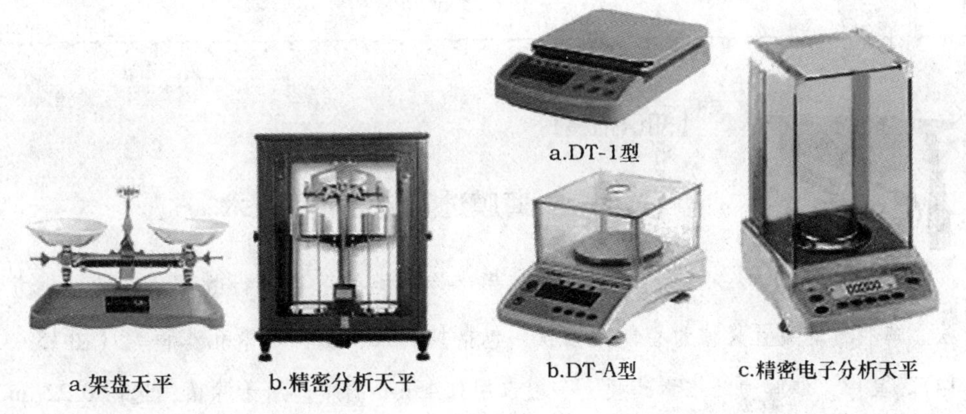

a.架盘天平　b.精密分析天平

图15－12　机械式天平

a.DT-1型　b.DT-A型　c.精密电子分析天平

图15－13　几种常见的电子天平

（4）架盘天平不用时，应将2个架盘置于同一侧，减少平衡刀口的磨损。

2. 电子天平的使用　电子天平通过电磁力平衡被称物体的重力，来测量物体的重量（图15－13）。按照测量精度不同，电子天平可分为：常量天平（最大称量值20～200g，精度0.1g）、微量天平（最大称量值3～50g，精度0.01g）和超微量天平（最大称量值2～5g，精度为0.1mg）。

【操作警示】

(1) 电子天平应放置于无阳光直射、远离热源和水源、无可察觉气流、稳定、无强烈振动的工作台上，要求环境温度10~30℃，湿度50%~70%。

(2) 电子天平属于经常使用设备，首次通电应预热30min以上，平时宜保持通电状态；不用时，按ON/OFF键关机，不必经常拔电源插头。

(3) 使用带有防风屏天平时，应关上防风屏并待数值稳定后再读数。0.1mg精度以上的电子天平，当工作场所变换、环境温度变化及每连续工作4h后，应重新校正。

(4) 称量金属、塑胶等易带静电物质和有磁性的物质时，最好应预先消电消磁，以增加称量的准确性。

(5) 电子天平使用后应及时清扫天平内外，切勿将杂物扫入中央传感器孔，定期用乙醇擦洗称量盘及防风罩，以保证玻璃门正常开关。

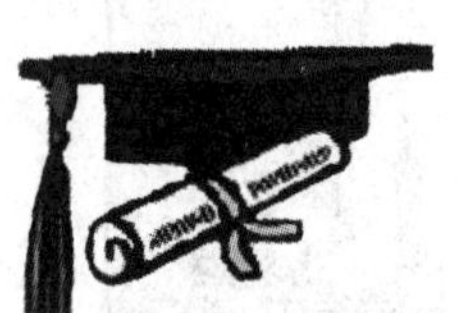

【知识拓展】

薄膜过滤装置使用技术

薄膜过滤是指使用半渗透性的薄膜进行物质分离的一种方法。薄膜过滤装置又称为智能集菌仪，包括抽气泵、滤器及微孔滤膜等（图15-14）。其中，滤膜为纤维素酯膜，一般选用0.45μm的膜，用于除菌；选用0.22μm的膜，用于除掉病毒和热原体。2005版《中国药典》规定，该装置可用于药品微生物的无菌检查。以HTY智能集菌仪为例，详细说明其使用方法。

(1) 接通仪器电源，将抽滤瓶插入相应的插槽中，将所连接的管道与蠕动泵连接好，卡紧蠕动泵，备妥废液接收瓶。

（2）将样品瓶口及周围消毒处理后，将双针插入样品瓶中，开启仪器，调节蠕动泵转速至适当值，再将样品瓶倒置于托架上，待样品全部滤过后，停机。

（3）将空气滤器上的密封帽取下，套在瓶底出液口上，卡住管道，将双针头插入培养基瓶中，开启仪器，调节转速，倒置培养基瓶，使瓶中灌注到规定体积后，正放培养基瓶。

（4）稍待片刻，关机。封闭滤瓶，取下置适宜温度培养。

薄膜过滤装置使用注意事项：①使用中应保持取样针上过滤膜的干燥，以保证气流畅通、过滤及进液的顺利进行；②在更换供试品、培养瓶及过滤完成时，应及时停机；③进液管内出现过多气泡时，应降低泵速，检查滤膜是否浸湿或进液针否畅通。

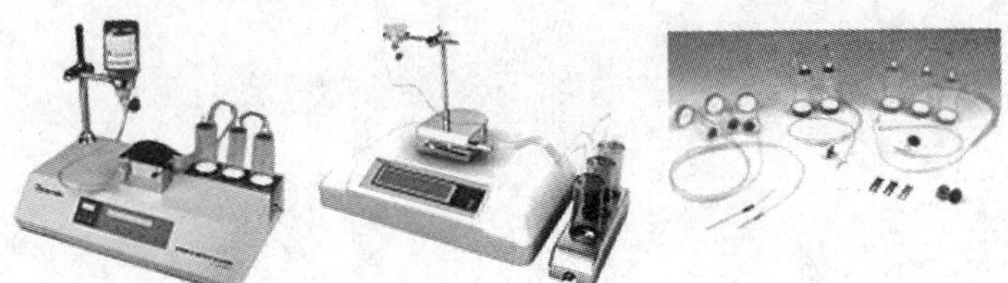

a.全封闭无菌检测系统　b.智能集菌仪　c.全封闭集菌培养器(一次性)

图 15－14　HTY 智能集菌仪

【课后小结】

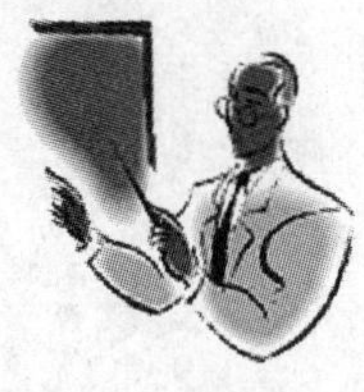

1. 微生物实训室仪器管理使用制度。

2. 微生物实训室常用仪器：培养箱、电热恒温水浴箱、电热恒温干燥箱、电冰箱、高压蒸汽灭菌器、超净工作台、离心机、电动匀浆仪、天平及薄膜过滤装置等。

3. 微生物实训室常用仪器使用技术。

【自我测评】

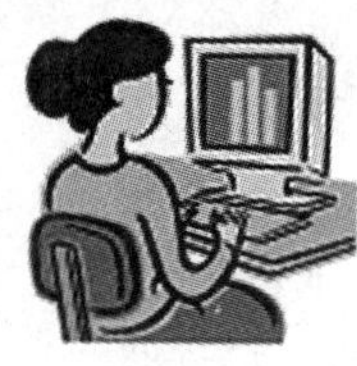

简答题：

1. 使用离心机时，为什么离心的物品要保持平衡？

2. 简述超净工作台的使用注意事项。

3. 简述离心机的使用注意事项。

4. 你认为哪些因素会影响高压蒸汽灭菌的效果，请讨论高压蒸汽灭菌器的使用注意事项。

（王玉亭）

附录一 模拟测试题（一）

一、单项选择题（每题1分，共50分）

1. 不属于微生物特点的是（　　）。

A. 个体微小，结构简单　　B. 代谢活跃，方式多样

C. 繁殖快速，不易变异　　D. 抗逆性强，休眠期长

2. 一般细菌以（　　）表示其大小。

A. cm　　B. mm　　C. μm　　D. nm

3. 病毒属于（　　）。

A. 非细胞型微生物　　B. 原核细胞型微生物

C. 真核原生生物　　D. 真核细胞型微生物

4. 不属于原核微生物范畴的是（　　）。

A. 放线菌　　B. 支原体　　C. 衣原体　　D. 原虫

5. 只含有DNA或RNA的生物是（　　）。

A. 霉菌　　B. 病毒　　C. 酵母菌　　D. 细菌

6. 不属于真菌的是（　　）。

A. 青霉菌　　B. 链霉菌　　C. 白色念珠菌　　D. 蘑菇

7. 最早用显微镜观察微生物的是（　　）。

A. 列文虎克　　B. 巴斯德　　C. 郭霍　　D. 伊万诺夫斯基

8. 1796年，英国医生（　　）用牛痘接种法预防天花。

A. 李斯特　　B. 巴斯德　　C. 弗莱明　　D. 琴纳

9. 细菌的繁殖方式是（　　）。

A. 无性二分裂　　B. 无性孢子　　C. 有性孢子　　D. 芽孢

10. 引起沙眼的病原体属于（　　）。

A. 细菌　　B. 病毒　　C. 衣原体　　D. 支原体

11. 细菌的运动器官是（　　）。

A. 鞭毛　B. 普通菌毛　C. 性菌毛　D. 荚膜

12. 不属于细菌的基本结构的是（　　）。

A. 细胞膜　B. 芽孢　C. 细胞壁　D. 核质

13. 属于革兰阳性菌细胞壁特殊组成结构的是（　　）。

A. 肽聚糖　B. 磷壁酸　C. 脂多糖　D. 类脂 A

14. 不含溶菌酶成分的是（　　）。

A. 唾液　B. 乳汁　C. 泪液　D. 胆汁

15. 原生质体属于（　　）。

A. 球形　B. 杆形　C. 弧形　D. 螺形

16. 与菌体是否能合成抗生素有关的结构是（　　）。

A. 核质　B. 性菌毛　C. 质粒　D. 普通菌毛

17. 培养基配制过程中，加入牛肉膏主要作为（　　）。

A. 碳源　B. 氮源　C. 无机盐　D. 生长因子

18. 细菌对数生长曲线的 4 个时期中，生长繁殖最为迅速的是（　　）。

A. 迟缓期　B. 对数生长期　C. 稳定期　D. 衰退期

19. 肉汤培养基主要是培养（　　）用的。

A. 细菌　B. 放线菌　C. 霉菌　D. 酵母菌

20. 接种环的灭菌方法为（　　）。

A. 干烤法　B. 灼烧法　C. 高压蒸汽灭菌法　D. 巴氏消毒法

21. 抗生素的主要产生菌是（　　）。

A. 细菌　B. 放线菌　C. 霉菌　D. 酵母菌

22. 下列关于细菌和放线菌叙述错误的是（　　）。

A. 都为原核单细胞微生物　B. 细胞壁中都含有肽聚糖

C. 都以二分裂法繁殖　D. 生长最适宜的 pH 是中性至偏碱性

23. 属于真菌有性孢子的是（　　）。

A. 分生孢子　B. 关节孢子　C. 芽生孢子　D. 接合孢子

24. 噬菌体属于（　　）。

A. 细菌　B. 放线菌　C. 真菌　D. 病毒

25. 引起天花病的微生物是（　　）。

A. 细菌　B. 病毒　C. 真菌　D. 衣原体

26. 噬菌体多为（　　）。

A. 球形　　B. 砖形　　C. 杆形　　D. 蝌蚪形

27. 病毒与宿主细胞之间的关系是（　　）。

A. 共生　　B. 互生　　C. 寄生　　D. 都不是

28. 利用物理或化学方法杀死物体或介质中的病原微生物，属于（　　）。

A. 防腐　　B. 消毒　　C. 灭菌　　D. 抑菌

29. 无细胞壁，呈多种形态，能在无生命培养基中独立生长繁殖的最小的原核细胞型微生物是（　　）。

A. 支原体　　B. 衣原体　　C. 立克次体　　D. 螺旋体

30. 用于乙醇及牛乳、果汁等食品的灭菌方法为（　　）。

A. 煮沸法　　B. 巴氏消毒法　　C. 流通蒸汽消毒法　　D. 高压蒸汽灭菌法

31. 属于气体消毒剂的为（　　）。

A. 碘　　B. 乙醇　　C. 福尔马林　　D. 环氧乙烷

32. 属于氧化剂类的化学消毒剂为（　　）。

A. 氯化汞（升汞）　　B. 高锰酸钾　　C. 来苏尔　　D. 苯扎溴铵

33. 乙醇的最佳消毒浓度为（　　）。

A. 50%　　B. 60%　　C. 75%　　D. 80%

34. 用于预防结核病的卡介苗属于（　　）。

A. 形态变异株　　B. 菌落变异株　　C. 毒力变异株　　D. 抗性变异株

35. F 质粒为（　　）。

A. 毒素质粒　　B. 抗药性因子　　C. 致育因子　　D. 细菌素质粒

36. 细菌通过性菌毛相互沟通，将遗传物质从供体菌直接转移给受体菌的方式，为（　　）。

A. 转化　　B. 接合　　C. 转导　　D. 溶原性转换

37. 属于特异性免疫的为（　　）。

A. 胎盘屏障对胎儿的保护作用　　B. 唾液中溶菌酶的杀菌作用

C. 皮肤黏膜的屏障作用　　D. 人工接种疫苗预防疾病

38. 惟一能透过胎盘的抗体是（　　）。

A. IgG　　B. IgA　　C. IgM　　D. IgE

39. 青霉素的过敏性休克属于（ ）变态反应。

A. Ⅰ型　B. Ⅱ型　C. Ⅲ型　D. Ⅳ型

40. 婴儿从母乳获得抗体属于（ ）。

A. 人工自动免疫　B. 人工被动免疫

C. 自然自动免疫　D. 自然被动免疫

41. 接种乙肝疫苗预防乙肝，属于（ ）。

A. 人工自动免疫　B. 人工被动免疫

C. 自然自动免疫　D. 自然被动免疫

42. 属于中枢免疫器官的是（ ）。

A. 淋巴结　B. 扁桃体　C. 胸腺　D. 阑尾

43. 与细胞免疫有关的淋巴细胞是（ ）。

A. B 淋巴细胞　B. T 淋巴细胞　C. 单核细胞　D. 巨噬细胞

44. T 淋巴细胞分化成熟的场所在（ ）。

A. 胸腺　B. 法氏囊　C. 脾脏　D. 淋巴结

45. 表明水源被粪便污染的重要指示菌为（ ）。

A. 金黄色葡萄球菌　B. 大肠埃希菌　C. 痢疾杆菌　D. 霍乱弧菌

46. 实验室所用油镜的放大倍数为（ ）。

A. 5 倍　B. 10 倍　C. 40 倍　D. 100 倍

47. 不属于特异性免疫的特点为（ ）。

A. 受抗原物质刺激产生　B. 具有特异性

C. 不能遗传给后代　D. 先天获得

48. 微生物遗传变异的物质基础主要是（ ）。

A. 染色体　B. 质粒　C. 中介体　D. 核心

49. 空气除菌方式为（ ）。

A. 高压蒸汽灭菌法　B. 过滤除菌法

C. 电离辐射法　D. 干烤法

50. 导致脚癣的是（ ）。

A. 细菌　B. 放线菌　C. 真菌　D. 病毒

二、判断题（每题 1 分，共 30 分）

1. 海洋中的藻类多属于植物范畴。

2. 所有微生物的细胞壁都是由肽聚糖构成的。

3. 根据细菌的生长曲线，可将细菌群体生长繁殖过程分为迟缓期、对数生长期、稳定期及衰退期。

4. 最早发现病毒的人是俄国的伊万诺夫斯基。

5. 1929 年，英国弗莱明发现青霉素，为人类健康作出巨大贡献。

6. 螺旋体就是螺形菌，是细菌的一种形态。

7. 细菌具有多形性。

8. 青霉素能作用于细菌细胞壁肽聚糖，从而起杀菌作用。

9. 芽孢是细菌的休眠方式，而不是繁殖方式。

10. 生长因子是指细菌生长所必须而自身又不能合成，需要量很少，必须在培养基中加入的一类有机物质。

11. 培养基是人工配制的，适合微生物生长繁殖或产生代谢产物的营养基质。

12. 光学显微镜的构造分为机械部分和光学部分。

13. 放线菌与霉菌都有菌丝，所以放线菌应该属于真菌范畴。

14. 所有真菌都属于多细胞真核细胞型微生物。

15. 真菌的有性繁殖过程是：质配、核配和减数分裂。

16. 真菌毒素中，毒性最强的是黄曲霉毒素。

17. 病毒是一类个体微小、结构简单、专性细胞内寄生的非细胞型微生物。

18. 所有的病毒都具有核心、衣壳和包膜等结构。

19. 干扰素是脊椎动物细胞诱导病毒产生的一类糖蛋白。

20. 油镜使用完毕，应该用擦镜纸蘸少许二甲苯擦拭镜头。

21. 破伤风杆菌属于厌氧菌，一旦进入深部伤口，可引起破伤风病。

22. 所有的免疫都是对机体有利的。

23. 抗体就是免疫球蛋白，免疫球蛋白不一定是抗体。

24. 所有的免疫应答的结果，一定会产生抗体。

25. 只有反应原性而无免疫原性的抗原称为半抗原。

26. 某些病毒在宿主细胞内增殖可形成在光学显微镜下可见的包含体。

27. 观察鞭毛、芽孢、荚膜等要用特殊染色法。

28. 质粒是染色体外的遗传物质，控制细胞生长的主要性状。

29. 病毒在一定条件下失去感染细胞的能力，称为灭活。

30. 所有的细菌感染均会表现出明显的临床症状。

三、简答题（每题5分，共20分）

1. 同一温度下，湿热灭菌法的效果为何优于干热灭菌法？
2. 简述革兰染色技术的操作步骤。
3. 举例说明微生物在制药工业中应用。
4. 实验设计：药物最小抑菌浓度的测定方法。

（杜　敏）

附录二　模拟测试题（二）

一、单项选择题（每题 1 分，共 50 分）

1. 一般病毒以（　　）表示其大小。

A. cm　　B. mm　　C. nm　　D. μm

2. 细菌属于（　　）。

A. 非细胞型微生物　　B. 真核原生生物

C. 原核细胞型微生物　　D. 真核细胞型微生物

3. 不属于广义细菌范畴的是（　　）。

A. 藻类　　B. 支原体　　C. 衣原体　　D. 放线菌

4. 只含有 DNA 或 RNA 的生物是（　　）。

A. 螺旋体　　B. 立克次氏体　　C. 酵母菌　　D. 病毒

5. 不属于真菌的是（　　）。

A. 青霉菌　　B. 链霉菌　　C. 白色念珠菌　　D. 香菇

6. 最早发现病毒的是（　　）。

A. 列文虎克　　B. 伊万诺夫斯基　　C. 郭霍　　D. 巴斯德

7. 1929 年，（　　）发现青霉素，为人类健康作出巨大贡献。

A. 弗莱明　　B. 巴斯德　　C. 李斯特　　D. 琴纳

8. 细菌的繁殖方式是（　　）。

A. 芽孢　　B. 无性孢子　　C. 菌丝断裂　　D. 无性二分裂

9. 与细菌接合作用有关的结构是（　　）。

A. 普通菌毛　　B. 鞭毛　　C. 性菌毛　　D. 荚膜

10. 维持菌体固有形态并对细胞起保护作用的是（　　）。

A. 细胞膜　　B. 荚膜　　C. 细胞壁　　D. 中介体

11. 青霉素的作用机制是（　　）。

A. 干扰细胞壁肽聚糖的合成　　B. 影响细胞膜的通透性

C. 抑制核酸的合成　　D. 干扰蛋白质的合成

12. 革兰阴性菌细胞壁的主要成分是（　　）。

A. 肽聚糖　　B. 脂质　　C. 磷壁酸　　D. 多糖

13. 与菌体是否能合成抗生素有关的结构是（　　）。

A. 核质　　B. 质粒　　C. 性菌毛　　D. 普通菌毛

14.（　　）是细菌的休眠方式。

A. 孢子　　B. 菌丝　　C. 性菌毛　　D. 芽孢

15. 引起脊髓灰质炎的是（　　）。

A. 病毒　　B. 细菌　　C. 真菌　　D. 衣原体

16. 细菌对数生长曲线的 4 个时期中，积累代谢产物主要在（　　）。

A. 迟缓期　　B. 对数生长期　　C. 稳定期　　D. 衰退期

17. 不属于细菌内毒素和外毒素的特征是（　　）。

A. 外毒素的毒性强，毒性不稳定，可被甲醛脱毒成类毒素

B. 外毒素的成分是脂多糖

C. 内毒素毒性较弱，抗原性也较弱

D. 破伤风杆菌能释放破伤风毒素，有神经毒性

18. 结核病属于（　　）感染。

A. 消化道　　B. 呼吸道　　C. 接触　　D. 创伤

19. 病原菌侵入血液并在血中大量繁殖，引起较严重的临床症状，属于（　　）。

A. 败血症　　B. 毒血症　　C. 菌血症　　D. 脓毒血症

20. 抗生素的主要产生菌是（　　）。

A. 细菌　　B. 放线菌　　C. 霉菌　　D. 酵母菌

21. 下列有关放线菌的叙述错误的是（　　）。

A. 属于原核单细胞微生物　　B. 细胞壁由几丁质和纤维素组成

C. 革兰染色呈阳性　　D. 对抑制细菌的抗生素敏感

22. 不属于真菌的无性孢子的是（　　）。

A. 分生孢子　　B. 关节孢子　　C. 接合孢子　　D. 芽生孢子

23. 酵母菌最常见的繁殖方式是（　　）。

A. 裂殖　　B. 卵孢子　　C. 子囊孢子　　D. 芽殖

24. 不属于真菌的繁殖方式的是（　　）。

A. 芽孢　　B. 菌丝断裂　　C. 无性孢子　　D. 有性孢子

25. 下列微生物，体积最大的是（　　）。

A. 流感病毒　　B. 葡萄球菌　　C. 支原体　　D. 衣原体

26. 噬菌体多为（　　）。

A. 球形　　B. 砖形　　C. 杆形　　D. 蝌蚪形

27. 病毒与宿主细胞之间的关系是（　　）。

A. 共生　　B. 互生　　C. 寄生　　D. 都不是

28. 不需要进行无菌检查的药物制剂是（　　）。

A. 注射剂　　B. 外科用敷料

C. 角膜穿通伤用的眼用制剂　　D. 口服液体制剂

29. 引起沙眼病的通常是（　　）。

A. 衣原体　　B. 支原体　　C. 立克次体　　D. 螺旋体

30. 实验室和生产中最为可靠、有效的灭菌方法为（　　）。

A. 灼烧　　B. 高压蒸汽灭菌法　　C. 流通蒸汽消毒法　　D. 巴氏消毒法

31. 属于卤素类的消毒剂为（　　）。

A. 环氧乙烷　　B. 乙醇　　C. 福尔马林　　D. 碘

32. 属于重金属盐类的化学消毒剂为（　　）。

A. 高锰酸钾　　B. 氯化汞（升汞）

C. 甲酚皂　　D. 苯扎溴铵（新洁尔灭）

33. 对青霉素不敏感的金黄色葡萄球菌属于（　　）。

A. 形态突变株　　B. 菌落突变株　　C. 抗性突变株　　D. 毒力突变株

34. R 质粒为（　　）。

A. 毒素质粒　　B. 致育因子　　C. 抗药性因子　　D. 细菌素质粒

35. 以噬菌体为媒介，将供体菌的遗传物质转移到受体菌，经基因重组而使受体菌获得供体菌的某些遗传性状的方式，为（　　）。

A. 转化　　B. 接合　　C. 转导　　D. 溶原性转换

36. 不属于非特异性免疫的为（　　）。

A. 胎盘屏障对胎儿的保护作用　　B. 人工接种疫苗预防疾病

C. 皮肤黏膜的屏障作用　　D. 唾液中溶菌酶的杀菌作用

37. 器官移植排斥反应属于（　　）型变态反应。

A. Ⅰ型　B. Ⅱ型　C. Ⅲ型　D. Ⅳ型

38. 患过一次天花，以后终身不再患天花，属于（　　）。

A. 自然自动免疫　B. 人工被动免疫　C. 自然被动免疫　D. 人工自动免疫

39. 不属于抗原成分的为（　　）。

A. 抗毒素　B. 病毒　C. 细菌　D. 类毒素

40. 婴儿从母乳获得抗体属于（　　）。

A. 自然自动免疫　B. 人工被动免疫　C. 人工自动免疫　D. 自然被动免疫

41. 不属于外周免疫器官的是（　　）。

A. 胸腺　B. 扁桃体　C. 淋巴结　D. 阑尾

42. 人体最大的免疫器官为（　　）。

A. 骨髓　B. 法氏囊　C. 脾脏　D. 淋巴结

43. 与体液免疫有关的淋巴细胞是（　　）。

A. T 淋巴细胞　B. B 淋巴细胞　C. 单核细胞　D. 巨噬细胞

44. B 淋巴细胞分化成熟的场所在（　　）。

A. 骨髓　B. 法氏囊　C. 脾脏　D. 淋巴结

45. 表明药物被粪便污染的重要指示菌为（　　）。

A. 金黄色葡萄球菌　B. 大肠埃希菌　C. 痢疾杆菌　D. 霍乱弧菌

46. 实验室所用油镜的放大倍数为（　　）。

A. 5 倍　B. 10 倍　C. 40 倍　D. 100 倍

47. 不属于Ⅰ型变态反应的是（　　）。

A. 过敏性休克　B. 荨麻疹　C. 过敏性鼻炎　D. 异型输血反应

48. 不属于非特异性免疫特点的为（　　）。

A. 受抗原物质刺激产生　B. 作用无特异性

C. 反应发生迅速　D. 先天获得

49. 属于特异性免疫的是（　　）。

A. 皮肤黏膜的屏障作用　B. 吞噬细胞的吞噬作用

C. 溶菌酶对微生物的杀灭作用　D. 接种卡介苗预防脊髓灰质炎

50. 导致脚癣的是（　　）。

A. 细菌　B. 放线菌　C. 真菌　D. 病毒

二、判断题（每题1分，共30分）

1. 原生动物属于动物范畴。

2. 所有微生物的细胞壁都是由脂多糖构成的。

3. 同一菌种中微小差异的细菌分为型。

4. 最早用显微镜观察细菌的是列文虎克。

5. 1796年，英国医生琴纳用牛痘接种法预防天花。

6. 螺旋体就是螺形菌，是细菌的一种形态。

7. 铜绿假单胞菌俗称绿脓杆菌，一般的外伤用药中不得检出。

8. 细菌的运动器官是鞭毛。

9. 磷壁酸是革兰阳性菌细胞壁的特殊组成结构。

10. 溶菌酶能作用于细菌细胞壁肽聚糖，从而起杀菌作用。

11. 细胞壁缺陷的细菌均将变成球形。

12. 放线菌具有基内菌丝、气生菌丝和孢子丝等菌丝结构。

13. 放线菌的繁殖方式是有性孢子。

14. 酵母菌属于细菌，它们的菌落特征相似。

15. 真菌有性世代和无性世代交替的生活史称为世代交替。

16. 黄曲霉毒素毒性稳定，对肝脏的毒害作用强。

17. 包膜是病毒从宿主细胞内释放时获得，其化学成分主要是细胞膜脂质，能保护、介导病毒进入细胞（与致病性有关）。

18. 俄国伊万诺夫斯基，1892年证明烟草花叶病病原体是细菌的外毒素。

19. 病毒经胎盘或产道感染属于水平感染。

20. 干扰素是脊椎动物细胞受病毒等诱导而产生的一类糖蛋白。

21. 破伤风杆菌是能产生外毒素的厌氧菌。

22. 变态反应对机体不利，不属于免疫反应。

23. 特异性免疫应答包括感应阶段、反应阶段和效应阶段。

24. 抗体就是免疫球蛋白，免疫球蛋白就是抗体。

25. 完全抗原具有免疫原性和反应原性。

26. 免疫对机体具有免疫防御、免疫稳定、免疫监视等功能。

27. 某些病毒在宿主细胞内增殖可形成在光学显微镜下可见的包含体。

28. 质粒是染色体外的遗传物质，是细胞生长所必须的。

29. 病毒在一定条件下失去感染细胞的能力，称为灭活。

30. 所有的病毒感染均会表现出明显的临床症状。

三、简答题（每题5分，共20分）

1. 非规定灭菌制剂的微生物检查中，哪些微生物属于控制菌？
2. 设计用液体培养基连续稀释法测定青霉素对金黄色葡萄球菌的MIC及MBC。
3. 简述常用的物理灭菌方法及适用范围。
4. 举例说明微生物在日常生活实践的作用。

（杜　敏）

附录三　药学微生物实用技术常用网址

1. 中国微生物信息网：http：//micronet. im. ac. cn/chinese/chinese. html；
2. 中国微生物学会：http：//csm. im. ac. cn；
3. 中国微生物资源数据库：http：//www. micro. csdb. cn；
4. 中国科学院微生物研究所：http：//www. im. ac. cn；
5. 中国微生物菌种目录：http：//159. 226. 80. 1/database/catalogsc. html；
6. 微生物资源在线：http：//xuequanhong. nease. net；
7. 微生物的世界：http：//microbiology. scu. edu. tw/micro/index. htm；
8. 生物大观园——奇妙的微生物世界：http：//kepu. im. ac. cn；
9. 微生物学科特色门户：http：//spt. im. ac. cn/index. php；
10. 微生物界：http：//www. sw. pte. sh. cn/weishengwu；
11. 微生物大世界：http：//kepu. im. ac. cn/jiaomu1. htm；
12. 微生物之家：http：//www. clsi. com. cn/index. asp；
13. 微生物学通报：http：//www. im. ac. cn/journals/tongbao/index. htm；
14. 生物谷：http：//www. bioon. com；
15. 生物秀：http：//www. bbioo. com/Index. htm；
16. 生物通：http：//www. ebiotrade. com；
17. 中国生物技术信息网：http：//www. biotech. org. cn；
18. 中国药科大学微生物学交流园地：http：//freedomzhuwei. bokee. com；
19. 武汉大学微生物教学专题网站：http：//202. 114. 65. 51/fzjx/wsw；
20. 广东省微生物研究所：http：//www. gdas. ac. cn/newsamplebk；
21. 广州市微生物研究所：http：//www. gzmri. com/F/03/default. asp；
22. 生物实验网：http：//www. 5ibio. com；
23. 微生物生化仪器：http：//www. paotui. com/web/fxyq/flyq/weishengwu. htm。

参考文献

[1] 李榆梅. 微生物学 [M]. 北京：中国医药科技出版社，2004.

[2] 李榆梅. 药学微生物基础技术 [M]. 北京：化学工业出版社，2004.

[3] 蔡凤. 微生物学 [M]. 北京：科学出版社，2004.

[4] 周凤霞，高兴盛. 工业微生物 [M]. 北京：化学工业出版社，2006.

[5] 赵斌，何邵江. 微生物学实验 [M]. 北京：科学出版社，2002.

[6] 唐珊熙. 微生物学 [M]. 北京：中国医药科技出版社，1996.

[7] 周德庆. 微生物学教程 [M]. 第二版. 北京：高等教育出版社，2002.

[8] 王道若. 微生物学 [M]. 第三版. 北京：人民卫生出版社，1994.

[9] 沈萍，范秀容，李广武. 微生物学实验 [M]. 第3版. 北京：高等教育出版社，1989.

[10] 毛季琨. 微生物学实验 [M]. 北京：中国医药科技出版社，1998.

[11] 王志祥. 制药工程学 [M]. 北京：化学工业出版社，2003.

[12] 吴剑波. 微生物制药 [M]. 北京：化学工业出版社，2002.

[13] 薛广波. 现代消毒学 [M]. 北京：人民军医出版社，2002.

[14] 郑钧镛. 药品微生物学及检验技术 [M]. 北京：人民卫生出版社，1989.

[15] 国家药典委员会. 中华人民共和国药典 [M]. 北京：化学工业出版社，2005.

[16] 查永喜. 微生物学与基础免疫学 [M]. 南京：东南大学出版社，2002.

[17] 赵铠，章以浩，李河民. 医学生物制品学 [M]. 北京：人民卫生出版社，2007.